35 psychoses

La classification des psychoses endogènes de Karl Leonhard

Synopsis et revue des travaux

Cercle d'Excellence sur les Psychoses

A paraître

Psychoses cycloïdes : psychoses marginales et bouffées délirantes de Demetrio Barcia

Traduction de l'espagnol :

" Psicosis cicloides: Psicosis marginales, Bouffées délirantes " Barcia, D. (1998) : Triascastelas, Madrid, Espagne.

Diagnostics différentiels des psychoses endogènes, des troubles de la personnalité et des troubles névrotiques de Karl Leonhard

Traduction de l'allemand :

" Differenzierte Diagnostik der endogenen Psychosen, abnormen Persönlichkeitsstrukturen un neurotischen Entwicklungen. 4 Auflage " Leonhard, K. (1991) : Verlag Gesundheit GmbH, Berlin, Germany.

Le lecteur est aussi invité à se référer au site web du Cercle d'Excellence sur les Psychoses (CEP) sur lequel des mises à jour sont disponibles, ainsi qu'un lexique, un arbre diagnostic et des cas cliniques illustrant la classification.

http://www.c-e-p.eu

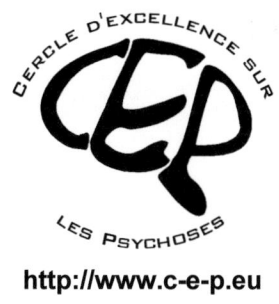

http://www.c-e-p.eu

35 psychoses
La classification des psychoses endogènes de Karl Leonhard

Synopsis et revue des travaux

Jack R Foucher

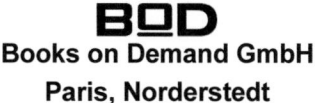

Books on Demand GmbH
Paris, Norderstedt

Le Code de Propriété Intellectuelle n'autorisant, aux termes de l'article L. 122-5, 2e et 3e alinéas, d'une part que les copies ou reproductions réservées à l'usage privé du copiste et non destinées à une utilisation collective, et, d'autre part, que les analyses et les courtes citations dans un but d'exemple et d'illustration, toute représentation ou reproduction intégrale ou partielle, faite sans le consentement de l'auteur ou de ses ayant doit ou ayant cause, est illicite (article L. 122-4 du Code de la Propriété Intellectuelle). Cette représentation ou reproduction, par quelque procédé que ce soit représenterait donc une contrefaçon sanctionnée par les articles L. 335-2 et suivant du Code de Propriété Intellectuelle.
Tout droits de reproduction, d'adaptation ou de traduction réservés pour tous pays.

© 2009 Jack Foucher

Edition : Books on Demand GmbH, 12/14 rond-point des Champs Elysées, 75008 Paris, France.
Imprimé par : Books on Demand GmbH, Norderstedt, Allemagne.
Dépôt légal : septembre 2009
ISBN : 978-2-8106-1552-0

Table des matières

Préface (Vorwort)..6

Introduction..17

Initiation à la nosographie..22
    La validation d'un découpage nosographique......................22
    L'approche nosographique de Leonhard................................24
    La classification de Leonhard comprend 5 grandes catégories...............26
    Principes de classification..29
    La mise en pratique de sa nosographie...................................35
    Avantages de la classification de Leonhard...........................37
    À contre courant...41
    Pour conclure..42

Psychose phasique bipolaire ou psychose maniaco-dépressive............44
    La psychose maniaco-dépressive (PMD)..............................45
        Commentaire..49

Psychoses phasiques unipolaires......................................51
    Mélancolie et manie pure...52
        La mélancolie pure...52
        La manie pure...55
    Dépression et euphories pures..57
        Les dépressions pures...58
            La dépression agitée...58
                Commentaire...60
            La dépression hypocondriaque...............................61
            La dépression tourmentée.......................................63
            La dépression soupçonneuse..................................65
            La dépression indifférente.......................................65
                Commentaire...66
        Les euphories pures...69
            L'euphorie improductive..70
            Euphorie hypochondriaque.....................................70
            L'euphorie exaltée..71
            L'euphorie confabulatoire...72
            L'euphorie indifférente..73

Les psychoses cycloïdes...74
   Historique...75
   Définitions multiples..76
   Caractéristiques évolutives..81
   Épidémiologie..85
   Particularité thérapeutique..86
      Traitement de l'épisode...86
      Traitement préventif..97
   Étiologies..89
      Hérédité...89
      Évènements ontogéniques...................................92
      Facteurs précipitants..94
      Marqueurs de faiblesse..97
      Physiopathologie...100
   Correspondance avec la CIM et le DSM...................101
         Commentaire...104
   La psychose anxiété-félicité 104
      La psychose anxieuse..105
      La psychose de félicité.......................................106
   La psychose confusionnelle excitée-inhibée 108
      Phase d'inhibition..108
      Phase d'excitation...109
         Commentaire...112
   Psychose motrice hyperkinétique-akinétique 112
      Phase akinétique..113
      Phase hyperkinétique...113
         Commentaire...116

Les schizophrénies non systématisées...................119
   Historique...120
   Évolution..120
      Risque suicidaire...122
   Étiologies..122
      Hérédité..122
      Marqueurs de vulnérabilité.................................124
   Traitement..124
   Correspondance avec le DSM et la CIM...................126
   La paraphrénie affective 127
      Phase de début, phase aiguë............................128

| Pôle anxieux...128
| Pôle exalté..129
| Évolution..129
| Commentaire..132
| Cataphasie (schizophasie) 134
| Phase de début, phase aiguë...135
| Pôle inhibé..135
| Pôle excité..136
| Évolution..138
| La catatonie périodique 139
| Commentaire..140
| Phase de début, phase aiguë...140
| Phase akinétique..141
| Phase hyperkinétique..142
| Évolution..142

Les schizophrénies systématisées..149
   Stabilité du tableau clinique...149
   Théorie des formes systématisées et principe de classification.............150
   La phase initiale, phase processuelle..151
   Épidémiologie...153
   Étiologies..153
   Marqueurs et facteurs de vulnérabilité..156
   Traitement et évolution...157
   Formes simples catatoniques...158
      La catatonie parakinétique 160
      La catatonie maniérée 163
      La catatonie proskinétique 166
      La catatonie négativiste 168
      La catatonie à réponses précipitées 170
      La catatonie inertielle 171
   Les hébéphrénies simples..173
      L'hébéphrénie niaise 176
      Hébéphrénie bizarre 177
      L'hébéphrénie superficielle 179
      L'hébéphrénie autistique 180
   Les paraphrénies simples (formes paranoïdes)......................................181
      La paraphrénie hypochondriaque 182
      La paraphrénie phonémique ou hallucinatoire verbale 185

    Commentaire 187
    La paraphrénie incohérente 188
    La paraphrénie fantastique 190
    La paraphrénie confabulatoire 193
    La paraphrénie expansive 195

Rapports de la classification de Leonhard avec les concepts en usage 198
    Les concepts français 198
        La psychose hallucinatoire chronique 198
        La bouffée délirante aiguë 199
        Les délires chroniques systématisés 199
        Le concept de dissociation 201
    Les concepts internationaux 202
        La schizophrénie 202
        Les troubles schizo-affectifs 203
        Les troubles bipolaires 205
        Troubles schizophréniformes 206
        La dépression post psychotique 206
        L'autisme et les psychoses infantiles 207
    Formes spéciales 208
    Les psychoses dans le retard mental 208
    Les psychoses en lien avec une épilepsie 209

Conclusion 210
    Aller plus loin 210

Abréviations 212

Glossaire 213

Annexes 221
    Annexe 1a - Critères pour la psychose anxiété-félicité et la paraphrénie affective 222
    Annexe 1b - Critères pour la psychose confusionnelle et la cataphasie .223
    Annexe 1c - Critères pour la psychose motrice et la catatonie périodique 224
    Annexe 2a - Critères pour la psychose cycloïde selon Perris 225
    Annexe 2b - Critères pour les troubles aigus polymorphes (F23) 227
        Critères diagnostiques pour la bouffée délirante 227
    Annexe 2c - Critères pour les psychoses cycloïdes selon Sigmund 229
        Critères d'inclusion pour la psychose motrice 229

Critères d'inclusion pour la psychose anxiété-félicité..................230
Critères d'inclusion pour la psychose confusionnelle..................231
Critères d'exclusion pour l'ensemble des psychoses cycloïdes.........232
Annexe 2d - Critères pour les psychoses cycloïdes et les schizophrénies non systématisées selon Schreiber..................233
Critères pour les psychoses cycloïdes..................233
Critères pour les schizophrénies non systématisées..................234
Annexe 3 - Le test psychique expérimental..................235
Annexe 4 - Symptômes accessoires de la phase processuelle des schizophrénies systématisées..................237
Annexe 5 - Critères principaux des catatonies systématisées..................238
Annexe 6 - Critères principaux des hébéphrénies systématisées..................239
Annexe 7 - Critères principaux des paraphrénies systématisées..................240
Annexe 8 - Arbre diagnostic des formes terminales de schizophrénies. 241
Annexe 9 - Catalogue des symptômes ayant pour objectif la séparation des différentes formes de psychoses endogènes dont le pronostic est différent..................242
Annexe 10 - Atteinte fonctionnelle supposées pour les troubles monopolaires..................246
Annexe 11 - Réponses aux thérapeutiques..................247
Annexe 12 - Classification des psychoses en lien avec l'épilepsie..................248
Les psychoses ictales..................248
État de mal généralisée..................248
État de mal partiel..................248
La psychose post ictale..................248
Les psychoses interictales ou intercritiques..................249
Les psychoses interictales épisodiques..................249
Complication épilepsies partielles réfractaires..................249
Complication épilepsies généralisées..................250
Troubles psychotiques brefs..................250
Psychose médicamenteuse..................250
Psychoses interictales chroniques (> 3 mois)..................250

Bibliographie..................253

Index lexical..................277

Jack Foucher

Vorwort

In der an brillanter Beobachtungsschärfe reichen französischen Psychiatrie, in der beginnend mit Pinel eine Vielzahl von klinischen Entitäten bei den endogenen Psychosen beschrieben wurden, ist in der Flut, zunächst der psychoanalytischen Literatur und später den blutleeren, scheininnovativen Symptomkatalogen des DSM und der ICD, die Entwicklung einer Differenzierten Psychopathologie im deutschsprachigen Raum nur mehr wenig zur Kenntnis genommen worden. Dies will das vorliegende Buch von Jack Foucher nun ändern. Karl Leonhards Hauptwerk „Aufteilung der endogenen Psychosen und ihre differenzierte Ätiologie" liegt bereits in italienischer, spanischer und japanischer Übersetzung sowie in einer zweiten englischen Edition vor; das Standardwerk einer Differenzierten Psychopathologie befindet sich in Deutschland inzwischen in der 8. Auflage.

Beginnend mit Carl Wernicke (1848-1905) über den in Mühlhausen/Elsaß geborenen Karl Kleist (1879-1960) entwickelte sich bis zu Karl Leonhard (1904-1987) und Helmut Beckmann (1940-2006) eine wissenschaftliche Schule der Psychopathologie, deren Ziel es ist, eine auf festen Symptomverbänden beruhende, nosologische Klassifikation psychischer Erkrankungen zu entwickeln. Es ist dieses Bemühen um eine scharfe Phänotypisierung endogener Psychosen und deren spezifischer Ätiologie, die diese Richtung der klinischen Psychiatrie derzeit so einzigartig erscheinen läßt.

Im Gegensatz zu den modischen Schwankungen unterworfenen Befindlichkeitsstörungen der „life style" Psychiatrie sind die eigentlichen Geistes- und Gemütskrankheiten nach wie vor „Volkskrankheiten", deren gesundheitspolitisches Gewicht außerordentlich schwer wiegt. Allerdings hat sich ihre klinische Komplexität simplifizierenden Aufteilungen widersetzt, immer neue Varianten und marginale Veränderungen der internationalen Klassifikationsschemata konnten dieses strukturelle Defizit einer auf wenige psychopathologische Grundsymptome reduzierten Diagnostik nicht lösen. Trotz Anwendung modernster naturwissenschaftlicher Methoden blieb deshalb in den letzten 30 Jahren wenig wirklicher Fortschritt in präziser Diagnostik, Prävention, Pharmakotherapie, Rehabilitation und Ursachenerkenntnis zu verzeichnen.

Préface

La psychiatrie française s'est distinguée par ses observations d'une grande précision. Pinel le premier a décrit une multitude d'entités cliniques correspondant aux psychoses endogènes. Mais la littérature psychanalytique internationale et plus tard les catalogues de symptômes, que sont le DSM et la CIM, ont fait disparaître toute l'approche basée sur une psychopathologie différenciée, y compris dans les pays de langue allemande. C'est ce que le livre de Jack René Foucher veut changer. L'ouvrage principal de Karl Leonhard "La classification des psychoses endogènes et leurs différentes étiologies" a déjà été traduit en italien, en espagnol, en japonais ainsi qu'en anglais où il en est à sa seconde édition; cet ouvrage capital pour une psychopathologie différenciée en est à sa 8ème édition en Allemagne.

Carl Wernicke (1848-1905) a fondé une école de psychopathologie scientifique. Celle-ci s'est développée avec Karl Kleist (1879-1960) né à Mulhouse, en Alsace, puis avec Karl Leonhard (1904-1987) et enfin Helmut Beckmann (1940-2006). L'objectif de cette école a été de développer une classification des maladies psychiatriques fondée sur des combinaisons caractéristiques de symptômes. Cet effort s'est concrétisé par un descriptif phénotypique précis des psychoses endogènes et de leurs étiologies spécifiques. [Ces résultats] donnent tous leur sens actuellement à cette orientation de la psychiatrie clinique.

A l'opposé des modes d'une psychiatrie "life style" à propos des troubles du bien être, il existe de véritables maladies de l'esprit et de l'humeur, qui restent des "maladies du peuple", dont l'importance en terme de santé publique pèse extrêmement lourd. Néanmoins leur complexité clinique s'est heurtée aux classifications internationales simplificatrices dont les multiples variantes et leurs ajustements marginaux n'ont pas pu résoudre le déficit structurel consistant à réduire un diagnostic à un ensemble restrictif de symptômes psychopathologiques. Pour cette raison et malgré l'application des méthodes scientifiques les plus modernes, ces 30 dernières années n'ont enregistré aucun véritable progrès en terme de précision de diagnostic, de prévention, de pharmacothérapie, de réhabilitation, et de connaissance étiologique.

Schon in C. Wernickes Lehrbuch „Grundriss der Psychiatrie" hatten die sorgsam herausgearbeiteten psychopathologischer Zustandsbilder in Gegensatz zu Kraepelins Sichtweisen gestanden. Dies setzte sich bei K. Kleist fort, der eine einfache dichotome Aufteilung der endogenen Psychosen nicht akzeptierte und in einer ersten Systematik neuropsychischer Erkrankungen (1951) die systematischen und unsystematischen Schizophrenien (neurogene Systemerkrankungen) strikt von verschiedenen phasischen Erkrankungen (sog. Phasophrenien) mit unipolarem und bipolarem Verlauf trennte.

Ausgehend von systematischen Untersuchungen an chronischen Psychosen trieb K. Leonhard durch sorgfältige katamnestische Untersuchungen die nosologische Aufteilung der endogenen Psychosen weiter voran. Das Konzept der manisch-depressiven Erkrankung mit einem häufig bipolaren Verlauf übernahm er von Kraepelin und grenzte diese nach dem klinischen Bild von den monopolaren Affektpsychosen (reine Melancholie und Depressionen; reine Manie und Euphorien) ab, die streng ihre Polarität beibehalten und im Gegensatz zur manisch-depressiven Erkrankung kaum Sekundärfälle in den Familien zeigen. Durch die Beachtung der monomorphen Phänotypen monopolaren Affektpsychosen waren auch die unipolar depressiven Phasen bei manisch-depressiven Erkrankung („Switcher") eindeutig zuordenbar, ein Problem, das in den internationalen Klassifikationssystemen bis heute nicht befriedigend gelöst werden kann.

Aus der Bleulersche „Gruppe der Schizophrenien" wurden die phasischen zykloiden Psychosen herausgelöst. Auf den phänomenologischen Ebenen von Affekt, Denken und Psychomotorik wurden die bipolar angelegten Krankheitsbilder der Angst-Glückspsychose, der erregt-gehemmten Verwirrtheitspsychose und der hyperkinetisch-akinetischen Motilitätspsychose abgegrenzt, die nur gelegentlich zeitweilige Überschneidungen in der Psychopathologie zeigen. Der Verlauf zykloider Psychosen ist streng episodisch und hinterläßt im Verlauf keine schizophrenen Affekt- und Antriebsstörungen. In der Langzeitbehandlung ist je nach Phasenfrequenz eine spezifische Langzeittherapie nötig (analog der Mood-Stabilizer-Therapie bei bipolaren Psychosen).

Dans son manuel "les fondements de la psychiatrie", C. Wernicke avait soigneusement décrit des tableaux cliniques d'états s'opposant aux concepts de Kraepelin. Poursuivant ce travail, K. Kleist, dans une première systématisation des maladies neuro-psychiatriques (1951), a rejeté la classification dichotomique simple des psychoses endogènes et a séparé de façon stricte les schizophrénies systématisées et non systématisées (maladies systématisées d'origines neurologiques), des différentes maladies phasiques (dites phasophrénies) dont l'évolution était unipolaire ou bipolaire.

K. Leonhard a élaboré une classification nosologique des psychoses endogènes par des études catamnestiques minutieuses effectuées dans le cadre d'examens systématiques des psychoses chroniques. Il a adapté le concept des maladies maniaco-dépressives de Kraepelin en séparant les formes bipolaires, des psychoses affectives monopolaires (mélancolie et dépression pure, manie et euphorie pure). Il a distingué ces dernières sur la base de leurs tableaux cliniques, qui respectent strictement leur polarité et sur la base de leur hérédité, puisque contrairement à la maladie maniaco-dépressive, on ne retrouve que rarement d'autres cas dans les familles. En considérant le caractère monomorphe des psychoses affectives monopolaires, les maladies maniaco-dépressives qui ne se manifestent que par des phases dépressives ("switcher") deviennent facile à classer[1], alors que ce problème ne peut pas être résolu aujourd'hui de façon satisfaisante dans les systèmes internationaux de classification.

Les psychoses cycloïdes, phasiques, ont été séparées du "groupe des schizophrénies" de Bleuler. A partir des différents niveaux phénoménologiques que constituent l'affect, la pensée et la psychomotricité, des tableaux bipolaires ont été délimités. Ceux-ci ne présentent que des recouvrements passagers de leur psychopathologie : la psychose d'anxiété-félicité, la psychose confusionnelle excitée-inhibée, et la psychose motrice hyperkinétique-akinétique. Le déroulement des psychoses cycloïdes est strictement épisodique, et aucun trouble des affects ou de la volonté de type schizophrénique n'apparaît dans leur évolution. Leur traitement au long cours justifie une thérapie spécifique adaptée en fonction de la fréquence des phases (analogue au traitement stabilisateur de l'humeur dans les psychoses bipolaires).

---

1   NdT : Les dépressions bipolaires ont la caractéristique d'être incomplètes et changeantes pour Leonhard, ce qui devrait permettre de les reconnaître, même en l'absence de phase maniaque. Ces caractéristiques sont en train d'être redécouvertes actuellement.

Bei den ebenfalls bipolar angelegten, unsystematischen Schizophrenien lassen sich als Phänotypen die periodische Katatonie, Kataphasie und affektvolle Paraphrenie voneinander abgrenzen. Phänomenologisch sind wieder Affekt, Denken und Psychomotorik spezifisch betroffen. Die zentralen Syndrome bestehen in einem gereizten, „wahnhaften" Beziehungssyndrom (affektvolle Paraphrenie), in inkohärentem Denken mit grammatikalischen und logischen Entgleisungen (Kataphasie) und qualitativ abnorm ausgestalteter Reaktiv- und Expressivmotorik (periodische Katatonie). Die Akutsymptome lassen sich recht gut antipsychotisch dämpfen, es entwickeln sich aber schubförmig mehr oder weniger ausgeprägte charakteristische Residualsyndrome. Die Phänotpyen bleiben dabei eindeutig kenntlich: bei der affektvollen Paraphrenie überdauern Mißtrauen und Argwohn mit Beziehungssetzungen, bei der Kataphasie bestehen sprachliche und gedankliche Verworrenheit mit gleichmütiger Affektlage fort und in der periodische Katatonie tritt eine allgemeine psychomotorische Erlahmung mit Veränderungen der Ausdrucksmotorik auf.

Die systematischen Schizophrenien bilden die Kerngruppe der schizophrenen Psychosen mit schweren, charakteristischen Defekten in spezifischen psychischen Systemen (analog neurologischen Systemerkrankungen). Bei den systematischen Formen der Paraphrenien, Katatonien und Hebephrenien stellen sich nach anfänglicher Beimengung akzessorischer Symptome (Stimmungsschwankungen, Halluzinationen, flüchtige Beziehungsideen u.a.) innerhalb weniger Jahre stabile Endzustände ein, die auch unter modernen Therapieverfahren stets wieder identifiziert werden können und auch nicht ineinander übergehen. Häufig bedarf es spezifischer psychiatrischer Untersuchungstechniken zur Prüfung des Affektlebens (mittelbarer Gefühle), des Denkens (Störungen des Abstraktionsvermögens, des logischen Gedankenaufbaus) oder der Psychomotorik (Proskinese, Sprechbereitschaft), um die charakteristischen Symptome zu erfassen. Die spezifischen Unterformen der Hebephrenien, Paraphrenien und Katatonien bilden somit äußerst differenzierte Zustandsbilder, zeigen jedoch stets prognostisch ungünstige, chronisch progrediente Verläufe, die mit geringem Erfolg sozialpsychiatrisch in Heimen und Werkstätten langzeitbetreut werden. Diese Krankheitsbilder bleiben in der

Les schizophrénies non systématisées qui se présentent également sous une forme bipolaire, se classent en différents phénotypes : paraphrénie affective, cataphasie et catatonie périodique[2]. Du point de vue phénoménologique sont là encore concernés : l'affect, la pensée et la psychomotricité. Les syndromes centraux consistent en un délire de référence[3] irrité (paraphrénie affective), une pensée incohérente avec des déraillements grammaticaux et logiques (cataphasie) et une motricité réactive et expressive qualitativement anormale (catatonie périodique). Les symptômes aigus sont assez bien contrôlés par le traitement antipsychotique. Mais des syndromes résiduels caractéristiques, plus ou moins conséquents, se développent dans la suite des poussées. A ce stade, les phénotypes restent clairement reconnaissables : dans la paraphrénie affective persiste méfiance et soupçon en rapport avec des personnes définies, dans la cataphasie demeure une confusion du langage et de la pensée avec un affect impassible, et dans la catatonie périodique apparaît un ralentissement psychomoteur général avec un trouble de la motricité d'expression.

Les schizophrénies systématisées forment le noyau des psychoses schizophréniques avec des déficits importants et caractéristiques, atteignant des systèmes psychiques spécifiques (analogue aux maladies de systèmes en neurologie). Les tableaux de paraphrénies, catatonies et hébéphrénies systématisées apparaissent au bout de quelques années suite à des symptômes accessoires (oscillation de l'humeur, hallucinations, idées de références fugitives etc...). Ces états terminaux stables sont identifiables sous les traitements modernes, et ne se chevauchent pas les uns les autres. Il faut souvent des techniques d'examen psychiatrique spécifiques pour appréhender la vie affective (sentiment indirect), la pensée (troubles de la capacité d'abstraction, construction de la pensée logique) ou la psychomotricité (proskinésie, disposition à parler) de façon à mettre en évidence les symptômes caractéristiques. Les sous-formes d'hébéphrénies, de paraphrénies et de catatonies constituent donc des tableaux d'états différenciés et présentent toujours des évolutions chroniques, progressivement défavorables. La prise en charge sur le long terme dans des établissements (type appartements thérapeutiques) ou des ateliers (type CAT) présente un faible succès du point de vue socio-psychiatrique.

---

2 NdT : L'ordre a été modifié pour correspondre à celui des catégories énoncées par l'auteur dans la phrase qui suit. Il correspond aussi à l'ordre le plus fréquemment suivit par les auteurs allemands.
3 La traduction exacte serait délire de relation. Le sujet imagine que certaines personnes entretiennent à son égard des sentiments particuliers, par exemple d'inimitié (persécution) ou d'amour (érotomanie).

Universitätspsychiatrie, die sich gerne mit prodromalen Zuständen und schizophrenen Psychosen im Beginn beschäftigt, wissenschaftlich häufig unbeachtet.

Betont sei, daß die Diagnostik der einzelnen Phänotypen nur vollkommen ist, wenn sich am Patienten alle charakteristischen Symptome diagnostizieren lassen. Geht man von diesem Weg ab, verfehlt man unweigerlich die richtige Diagnose. Schon einzelne, vor allem qualitative Veränderungen schließen die richtige Diagnose definitiv aus. Eine differenzierte Psychopathologie fordert im Erlernen wie im Wiedererkennen genaue psychiatrische Untersuchungstechniken und intellektuellen Einsatz. Die von K. Leonhard dargestellten Phänotypen sind aufgrund jahrzehntelanger Katamnesen gewonnene psychopathologische Beschreibungen, in denen nur das Wichtigste in präziser Weise dargestellt ist. Nur in ihrem festen und gesetzmäßigen Symptomzusammenhang bekommen die Phänotypen ihre nosologische und prognostische Bedeutung. Wie uns viele andere medizinische Disziplinen, insbesondere die neurologische Schwesterdisziplin und die Humangenetik, gelehrt haben sollten, ist nur der mühsame Weg der klinischen Aufdifferenzierung sinnvoll, um möglichst homogene klinische Untersuchungsgruppen zu gewinnen, auf deren Basis eine differentielle Ätiologie und damit spezifischere Therapiemethoden gefunden werden können.

Die Differenzierte Psychopathologie kann inzwischen einige gewichtige Befunde vorlegen, die die Wertigkeit klinischer Phänotypen und ihre differentielle Ätiologie belegen. Im Rahmen einer vermuteten Störung des Neurodevelopments bei endogenen Psychosen findet sich bei zykloiden Psychosen und systematischen Schizophrenien eine Geburtensaisonalität in Winter- und Frühjahresmonaten. Als Mitursachen müssen Viruserkrankungen der Mutter diskutiert werden; bei zykloiden Psychosen fallen grippale Infekte und fieberhafte Erkältungen im 1. Trimenon der Schwangerschaft auf, während sich bei systematischen Schizophrenien (als Erkrankungen höherer psychischer Systeme) die Noxen im II. Trimenon häufen (Stöber et al. 1997; Beckmann und Franzek, 2000). Empirisch-genetische Familien- und Zwillingsstudien zeigen übereinstimmend, daß nur die unsystematischen Schizophrenien und die eng gefaßte manisch-depressive Erkrankung eine wesentliche genetische Disposition aufweisen, während die monopolaren affektiven und zykloiden Psychosen ebenso wie die chronisch progredienten, systematischen Schizophrenien nur selten familiär gehäuft vorkommen.

Ces tableaux cliniques restent souvent négligés par l'approche scientifique de la psychiatrie universitaire qui leurs préfère les états prodromiques et les psychoses schizophréniques débutantes.

Il faut souligner que le diagnostic des phénotypes n'est valable que si tous les symptômes caractéristiques peuvent s'observer chez le patient. Si on n'adopte pas cette façon de procéder, on manque inévitablement le bon diagnostic. La prise en compte de symptômes isolés, surtout s'ils ne sont que qualitatifs, exclue définitivement le bon diagnostic. Une psychopathologie différenciée requiert des techniques d'examen psychiatrique spécifiques et un engagement intellectuel pour son apprentissage comme pour sa mise en pratique. Les phénotypes décrits par K. Leonhard sont des descriptions psychopathologiques reposant sur des cas cliniques suivis sur plusieurs dizaines d'années pendant lesquelles n'est présenté de façon précise que ce qu'il y a de plus important. Les phénotypes ne gagnent leur importance nosologique et pronostique que par un ensemble symptomatique solide et conforme. Comme beaucoup d'autres disciplines médicales, en particulier les disciplines soeurs que sont la neurologie et la génétique clinique, il faut accepter que seul le difficile chemin d'une différenciation clinique conduit à isoler des groupes cliniques les plus homogènes possibles, qui permettront de trouver une étiologie différentielle et donc des thérapeutiques spécifiques.

La psychopathologie différenciée peut déjà se prévaloir de quelques résultats importants qui prouvent la valeur des phénotypes cliniques et leurs étiologies différentielles. Dans le cadre d'un trouble neuro-développemental pour les psychoses endogènes, on trouve dans les psychoses cycloïdes et les schizophrénies systématisées un effet de saisonnalité des naissances, avec un maximum au cours des mois d'hiver et de printemps. Comme étiologie associée, il faut discuter des pathologies virales chez les mères; dans les psychoses cycloïdes on trouve des infections grippales au premier trimestre de la grossesse, tandis que dans les schizophrénies systématisées l'effet toxique se concentre durant le second trimestre de la grossesse (Stöber et al. 1997; Beckmann et Franzek, 2000). Les études de l'hérédité, celles concernant les jumeaux ainsi que les études génétiques montrent que seules les schizophrénies non systématisées et la maladie maniaco-dépressive au sens restreint présentent une charge héréditaire considérable, alors que les psychose affectives monopolaires et cycloïdes ainsi que les schizophrénies chroniques progressives, ne présentent que rarement une agrégation familiale.

In unseren Zwillingsstudien ließen sich konkordante Zwillinge mit systematischen Schizophrenien bisher nicht finden und auch bei zykloiden Psychosen sprechen die Konkordanzraten von 36% bei eineiigen Zwillingen und 31% bei zweieiigen Zwillingen gegen Hauptgeneffekte (Franzek und Beckmann, 1998; Jabs et al. 2002). Familienuntersuchungen zeigen bei Indexfällen mit zykloiden Psychosen ein Morbiditätsrisiko der Verwandten ersten Grades von 10,8%, das nicht signifikant von dem in der Allgemeinbevölkerung abweicht (5,7%), im Gegensatz zur eng definierten manisch-depressiven Erkrankung mit 35,2% (Pfuhlmann et al. 2004). Systematische Katatonien sind sporadisch auftretende Psychosen, pränatale Störungen spielen hier eine gewichtige ätiologische Rolle (Stöber et al. 2002). Periodische Katatonien hingegen zeigen einen dominierenden Einfluß hereditärer Faktoren mit einem intrafamiliären Morbiditätsrisiko von >25%. In zwei genomweiten Kopplungsstudien mit 16 voneinander unabhängigen Familien fand sich signifikante Evidenz für Kopplung auf Chromosom 15q15, mit Hinweisen für genetische Heterogenität. Parametrische Analysen und Haplotypanalysen zeigen eine autosomal dominante Transmission mit verminderter Penetranz. Der replizierte Kopplungsbefund auf Chromosom 15q15 belegt die Validität des Phänotyps periodische Katatonie, mit dem erstmals die genetische Lokalisierbarkeit eines klinisch definierbaren schizophrenen Subtyps gelang (Stöber et al. 2003).

Gerald Stöber,

Prof. Dr. med.; Präsident der Internationalen Wernicke-Kleist-Leonhard-Gesellschaft

Literatur:

Beckmann H, Franzek E. Zykloide Psychosen im Sinne von K. Leonhard. In: Helmchen H, Henn F. Lauter H, Sartorius N (Hrsg). Psychiatrie der Gegenwart. Bd. 5. Schizophrene und affektive Störungen. 4. Aufl., Springer, Berlin Heidelberg,2000; 619-636.

Franzek E, Beckmann H. Psychosen des schizophrenen Spektrums bei Zwillingen. Springer, Berlin, Heidelberg, 1998.

Jabs BE, Pfuhlmann B, Bartsch AJ, Stöber G. Cycloid psychoses - from clinical concepts to biological foundations. J Neural Transm 2002; 109: 907-919.

Leonhard K. Aufteilung der endogenen Psychosen und ihre differenzierte Ätiologie. 8. Aufl., Thieme, Stuttgart, New York, 2003.

Dans nos études de jumeaux, nous n'avons pas pu trouver de jumeaux concordants pour une schizophrénie systématisée, et même dans les psychoses cycloïdes la concordance est de 36% chez les jumeaux univitellins et 31% chez les jumeaux dizygotes, ce qui est en défaveur de l'effet de gènes principaux (Franzek et Beckmann, 1998; Jabs et al., 2002).

L'examen des familles montre que chez un proposant atteint d'une psychose cycloïde, le risque morbide des parents du premier degré est de 10,8%, ce qui ne dévie pas significativement de la population générale (5,7%), contrairement à la maladie maniaco-dépressive au sens restreint du terme qui affiche un taux de 35,2% de risque de développer une psychose homologue sur la vie entière (Pfuhlmann et al., 2004). Pour les catatonies systématisées qui sont des psychoses apparaissant de façon sporadique, les troubles prénataux jouent un rôle étiologique important (Stöber et al., 2002). Par contre, les catatonies périodiques présentent une influence dominante de facteurs héréditaires avec un risque de morbidité intra-familial de plus de 25%. Dans deux études de liaison ("linkage") comprenant 16 familles indépendantes, nous avons trouvé une association significative avec le chromosome 15q15, ainsi que des éléments en faveur d'une hétérogénéité génétique. Les analyses paramétriques et haplotypiques montrent une transmission autosomique dominante à pénétrance variable. La réplication de ce lien avec le chromosome 15q15 prouve la validité du phénotype de catatonie périodique. C'est là une première dans la localisation chromosomique d'un sous-type de schizophrénie cliniquement défini (Stöber et al., 2003).

Gerald Stöber,

Professeur des Universités - Praticien Hospitalier (PU-PH); Président de la Société Internationale de Wernicke-Kleist-Leonhard

Pfuhlmann B, Jabs B, Althaus G, Schmidtke A, Bartsch A, Stöber G, Beckmann H, Franzek E (2004) Cycloid psychoses are not part of a bipolar spectrum. Results of a controlled family study. J Affective Disorders 83: 11-19.

Stöber G, Franzek E, Beckmann H, Schmidtke A (2002) Exposure to prenatal infections, genetics, and the risk of systematic and periodic catatonia. J Neural Transm 109: 921-929.

Stöber G, Kocher I, Franzek E, Beckmann H. First-trimester maternal gestational infections and cycloid psychosis. Acta Psychiatr Scand 1997; 95: 319 - 324.

Stöber G, Seelow D, Rüschendorf F, Ekici A, Beckmann H, Reis A. Periodic catatonia: confirmation of linkage to chromosome 15 and further evidence for genetic heterogeneity. Hum Genet 2002; 111: 323-330.

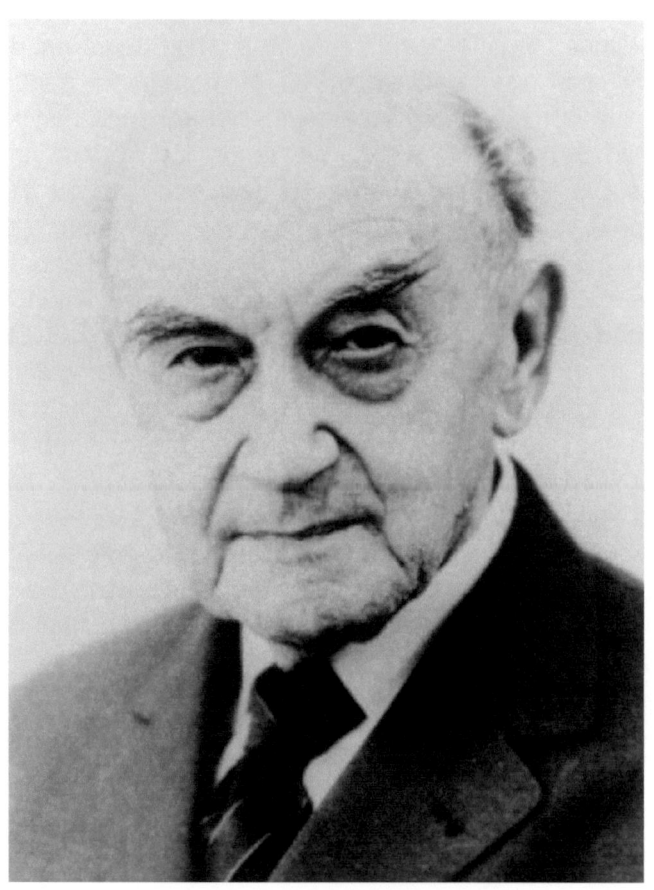

Karl Leonhard (1904 - 1988)

Introduction

« On ne saurait trop le répéter, en effet, la folie n'est pas une maladie unique, pouvant revêtir les formes les plus diverses, variables à l'infini au gré des individualités et des circonstances, dépendant de l'éducation ou du milieu dans lequel ont vécu les individus qui en sont atteints. Ces circonstances accidentelles peuvent bien imprimer des diversités secondaires, plus apparentes que réelles, aux manifestations les plus saillantes de la folie, mais elles n'agissent pas profondément sur l'essence même de la maladie. Le progrès le plus sérieux qu'on puisse réaliser dans notre spécialité consistera dans la découverte d'espèces vraiment naturelles, caractérisées par un ensemble de symptômes physiques et moraux, et par une marche spéciale » (p. XXXI, Des maladies mentales ou le Traité des maladies mentales (1854-1864), JP Falret).

Un siècle et demi plus tard le plaidoyer de Jean-Pierre Falret résonne comme une actualité. Pourtant, la plupart des psychiatres utilisent les termes de schizophrénie ou de trouble bipolaire au sens de maladies, clairement identifiées. Il n'en est rien, la première de ces entités en particulier correspondant sans doute à un grand fourre-tout mêlant des formes dont les causes, les physiopathologies, et par conséquent les pronostics et les traitements sont divers. Cela n'empêche pas les recherches sur "LA" schizophrénie de prospérer.

Je fais partie de ces chercheurs qui étudient LA schizophrénie. Mais je suis aussi clinicien, et il n'était pas nécessaire d'être très clairvoyant pour me rendre compte que les patients qui participaient à mes études n'avaient pas grand-chose à voir avec certains autres, hospitalisés dans les services où j'interviens. Tous remplissaient les critères diagnostiques de la schizophrénie tels qu'ils ont été établis par l'Association Américaine de Psychiatrie dans leur manuel de classification diagnostique à des fins de statistique et de recherche, le fameux DSM (4R). Or ces critères ont été rendus volontairement plus rigoureux que les critères internationaux de la CIM (10) dans l'espoir de restreindre le diagnostic à une ou, au grand maximum, à quelques pathologies. Le gouffre, qui séparait les patients qui participaient à nos recherches et ceux hospitalisés ou suivis dans le cadre de l'activité de secteur, démontrait à l'évidence qu'il n'en était rien. Sous le même vocable était certainement réuni tout un ensemble de pathologies.

Logiquement cela m'a conduit à la recherche d'un découpage nosographique plus rigoureux. Celui de Karl Leonhard m'apparut le plus intéressant mais peu connu, pour ne pas dire méconnu en France, où son oeuvre n'a pas fait l'objet de traduction. Ce livre ne cherche pas à remplacer cette traduction, mais propose une initiation à ce système de classification tout en fournissant au lecteur une synthèse des connaissances issues des études qui l'ont utilisé.

A la lecture, la mariée semble trop belle lorsque l'on songe que cela fait quelques deux cents ans que la nosographie des psychoses reste un casse tête. Ne voilà pas qu'il en existerait une qui aurait la prétention d'être valide sur la base de trois critères : être pronostique sur le très long terme (>30 ans), être prédictive de la réponse thérapeutique et avoir su séparer les formes héréditaires de celles liées à des lésions ontogéniques ("neuro-développementales"). De surcroît son auteur prétend qu'elle aurait des conséquences thérapeutiques sur la prise en charge de certaines psychoses qui ne bénéficieraient pas d'un traitement neuroleptique au long cours, alors que d'autres parfois d'aspect initialement bénin justifieraient d'emblée d'un traitement à vie. Comment se fait-il qu'elle reste méconnue et n'ait pas été adoptée d'emblée par tous ? Tout cela paraissait trop beau pour être vrai. Et pourtant ...

Pour dissiper un certain malaise on en viendrait à se sentir obligé de se justifier et de formuler des explications. Avant tout, rappelons que Leonhard exerce alors que l'école de Heidelberg domine en Allemagne (Kurt Schneider 1897-1967), et rencontre un succès international grandissant. Il faut aussi se souvenir que Leonhard vit à partir de 1957 en Allemagne de l'Est. Ses idées jugées trop complexes et requérant un véritable art clinique ne peuvent diffuser dès lors que le Mur de Berlin, l'enferme, lui et ses idées de l'autre côté du rideau de fer (1961). Certains des ex-pays de l'Est, et une bonne partie de l'Allemagne de l'Est adoptent sa classification. Mais à l'ouest, il a les pires difficultés à se faire publier dans les journaux internationaux. Leonhard disparaît en 1988, 1 an avant la chute du mur (1989). Si sa séparation entre troubles bipolaire et unipolaire de l'humeur est adoptée grâce à certains de ses lecteurs comme Angst et Perris, le reste de la classification reste lettre morte. Elle le serait encore, si l'école de Würtzburg n'avait décidé de reprendre l'héritage et de le faire fructifier. Mais que peuvent quelques individus, contre l'énorme machine américaine qui nous inonde d'articles, avec d'autant plus de facilité que le recrutement des patients est simplifié par l'indigence des entités diagnostiques. Un facteur historique est également à prendre en compte : la chute du rideau de fer a consacré dans l'esprit de chacun la supériorité de la façon de raisonner américaine, et donc la supériorité de leurs classifications (DSM) ou de leurs formes dérivées (CIM). L'Est, à l'inverse, était souvent suspecté d'avoir parfois utilisé le diagnostic de schizophrénie à des fins politiques. Enfin, en ce qui concerne proprement l'Allemagne, la quasi absence de relai parmi les jeunes générations en Allemagne de l'Ouest tient au parcours de Leonhard, interprété par beaucoup comme une désertion de l'Ouest, pour l'Est[4]. Seuls ceux qui ont connu l'Allemagne à cette période comprennent le vécu de cette génération.

Par ailleurs, le système de Leonhard n'est-il pas particulièrement compliqué avec pas moins de 71 tableaux[5] ?

Ce livre a comme ambition de proposer suffisamment d'éléments au lecteur pour se faire sa propre opinion. À chacun de juger, de passer à l'acte en confrontant l'instrument à la réalité de sa pratique clinique, et de le comparer au DSM ou à la CIM.

Une première partie introductive n'est pas issue des travaux en question, mais offre un axe de réflexion sur les classifications et leur validation. Elle tente surtout d'expliquer comment celle de Leonhard a vu le jour. Les chapitres qui suivent reprennent le découpage tel que Leonhard l'a proposé (Leonhard, 1991; Leonhard, 1995b; Leonhard, 1999). L'objectif du présent travail est également de faire le point sur les travaux ayant utilisé ce système de classification. Ces travaux sont mentionnés pour chaque tableau clinique avec leurs références. Toute information non référencée provient des ouvrages de base suivants : Leonhard, 1979, 1999 et 2003)[6]. Ainsi, en

---

4   Je remercie tout particulièrement le Pr Möller (Munich) pour cette analyse.
5   Mais que le lecteur se rassure, nous ne détaillerons que 35 tableaux cliniques qui correspondent à 94% des diagnostics "faisables". Les 36 formes restantes, sont en grande partie des combinaisons des premières et ne correspondent qu'à 6% environ des diagnostics. Dans les centres qui utilisent cette classification, les formes de psychose qui ne répondent pas à une catégorie sont fortement suspectés d'être d'origine organique. Néanmoins il faut reconnaître que quelques patients restent inclassable en début d'évolution (< 10%).
6   Nous nous sommes référé à la version allemande pour l'essentiel (Leonhard, 2003). Sur le plan historique cela commence par un premier travail sur les formes systématisées (Leonhard, 1936) qui a été suivi par les différentes éditions de l'ouvrage de référence, la première datant de 1957 (Leonhard, 1957). Cependant les traductions anglaises ont été pour nous l'instrument principal. A noter que la traduction faite par Fish est considérée comme étant la plus valable, car émanant d'un élève de Leonhard (Leonhard, 1979). Fish a en effet travaillé avec Leonhard à l'hôpital de la Charité à Berlin pendant plusieurs années. Or il existe de nombreux concepts difficiles à traduire

dehors du premier chapitre, toutes les informations sont directement issues des différents travaux de l'école de Wernicke-Kleist-Leonhard au sens large[7]. Les commentaires personnels sont dûment signalés sous forme d'encarts dans le texte, ou sous forme de note en bas de page, ils visent essentiellement à juxtaposer les descriptions originales et celles de la littérature internationale. Cela devrait permettre au lecteur de se faire une idée juste de la position de Leonhard et de ses successeurs.

Certaines parties peuvent paraître un peu "vieillottes", en particulier les premières sur la PMD et les troubles unipolaires de l'humeur. Elles sont néanmoins incontournables car cette classification est un tout cohérent dont il est difficile d'enlever une pièce sans risquer de nuire à l'ensemble. D'ailleurs le titre allemand n'utilise pas le mot classification (*Klassifizierung*), mais le mot regroupement (*Abteilung*), montrant que Leonhard est parti d'un vaste ensemble de patients et a tenté de les regrouper en tableaux cliniques cohérents. Évidement enlever un groupe de patients à cet ensemble de départ pourrait modifier la classification. D'ailleurs le lecteur attentif relèvera de nombreuses différences entre les concepts de Leonhard et ceux en vigueur actuellement.

Je ne peux que recommander au lecteur de lire ce livre avec l'<u>esprit ouvert</u>. La classification de Leonhard est un bouleversement complet par rapport aux classifications actuelles que certains considèrent comme des certitudes bien établies. Occasionnellement les termes pourront poser problème puisqu'ils sont employés dans un sens différent du nôtre. Les notes de bas de page, ainsi qu'un glossaire (les mots référencés sont accolés d'un astérisque*) devrait permettre d'éviter la plupart des malentendus. Il serait dommage que

---

en l'absence d'équivalent, et des faux amis dont il maîtrise la subtilité. La version retraduite par Cahn est actuellement la seule accessible (Leonhard, 2003). Le traducteur n'a malheureusement aucune formation directe dans le domaine de cette classification. De l'avis de l'école de Würzburg, elle ne serait pas la meilleure. Ayant lu les deux, la différence ne nous semble pas nette.

7 La lignée des différents tableaux cliniques est souvent rapportée. Il est en effet, intéressant de noter que des tableaux quasi identiques ont été décrits par différents auteurs. Lorsque cette description est indépendante la pluralité des auteurs semble renforcer significativement la validité de l'entité morbide en question. Une belle illustration est le fameux tableau de psychose hallucinatoire chronique tel qu'il est défini actuellement par la nosographie française. Ce tableau est décrit indépendamment sous l'appellation de schizophrénies à début tardif par Manfred Bleuler (le fils) en 1943, de paraphrénie tardive par les anglais Roth et Morrisey en 1952, et aussi de schizophrénie à début tardif par les Américains (qui n'en font cependant pas une entité séparée). Toutes ces descriptions recouvrent pour l'essentiel le même tableau clinique. À noter que l'absence de trouble du cours de la pensée, donnée classique en France, mais ne reposant sur aucune étude, n'a pas été identifiée initialement dans les autres pays qui l'ont néanmoins retrouvée après des études systématiques. Une telle concordance en fait une entité intéressante à séparer des autres psychoses.

ce soit une cause de rejet. L'idéal serait peut être de se laisser guider dans un premier temps en acceptant cette vision différente. A la fin du livre, un chapitre est dédié à la mise en perspective de cette classification avec certains concepts internationaux et certaines de nos particularités françaises.

Enfin, à ceux qui auraient hâte d'appliquer ces nouveaux principes, il faut rappeler l'ambition introductive de ce livre. Il est destiné à éveiller la curiosité du lecteur et a lui permettre d'appréhender cet univers mal connu avec plus de facilité. Ce livre est en revanche insuffisant pour permettre à sa seule lecture de maîtriser la classification de Leonhard. Pour cela, l'assimilation d'autres ouvrages est nécessaire. Ainsi ceux qui voudront aller plus loin auront avantage à consulter un certain nombre de livres et nous leur proposons l'ordre suivant : "Diagnostic différentiel des psychoses endogènes, des personnalités anormales et des troubles névrotiques" (Leonhard, 1991) qui est une introduction à l'ensemble de la vision de Leonhard, dépassant le cadre des psychoses endogènes (dont nous venons de terminer la traduction), puis la "classification des psychoses endogènes" (Leonhard, 2003) que nous allons entreprendre de traduire, mais pour laquelle il existe déjà deux versions anglaises (Leonhard, 1979; Leonhard, 1999). Nous espérons bientôt pouvoir proposer des cas cliniques accompagnés si nécessaire de supports vidéo à des fins d'entraînement. Reste que rien ne remplace le compagnonnage par un expert. J'espère néanmoins que vous vivrez déjà ce sentiment d'illumination en reconnaissant chez vos patients l'un ou l'autre des tableaux cliniques décrits par Leonhard expliquant la présence d'un symptôme autrement surprenant ou une évolution inattendue.

Initiation à la nosographie

La validation d'un découpage nosographique

Le malheur veut qu'en psychiatrie, nous n'ayons pas de moyen simple pour valider nos regroupements cliniques par des critères de validation extra cliniques (exemple : anatomo-pathologie, examens complémentaires génétiques, biologiques, imagerie ou électrophysiologie ...). Cette démarche classique de découpage nosographique est pourtant essentielle pour l'avancée d'une discipline médicale. Cela a commencé par la méthode anatomo-clinique au début du XIXe siècle avec des grands noms comme Laennec. La méthode consistait à recueillir un certain nombre de signes du vivant du patient, et à voir les correspondances lors de l'examen anatomo-pathologique réalisé en cas de décès du patient (critère de validation). C'est cette même approche qui a permis la localisation des aires du langage, ou encore le découpage des syndromes extrapyramidaux ou des démences. C'est aussi celle qui a servi de paradigme en psychiatrie, avec la description de la paralysie générale par Bayle en 1922. L'imagerie a de nos jours révolutionné cette approche pour les lésions macroscopiques comme les tumeurs ou d'importantes atrophies, et dans l'avenir, elle permettra peut-être aussi d'identifier des dépôts caractéristiques comme ceux de la maladie d'Alzheimer. Mais d'autres critères de validation sont possibles. Ils peuvent être biologiques telle, par exemple, la présence d'un certain anticorps ou d'une hormone. Ils peuvent être chromosomiques, comme dans le Turner, l'Asperger ou le 22q11 ou mieux encore, génétiques comme dans la maladie de Huntington. Ils peuvent encore être fonctionnels, tout particulièrement électrophysiologiques. Ainsi la méthode des corrélations électro-cliniques, autrement dit l'enregistrement d'une crise électrique en même temps que l'observation phénoménologique précise que permet la vidéo a révolutionné l'épilepsie en permettant un découpage en différentes entités pour lesquelles des traitements différents peuvent être envisagés.

Malheureusement nous ne disposons pas en psychiatrie de critères de validation à type d'examens complémentaires. Aussi la discipline reste-t-elle exclusivement clinique. Les syndromes ne peuvent être définis que sur cette base, par une approche empirique définissant des cas caractéristiques, auprès desquels le clinicien essaye de comparer ses propres sujets : c'est l'approche typologique. Mais l'absence de critères de validation comme la délétion en 22q11 pour le syndrome vélo-cardio-facial rend impossible l'étude de la délimitation sémiologique de l'affection. Or il est fréquent que la découverte d'une anomalie génétique provoque un remembrement syndromique par morcellement mais aussi par regroupement. Un exemple où les deux phénomènes se sont produits concerne les syndromes parkinsoniens. Ils ont été morcelés grâce à l'examen anatomo-pathologique en maladie de Parkinson, paralysie supranucléaire progressive, atrophie multi systématisée, etc... Mais en revanche pour cette dernière entité, on a assisté à un rassemblement des 3 grandes formes cliniques initialement décrites : le syndrome de Shy-Dragger (dysautonomie), la dégénérescence nigro-striatale, et l'atrophie olivo-ponto-cérébelleuse. Un autre exemple de regroupement a été l'observation de mutations du gène DYT1 non seulement dans la dystonie généralisée primaire, mais aussi dans certaines dystonies focales primaires.

Ne disposant que de la clinique, en psychiatrie, une rigueur devient indispensable dans la définition des syndromes grâce à une approche statistique rassemblant les patients par la similitude de leurs symptômes. À notre connaissance, ce travail n'a été réalisé que dans de rares occasions. En effet, les approches multidimensionnelles ont essentiellement recherché des <u>dimensions</u> symptomatiques plutôt que des <u>regroupements</u>, faisant l'hypothèse implicite que tous les sujets souffrent d'une seule et même affection[8].

Mais une fois un regroupement caractérisé sur la seule base de la clinique, quels critères pourraient valider ce découpage nosographique ? L'évolution du tableau clinique pourrait être un critère de validation. À ma connaissance il n'a pas été utilisé à cette fin par Kraepelin qui l'a intégré aux caractéristiques servant à définir le tableau clinique. Un autre critère de validation clinique serait non l'étude génétique, mais celle de l'hérédité. Si certains tableaux cliniques s'accompagnent d'une plus forte agrégation familiale par la présence plus fréquente d'apparentés atteints d'une forme identique, il y a une forte probabilité pour qu'il s'agisse d'une entité morbide naturelle. Enfin, la distribution entre les sexes, l'âge de début, la durée, le

---

8   Ces études sont très intéressantes, mais souffrent d'un certain nombre de limitations et nous nous bornerons à en souligner deux. La première est liée à la façon de gérer les variations symptomatiques au cours du temps qui devrait normalement correspondre à une dimension supplémentaire à la dimension symptomatique, mais qui n'a pas été gérée en tant que telle car trop complexe à recueillir et à analyser. La seconde est le manque de finesse des grilles symptomatiques adoptées pour éviter l'explosion du nombre de variables, voire plus simplement du temps de recueil des données.

nombre de phases ou la réponse au traitement pourraient aussi servir à valider la classification.

L'approche nosographique de Leonhard

Karl Leonhard (1904-1988) va fonder son travail sur deux principes hérités de Karl Kleist (1879-1960). Le premier est une observation clinique extrêmement détaillée de chaque cas, utilisant le minutieux recueil symptomatologique de Wernicke. Le second est celui d'une approche longitudinale orientée vers le pronostic déjà utilisé par Kraepelin.

Wernicke tient sa réputation en partie à la finesse de son analyse clinique. Le catalogue de ses symptômes est extrêmement détaillé, ce qui n'a pas manqué d'avoir un effet dissuasif sur ses contemporains. Si l'on ajoute à cela qu'il n'a pas eu l'occasion de former une école de psychiatrie[9], on comprend mieux que seul, son unique élève dans le domaine psychiatrique, Karl Kleist, ait pu être à même de reprendre le flambeau.

Au début de sa carrière, Leonhard travaille à l'Hôpital Universitaire d'Erlagen puis du Gabersee en Bavière (jusqu'en 1936). Il y observe les nombreux patients en phase déficitaire de schizophrénie[10]. Il entreprend de décrire les différentes formes que peut prendre ce déficit, posant les fondations de ce qu'il appellera plus tard les schizophrénies systématisées. Il décrit également les phases terminales des schizophrénies non-systématisées (Leonhard, 1936). On retrouve pour l'essentiel des tableaux déjà décrits par Kleist[11], mais aussi par Kraepelin (Beckmann & Franzek, 1999). Au sujet de ce dernier, Leonhard fait justement remarquer dans son introduction que la pensée de Kraepelin est plus complexe que la division simpliste retenue par les classifications internationales. En effet, déjà à l'époque (et cela persiste encore à présent), n'a été retenue que la distinction faite dès la 6ème édition entre PMD et dementia praecox, et paranoïa. Pourtant la 8ème et dernière édition comprend nombre de tableaux cliniques supplémentaires : 11

---

9   En partie suite à son décès accidentel survenu à l'age de 57 ans.
10 En Allemagne, l'organisation des soins fait qu'il existe des établissements ou se concentrent toutes les pathologies chroniques nécessitant une hospitalisation de longue durée. Certaines formes de schizophrénies (les formes systématisées) s'y retrouvent donc en grand nombre, ce qui facilite leur observation et leur différenciation. En France toutes ces formes sont disséminées dans différents secteurs, et en raison de leur relative rareté ces tableaux ne sont qu'occasionnellement observés par les médecins qui y exercent (un ou deux cas).
11 L'empreinte de Kleist est particulièrement nette dans la description des catatonies. Ce dernier a appliqué la démarche anatomo-clinique héritée de son maître Wernicke et a comparé des tableaux cliniques à ceux qui sont observés lors de lésions du système nerveux central.

tableaux de démence précoce[12], 4 tableaux de paraphrénie, 5 tableaux de paranoïa en plus de la PMD (Kraepelin, 2002b; Kraepelin, 2002c).

Ensuite Leonhard travaille avec Karl Kleist à Francfort. Ce dernier a déjà fusionné la clinique détaillée de Wernicke avec l'observation longitudinale fondée sur le pronostic de Kraepelin. Il est entre autre l'artisan des psychoses marginales (futures psychoses cycloïdes), des psychoses atypiques (futures schizophrénies non systématisées) et typiques (futures schizophrénies systématisées). A Francfort, Leonhard contribue à la distinction entre trouble bipolaire et unipolaire de l'humeur avec Edda Neele (Neele, 1949). Puis reprenant un suivi sur 10 ans et plus des patients vus avec Kleist, il rédige la première version de sa classification en 1957 (Leonhard, 1957).

Pour ce faire, Leonhard semble avoir utilisé une méthode peu commune pour définir ses tableaux cliniques, il associe à l'approche longitudinale fine, l'agrégation clinique à l'intérieur d'une même famille. Il se rend compte en effet que si certains tableaux restent immuables, d'autres sont extrêmement polymorphes. La seule façon de pouvoir apprécier tout leur spectre clinique et d'en retirer ce qu'ils peuvent avoir de commun est de décrire un tableau caractéristique non pas sur un patient, mais sur une famille. Le regroupement qui en résulte est efficace et pertinent, puisqu'il permet de décrire les variations et prendre en compte les inévitables recouvrements symptomatiques. Bien que la méthode ne soit électivement sensible qu'aux formes héréditaires, elle s'avère, comme nous le verrons d'une remarquable pertinence pour le spectre schizo-affectif.

Leonhard parle d'une classification des psychoses "endogènes". Ce qualificatif tombé en désuétude définit l'une des deux grandes catégories de psychoses, la seconde étant la catégorie des psychoses "exogènes", autrement dit "psychogènes". Ces deux formes se distinguent sur le contenu et le mode de début. Le contenu est parfaitement compréhensible dans les formes psychogènes, partiellement ou totalement incompréhensible dans les formes endogènes. L'intensité de l'événement traumatique est suffisante pour expliquer le développement des troubles dans les formes psychogènes, ce qui n'est plus le cas des formes endogènes. Les formes psychogènes se retrouveraient rangées aujourd'hui dans le trouble psychotique bref ou les troubles de l'adaptation.

---

12 Ce qu'on ne dit jamais, peut-être parce que cela a été oublié, c'est que le regroupement des démences précoces (3 seulement à l'origine) était une hypothèse de travail cf. plus loin.

Leonhard aboutit à une nosographie nettement plus morcelée que celle que nous utilisons actuellement, puisque dans ce que nous réunissons sous le vocable de psychose (schizophrénie et troubles de l'humeur), Leonhard reconnaît pas moins de 71 "tableaux cliniques", qui se rassemblent en 12 sous-familles, regroupées en 5 grandes familles. Comme le "Lehrbuch" de Kraepelin, "l'Abteilung" de Leonhard a connu plusieurs révisions depuis la première édition en 1957. Dès celle-ci, il affirme la séparation entre trouble de l'humeur unipolaire et bipolaire[13]. Puis il affine la séparation entre les formes de psychoses curables (cycloïdes) et incurables (schizophrénies) dans la 3ème édition de sa classification (1965), en reprenant tous ses cas et en les confrontant à l'évolution. Enfin le descriptif de la cataphasie et de la catatonie périodique prend une tournure quasi définitive dans la 5ème édition (1979). La version actuelle est la 8ème, et comprend en plus du descriptif des tableaux cliniques, les principaux résultats qu'il a pu obtenir sur le plan de l'étiologie. Malheureusement cette 8ème édition s'est appauvrie en illustrations de cas cliniques qu'il est toujours possible de retrouver dans la 5ème édition (Leonhard, 1979).

Le goût de Leonhard pour le descriptif détaillé emprunté à Wernicke, fait qu'il distingue 198 symptômes, un nombre très important en regard de celui de Bleuler (95 symptômes) ou Kraepelin (75 symptômes), et sans commune mesure avec le nombre nécessaire pour une classification CIM-10 (35 symptômes) ou DSM4 (30 symptômes) (Ungvari & Tang, 2000). Cependant ce qui compte est moins le symptôme en lui même, jamais érigé comme pathognomonique, mais le tableau clinique d'ensemble, dont seule la cohérence permet d'asseoir le diagnostic.

La classification de Leonhard comprend 5 grandes catégories

Les psychoses phasiques (affectives) unipolaires et bipolaires, les psychoses cycloïdes, les schizophrénies non systématisées et les schizophrénies systématisées. Il est le premier à prôner la distinction entre trouble unipolaire et bipolaire au sein des psychoses phasiques, et Perris et Angst sont des auteurs imprégnés de ses travaux. Cette distinction, actuellement reconnue

---

13 On oublie souvent que la description de la PMD de Kraepelin comprend non seulement ce que nous appelons aujourd'hui les troubles bipolaires, mais aussi les troubles unipolaires de l'humeur. Bien que l'ouest ne retient le plus souvent que les noms de Perris et Angst pour les travaux fondateurs de cette séparation, leur inspiration est née de la lecture de Leonhard. Neele et Leonhard avaient déjà mis en évidence des différences d'hérédité entre trouble affectif unipolaire et bipolaire en 1949 (Neele, 1949).

internationalement, est fondée sur une durée et un nombre de phases différents, ainsi que sur une plus grande charge héréditaire pour les troubles bipolaires par rapport aux troubles unipolaires. Cela reprend la description faite par Neele et Leonhard en 1949, puis en 1957, et confirmée par la suite par d'autres auteurs (Angst, 1966; Perris, 1966; Winokur, 1969). Comme le suggère le principe d'agrégation familiale de Leonhart (Neele, 1949), Perris retrouve fréquemment une bipolarité chez les apparentés de bipolaires de même qu'une unipolarité chez que les apparentés de troubles unipolaires. Angst, de son côté, montre que la répartition entre les sexes est différente entre les deux troubles, équilibrée pour le trouble bipolaire, plus fréquent chez la femme pour le trouble unipolaire. Alors que des observations similaires sont faites par d'autres équipes au sujet des psychoses cycloïdes et des schizophrénies non systématisées, il est curieux de constater que le point de vue de Leonhard ne s'est pas imposé. Mais comme nous aurons l'occasion de le répéter le "monde de la schizophrénie" semble s'être désintéressé de tout découpage, à l'inverse du "monde de la bipolarité".

	Bon pronostic		Mauvais pronostic	
Kraepelin	PMD		Dementia praecox	
Bleuler	PMD		Groupe des schizophrénies	
DSM	Troubles affectifs		Troubles psychotiques brefs Troubles schizophréniformes Trouble schizo-affectif	Schizophrénie
CIM-10	Troubles affectifs		Troubles psychotiques aigus polymorphes Trouble schizoaffectif	Schizophrénie
Leonhard	Psychoses affectives monopolaires	PMD	Psychoses cycloïdes	Schizophrénies non systématisées	Schizophrénies systématisées

Tableau des correspondances entre les différentes classifications. La ligne noire sépare les formes à évolution bénigne et les formes à évolution péjorative en raison de la persistance d'une symptomatologie en dehors de toute phase d'exacerbation. A noter que les classifications internationales ne retiennent que les dépressions (et les mélancolies) dans les formes affectives monopolaires, alors que Leonhard y inclut les manies et les euphories.

La proportion relative de chacune des familles dans une population de patients hospitalisés (n = 200, p. 279) est assez équilibrée :

Psychose phasique bipolaire – PMD	18.7 %
Psychoses phasiques unipolaires – formes pures	19 %
Psychoses cycloïdes	22 %
Schizophrénies non systématisées	18.5 %
Schizophrénies systématisées	21.5 %

Enfin, si on ne se concentre que sur les schizophrénies, la fréquence observée avec 15 ans d'écart à Francfort (Leonhard, 1957; Leonhard, 1979) et en Norvège (Astrup, 1979) montre une relative stabilité avec des chiffres extrêmement proches entre ces deux populations étudiées par des évaluateurs différents (r = 0.79, tau = 406, p< 0.001) (Ban, Guy & Wilson, 1984).

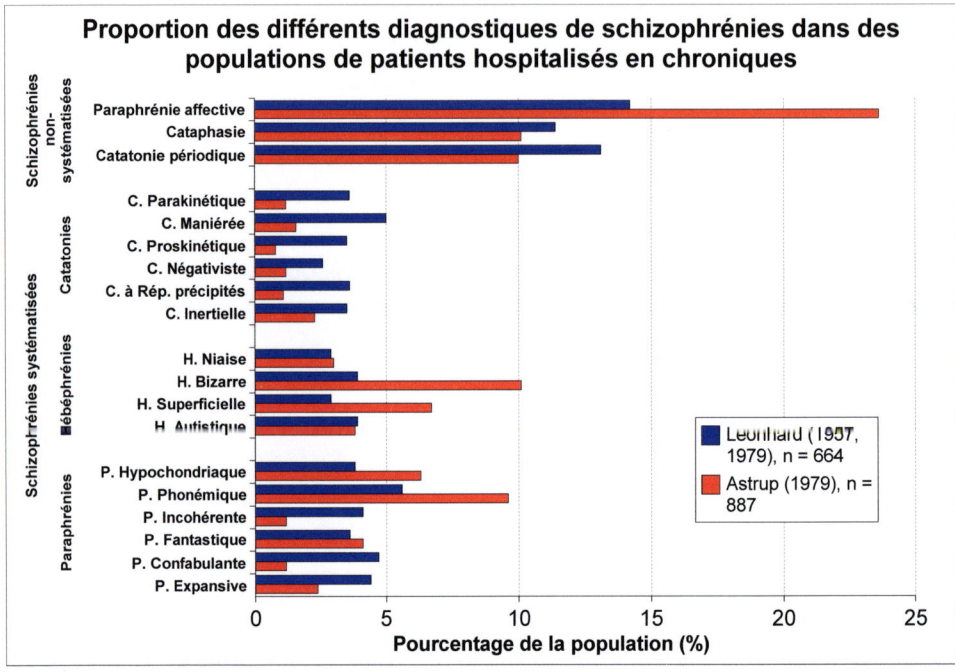

Cela ne signifie pas pour autant que la fréquence des différentes formes n'a pas varié au cours du temps. Ainsi les formes systématisées de la schizophrénies se sont déjà réduites avant l'arrivée des neuroleptiques (avant les années 1930), peut-être avec l'amélioration des conditions de vie et d'éducation des enfants (Astrup, 1979).

Il faut rester attentif au fait que cette proportion ne reflète absolument pas l'épidémiologie réelle de ces tableaux cliniques qui n'est analysée que pour les psychoses cycloïdes.

Principes de classification

Il n'y a pas de principe de classification réellement édicté. Pourtant on peut en reconnaître quelques-uns au fil des pages : le cours évolutif est un élément de classification inclus dès la définition des troubles. En ce sens, Leonhard applique l'exemple de Bayle avec la paralysie générale, déjà érigé en principe par Kahlbaum et Kraepelin mais <u>en l'étendant à l'entourage familial</u> : si une psychose se manifeste à plusieurs reprises sous la même forme chez le même sujet, ou sous la même forme chez les apparentés du sujet, il isole alors un trouble indépendant (cf. plus bas). Le décours évolutif sert de principe de classification des différentes familles de trouble. Ainsi il propose un ensemble de troubles sans déficit[14] entre les épisodes comme les troubles bipolaires, les troubles unipolaires et les psychoses cycloïdes, ces dernières étant classées par la littérature internationale parmi les schizophrénies. Cela explique sans doute les 30 % des schizophrénies qui guérissent lorsque le diagnostic est fondé sur les critères actuels. Ce point a déjà été souligné par Kraepelin, pour enjoindre ses confrères à ne pas se contenter des critères qu'il avait proposés (Kraepelin, 1920). D'un autre côté, il y a les formes rémittentes, mais avec déficit résiduel possible, les schizophrénies non systématisées et les formes de schizophrénies systématisées débutant par une phase processuelle, et caractérisées principalement par une symptomatologie continue[15]. Pour le groupe proprement dit des schizophrénies, la classification s'est construite à partir des tableaux cliniques déjà décrits, complétés de nouveaux issus de l'observation systématique des formes déficitaires arrivées en fin d'évolution. La reconstruction de l'histoire s'opère initialement sur la base du dossier[16] avant d'être validée de façon prospective (Leonhard, 1936).

Il est important de préciser que Leonhard n'envisage pas la notion de déficit résiduel de la même façon que Kraepelin. Pour lui, cette notion désigne la

---

14 La notion de déficit chez Leonhard comprend tous les symptômes qui ne disparaissent pas dans l'intervalle libre, quels qu'ils soient (délire, hallucination, émoussement, trouble psychomoteur etc...), cf. plus bas.
15 Certaines de ces dernières formes n'ont sans doute jamais été incluses dans une étude parce que les patients qui en sont atteints ne sont jamais en état de collaborer ou de signer un consentement éclairé. Cela n'empêche pas de nombreux auteurs de réfléchir à la schizophrénie en prenant précisément ces formes-là pour modèle. Néanmoins, le pronostic n'est pas forcément péjoratif dans ce dernier groupe, puisque certaines formes bien que chroniques n'entraînent pas de difficultés sociales ou professionnelles marquées (paraphrénie phonémique par exemple).
16 Attention, pour ceux qui seraient tenté d'utiliser les dossiers pour classifier, Leonhard n'a pu le faire que parce que les observations sont toutes faites par Kleist et/ou par lui. La qualité des observations le permet. Ceux qui s'y essaient de nos jours déchantent vite, l'insuffisance de qualité menant à un tiers de classement incorrect (Astrup, 1979).

persistance d'une symptomatologie en dehors de tout épisode d'acuitisation, et seules les troubles qui présentent ce type d'évolution s'appelleront des schizophrénies[17]. Mais cette symptomatologie résiduelle peut être extrêmement variable allant d'hallucinations continues compatibles avec une insertion sociale quasi normale (paraphrénie phomémique), à une perte des acquis avec incohérence, disparition de l'initiative et phases d'agitation, incompatibles avec une vie en dehors d'une institution (catatonie inertielle, paraphrénie incohérente ...). Chaque tableau de schizophrénie présente une forme terminale différente. Kraepelin a bien décrit un certain nombre de ces formes, qu'il classe dans la démence précoce, la paranoïa ou les paraphrénies. Il faut rappeler que le regroupement des démences précoces est initialement énoncé par Kraepelin comme une <u>hypothèse de travail</u>. Kraepelin suppose que ces différents tableaux qui ont en commun un abrutissement progressif sont sous-tendus par des anomalies identifiables à l'examen anatomo-pathologique. A l'inverse, cela ne serait le cas ni de la paranoïa, ni des paraphrénies (Kraepelin, 2002b; Kraepelin, 2002c). Près de cinquante ans plus tard, ces hypothèses se sont avérées fausses : aucune anomalie anatomo-pathologique n'a pu être décrite, et Mayer (Mayer, 1921) reprenant 78 cas de paraphrénies diagnostiquées par Kraepelin a montré que 40% évoluent comme des démences précoces (cité dans Fish, 1962, p78). Ainsi, alors que Kraepelin est soucieux de la validité ou non de cette hypothèse, et entreprend les recherches nécessaires à sa validation, ces recherches se sont arrêtées et l'hypothèse est devenue un fait... non scientifiquement fondé, avalisé par le mode d'élaboration par consensus des classifications internationales. Leonhard décrit donc toutes les formes terminales comme des entités séparées, dont la part d'incohérence, d'émoussement affectif, de trouble psychomoteur etc... sont quantitativement et/ou qualitativement différents.

La reconstruction de l'histoire du patient va lui permettre de séparer des pathologies phasiques (psychoses phasiques et cycloïdes), des pathologies d'installation progressives (schizophrénies systématisées) et des formes mixtes (schizophrénies non systématisées)[18].

---

17 On comprend qu'avec une telle définition, la paranoïa soit classée par Leonhard parmi les schizophrénies.
18 On retrouve un découpage similaire en Russie sous la plume de Snezhnevsky (Snezhevnsky, 1972).

35 psychoses – La classification des psychoses endogènes de Leonhard

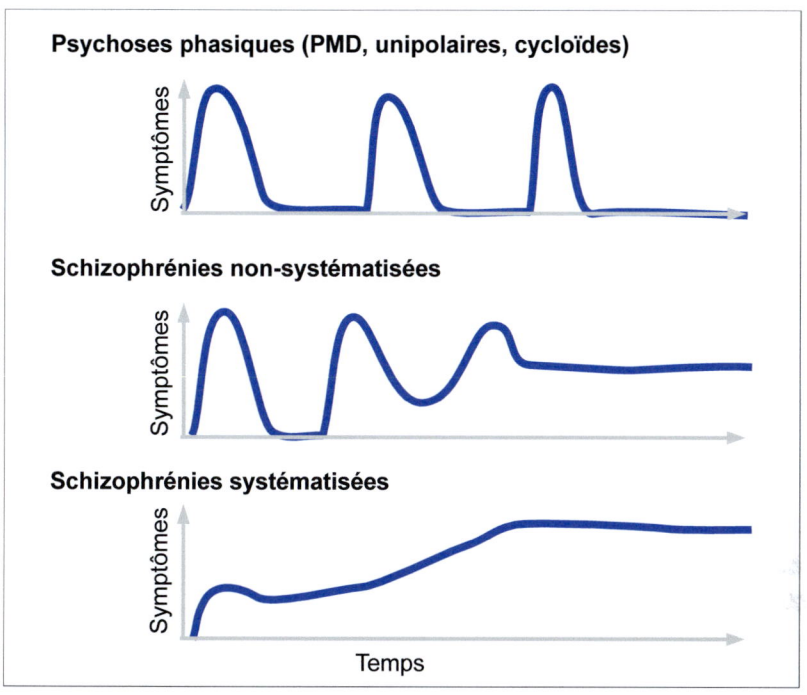

Certaines sont monomorphes, c.-à-.d se manifestent toujours sous une forme identique, d'autres sont polymorphes, autrement dit, vont présenter une symptomatologie changeante en fonction des épisodes, voire à l'intérieur du même épisode. Les premières sont décrites très tôt (Leonhard, 1936). Elles se ressemblent suffisamment pour que l'observation de quelques cas permette de décrire un tableau clair, souvent déjà identifié par ses prédécesseurs. En revanche le descriptif de tous les symptômes qu'il est possible d'observer dans les différentes psychoses polymorphes, a nécessité une astuce, qui fait le succès de son entreprise. Leonhard fait l'hypothèse que les psychoses survenant chez plusieurs individus d'une même famille (familles multiplexe), relèvent d'une étiologie commune (hérédité). C'est le principe d'agrégation familiale. Aussi, les tableaux peuvent varier, parfois grandement d'un individu à l'autre, qu'importe, s'il s'agit de la même pathologie, il peut la décrire sous toutes ses formes.

> *"Si l'on veut prouver qu'un tableau clinique correspond à une maladie séparée, alors il faut démontrer qu'il apparaît sous une forme identique. Si la même histoire se répète dans une même famille, alors il est possible d'en déduire qu'une même maladie génétique est à l'origine du même tableau clinique. Si d'un autre côté les psychoses observées dans une*

même famille présentent des différences significatives, alors on peut en déduire qu'une même pathologie peut se manifester par des symptômes très divers, dès lors que différentes maladies ne sont pas présentent à l'intérieur d'une même famille. J'ai exploré ces possibilités... Le résultat est que certaines maladies psychiques surviennent bien sous une forme identique, alors que d'autres présentent une large gamme de symptômes." (Leonhard, 1979, pXVIII)

Cette opposition mono- / poly-morphe correspond à ce que Ban et coll. appellent le "principe de polarité" de la classification de Leonhard (Ban *et al.*, 1984; Beckmann & Franzek, 1999). Certains tableaux présentent un caractère nettement bipolaire (~polymorphe), d'autres en revanche sont essentiellement unipolaires (~monomorphe). Il y a derrière ces distinctions, l'idée que les formes polymorphes affectent principalement des systèmes de contrôle, alors que les formes monomorphes, surtout si elles sont progressives, correspondent à l'atteinte de systèmes neurologiques bien particuliers tel celui proposé par Kleist pour les schizophrénies systématisées (KLEIST, 1960). A noter que certains symptômes comme la stupeur sont caractéristiques des formes bipolaires, alors qu'ils ne s'observent en aucun cas dans les formes monopolaires. Le tableau ci-après résume la classification en fonction de ces principes :

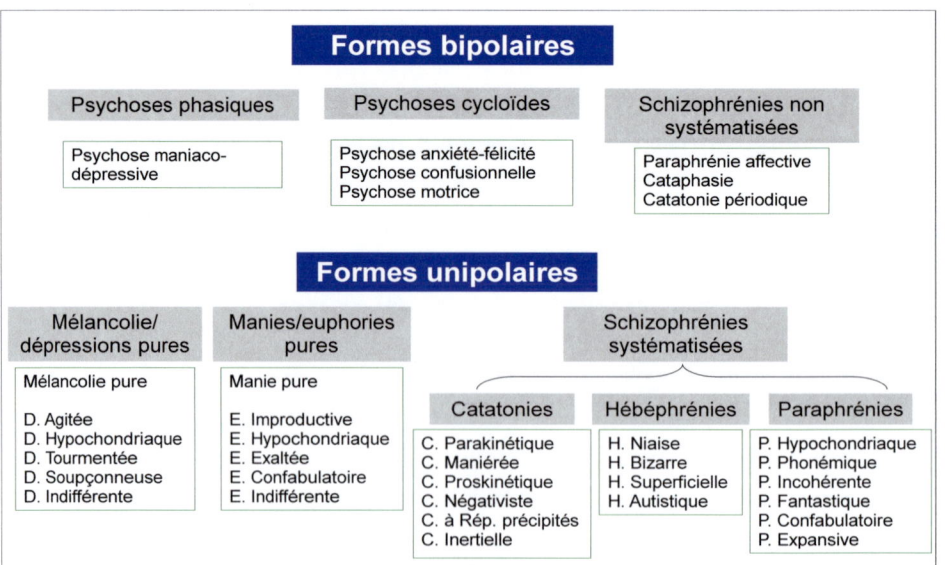

35 psychoses – La classification des psychoses endogènes de Leonhard

La classification de Leonhard est une alternative à l'hypothèse de continuum entre troubles thymiques et schizophréniques. Bien qu'il n'existe pas de nom, on pourrait qualifier sa proposition de modèle de "<u>superposition symptomatique</u>", qui explique pourquoi le psychiatre peut avoir cette impression de continuité entre les deux extrêmes (cf. figure). La difficulté tient donc à séparer les catégories les unes des autres. Les formes monopolaires, ne posent pas de problème : elles se situent aux extrêmes, et leur présentation est souvent caractéristique, avec un minimum de recouvrement d'un tableau à l'autre. En revanche, les formes bipolaires sont très polymorphes. Dans la classification de Leonhard, il n'y a que rarement des symptômes pathognomoniques, sauf pour les différentes formes de schizophrénies systématisées. La difficulté provient du fait que son descriptif permet d'envisager des passages progressifs d'une forme à l'autre. Non qu'il envisage un continuum nosographique, mais certains diagnostics différentiels nécessitent la mise en balance de certains symptômes.

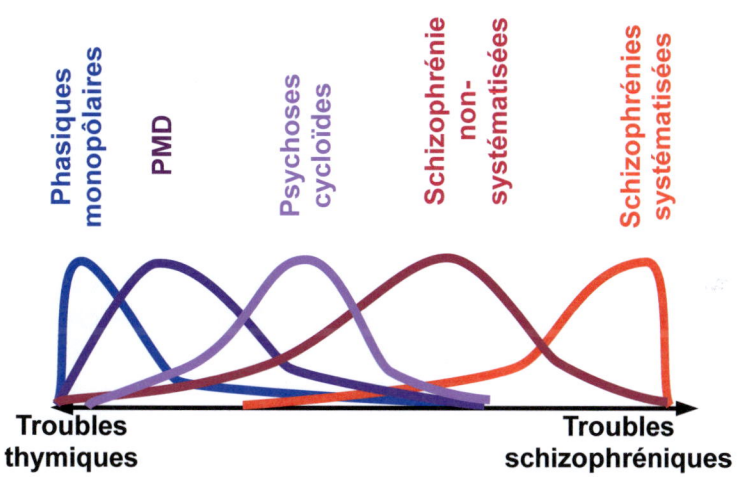

Il décrit en effet des tableaux cliniques, le patient étant classé dans la catégorie la plus semblable, ce qui pourrait sembler correspondre à une approche typologique classique (description de cas idéal). Mais cette approche prend une profondeur toute particulière car Leonhard appréhende le patient dans son ensemble (comportement, performance, capacité de travail, phénoménologie), allant au delà de l'agrégation d'un ensemble de symptômes, i.e. <u>approche holistique</u> (Ban *et al.*, 1984). Cette démarche est obligatoire dès lors que l'on admet la possibilité que certains symptômes découlent d'autres (concept de symptômes primaires et secondaires[19], cf. plus bas). Ainsi tel patient qui se présente avec une réduction des mouvements, un maintien des attitudes, un négativisme* passif, un grasping de réponse (*Gegengreifen*) à la main tendu ne va pas être reconnu comme une catatonie si le visage dénote une perplexité, l'impression que le patient est perdu. L'interprétation serait un trouble primaire de la pensée et non de la psycho-motricité qu'il propose de mettre en évidence par des tests (compréhension, proverbe etc...). Cela va à l'encontre de toutes les classifications psychiatriques actuelles qui tentent d'éviter le recouvrement symptomatique. C'est empreint de bon sens, puisqu'il faut bien constater qu'un recouvrement symptomatique est plutôt la règle que l'exception dans les autres disciplines médicales. Ainsi, même pour un diagnostic apparemment aussi simple que celui d'une crise d'appendicite, on retrouve un recouvrement clinique important avec une diverticulite de Meckel.

Il y a aussi deux principes de la classification de Leonhard qui sont plus théoriques : celui de symétrie, et celui de regroupement hiérarchique des fonctions mentales. Pour le <u>principe de symétrie</u> tout d'abord on le retrouve pour les différentes formes de trouble unipolaire, dans la comparaison entre psychoses cycloïdes et schizophrénies non systématisées ou dans l'organisation des schizophrénies catatoniques ou des hébéphrénies que Leonhard classe par paires.

Le second principe théorique, le <u>principe de hiérarchie des fonctions mentales</u>, reflète sa conception du fonctionnement psychique, issue en droite ligne de Wernicke et de Kraepelin, qui séparent 3 fonctions principales : psychomotrice (volonté et mouvement), les émotions et la pensée (Wernicke, 1906). Les troubles se classent en fonction de la sphère d'atteinte principale : psychomotricité, émotions, ou pensée. Mais dans chacune de ces sphères il existe plusieurs niveaux d'atteinte. Pour les émotions par exemple, Leonhard reconnaît deux niveaux : un premier quasi organique, "vital", atteint dans la dépression agitée et l'euphorie improductive, un second plus intellectuel atteint dans la dépression indifférente et l'euphorie indifférente. Il récupère donc l'idée d'une hiérarchie causale, avec des symptômes primaires (ou élémentaires), totalement abandonnés dans les classifications actuelles qui se veulent a-théoriques. Ainsi une dépression peut être primaire par atteinte vitale, ou secondaire par entretien à partir d'idées dépressives, le diagnostic

---

[19] Wernicke utilise déjà la notion de symptôme primaire, bien avant Bleuler, sous l'appellation de symptôme élémentaire (Krahl, 2000).

différentiel se faisant sur l'humeur du patient lorsqu'il exprime d'autres idées que celles qui entretiennent son trouble de l'humeur. Il en est de même pour les euphories. Il en découle que Leonhard ne reconnaît pas comme équivalents, des symptômes que nous classerions dans une même famille. Ainsi nous avons tendance à considérer qu'un type d'atteinte de la motricité est équivalent qu'il concerne les mouvements automatiques, les mouvements expressifs ou les mouvements requerrants une pensée complexe[20]. Leonhard au contraire décrit des atteintes sélectives qui ne s'étendent pas aux autres catégories de mouvements par exemple dans ses catatonies systématisées. La différence est tout particulièrement marquante pour les troubles du cours de la pensée que nous considérons comme appartenant à un même syndrome, la désorganisation. A l'inverse, Leonhard souligne la spécificité d'une digression thématique par rapport à une schizophasie ou une logorrhée pourtant toutes les trois regroupées sous une même entité dans la SAPS par exemple (Scale for the Assessment of Positive Symptoms échelle d'évaluation des symptômes positifs - Andreasen, 1984). Il souligne que l'affaiblissement de la pensée sous la forme d'un déficit d'abstraction est spécifique (paraphrénie confabulatoire) et ne s'étend en aucun cas à toutes les schizophrénies.

La mise en pratique de sa nosographie

Dans la seconde partie de sa vie, Karl Leonhard applique sa classification à deux séries de patients hospitalisés. La première série est étudiée à Frankfort à la Clinique Universitaire de Kleist de 1936 à 1955, puis à Berlin à l'Hôpital de la Charité (1957-1968) et comprend 2376 patients. Puis, toujours à Berlin où il officie jusqu'à la fin de sa vie, il étudie une nouvelle série de 1465 patients afin de dupliquer ses premières observations. Pour une grande majorité, ces patients sont étudiés personnellement, le plus souvent au moins à quatre reprises avant de les intégrer dans son analyse[21]. Dans les pages suivantes, il est fait mention des résultats chiffrés concernant les deux séries. Une bonne partie des patients de la première série, n'ont pas ou peu

---

20 Cette distinction peut paraître artificiellement fine, mais a beaucoup de sens pour un neurologue. En effet, les circuits impliqués dans ces trois types de mouvements sont différents, et susceptibles d'être atteints parfois isolément. Par exemple, une lésion operculaire de la frontale ascendante va entraîner une paralysie faciale inférieure pour tous les mouvements volontaires, alors que les mimiques expressives sont épargnée (on parle de dissociation automatico-volontaire).

21 Le Pr Stöbler (Würzburg) utilise encore aujourd'hui les notes prises par Leonhard pour ses études. Pour chaque cas, il a retrouvé un feuillet dactylographié, de quatre pages ou plus, largement suffisante pour assurer un diagnostic, qui ne s'est pas démenti près de 20 ans plus tard.

été traités par neuroleptiques, alors que tous ceux de la deuxième série l'ont été.

Cette étude est particulière, d'abord parce que Leonhard n'observe que des patients dont les troubles ont mené à l'hospitalisation. Ceci explique qu'à une exception près, les chiffres bruts concernant les différentes psychoses rendent toute comparaison impossible, certaines formes conduisant moins fréquemment à une hospitalisation.

D'autre part, toutes les observations sont des observations longitudinales sur une durée de 10 ans. Il est sur ce point intéressant de noter que Leonhard admet occasionnellement avoir révisé son diagnostic initial, quoique dans une proportion < 10%, et essentiellement pour des diagnostics proches (même famille). Ce point montre l'intérêt d'un suivi de l'évolution pour fiabiliser un diagnostic dans sa classification. L'essentiel de la symptomatologie correspond souvent à ce qui peut être observé et testé, se rapprochant en cela des tentatives d'objectivisation anglo-saxonnes[22]. La majorité des signes sur lesquels s'appuie le diagnostic sont des symptômes "durs", sur lesquels chacun s'entendrait pour dire qu'il est présent. Les symptômes discrets ou discutables en sont exclus, d'où peut-être le peu d'intérêt que Leonhard accorde à la phase prodromique[23].

L'intérêt indiscutable de la classification de Leonhard est nosographique. Il s'agit bien d'une classification qui se veut stable sur la vie entière, et non d'un diagnostic d'épisode comme le sont en réalité la CIM et le DSM. Dans ces dernières, en effet, de nombreux patients se voient attribuer les diagnostics de schizophrénie et de troubles thymiques au gré des épisodes successifs. Ce n'est pas le cas avec la classification de Leonhard, et les études montrent que le diagnostic reste effectivement stable à 25-30 ans d'écart (Tolna *et al.*, 2001). Cela n'empêche pas de décrire des tableaux cliniques suffisamment clairs dès le début des troubles pour proposer un pronostic concernant l'évolution. En pratique, un diagnostic différentiel entre certaines psychoses phasiques, et schizophrénies non systématisées paraît réalisable en fin de première hospitalisation. Pour les différentes schizophrénies systématisées en revanche, si le diagnostic de famille (et donc le pronostic) est envisageable assez rapidement dans les suites du premier contact avec la

---

[22] Bien que Leonhard, essentiellement dans la seconde moitié de sa carrière semble avoir porté un intérêt au vécu des patients (Astrup, 1979), ceci transparaît peu dans ses tableaux cliniques.

[23] Leonhard a pourtant bien étudié cette phase, mais n'y a pas retrouvé de caractères utiles à la classification. Il insiste avant tout sur le caractère aspécifique des symptômes (Leonhard, 1991, p15). Fish et Astrup ont, chacun de leur côté, tenté de trouver des symptômes de début qui pourraient être prédictifs sans y parvenir (Astrup, 1979; Fish, 1962).

psychiatrie, le diagnostic précis pourrait n'être posé qu'après quelques mois, voire parfois quelques années d'évolution.

Un dernier problème est du au fait que les tableaux cliniques ont été décrits sur des cas ayant évolués avant l'avènement des neuroleptiques. Ceci pose la question de leur validité actuelle car les traitements modifient sans doute les tableaux cliniques décrits, et le sens de leur effet n'est pas souvent mentionné dans l'ouvrage d'origine. Autant que faire se peut, l'analyse des travaux ultérieurs effectués par ses élèves tentent de compléter cet aspect. Il semble néanmoins que pour ce qui est des schizophrénies systématisées, leur absence de réponse thérapeutique rendent leur descriptif strictement inchangé. Il n'en est pas de même pour les formes non systématisées et les psychoses cycloïdes. Leonhard insiste sur la nécessité de faire la part des choses entre les signes d'imprégnation neuroleptique et les symptômes résiduels. Ainsi pour lui, les psychoses cycloïdes qui avant les neuroleptiques ne présentaient plus de symptômes entre les épisodes, présentent maintenant ceux liés au traitement.

Avantages de la classification de Leonhard

"Clearly the strength of modern diagnostic systems in psychiatry lies in nosology; that is, in the systematic collection of knowledge and in the description and differentiation of the complex phenomena which become manifest as psychiatric disorders...Yet [the DSM-IV and the CIM10] do not offer clinicians reliable guidelines for therapy and prognosis of a particular patient who suffers, for example, from functional psychosis."

(Stassen, Scharfetter & Angst, 2007)

"Clairement la force des systèmes modernes de diagnostic en psychiatrie est la nosologie; c'est-à-dire la collection systématique de connaissance, la description et la différentiation des phénomènes complexes qui se manifestent sous la forme des troubles psychiatriques... Pour autant [ni le DSM-IV, ni la CIM10] n'offrent de directives fiables aux praticiens pour la thérapie et le pronostic d'un patient en particulier qui souffre, par exemple, d'une psychose fonctionnelle."

Les classifications internationales, ont été obtenues par consensus, mais malheureusement leur validité prédictive est faible, à la fois sur le plan pronostique et sur la réponse thérapeutique. A l'inverse, la classification de Leonhard, comparée au DSM et à la CIM, est régulièrement apparue plus prédictive sur le plan pronostique (Beckmann, 1995; Beckmann, Fritze & Lanczik, 1990b; Bräunig & Fimmers, 1995; Leonhard, 1979; Pfuhlmann, Stöber, Franzek & Beckmann, 2000), sur le plan de la <u>réponse thérapeutique</u> (Astrup, 1979; Astrup & Fish, 1964; Ban, 2001; Fish, 1964b), mais aussi sur le plan de la dangerosité vis à vis de l'entourage (Kirow & Michow, 1995; Stompe & Ortwein-Swoboda, 2000). Enfin sur le plan <u>étiologique</u>, les différences de charges héréditaires, de marqueurs sériques, d'événements ontogéniques, d'anomalies IRM et EEG entre les différents tableaux cliniques décrits pas Leonhard n'ont pas d'équivalent dans les classifications internationales, voir se sont avérés supérieurs aux classifications internationales en comparaison directe (Beckman et al., 1978; Beckman, Beckman & Perris, 1980; Beckmann & Franzek, 2000; Lange, 1973; Lange, 1980; Lange, 1982; Leonhard, 1979; Stöber, Beckmann & Franzek, 1995; Stöber, Franzek, Beckmann & Schmidtke, 2002).

Cependant, la classification de Leonhard est lourde à utiliser en comparaison de la facilité d'emploi du DSM et de la CIM. Elle requiert une expertise que la simple lecture du livre de classification ne permet pas d'acquérir. Quantité de principes, de facteurs-clé, de spécificité d'examen, ne vont s'acquérir qu'au terme d'un véritable compagnonnage. Malheureusement, peu d'écoles dans le monde ont entretenu (et enrichi) cette expertise[24]. Aussi peut-on s'interroger sur sa <u>reproductibilité intercotateurs</u>. C'est un des point sur lequel se concrétise majoritairement l'opposition au système de Leonhard, particulièrement en raison de l'absence de critères. Mais ses successeurs ont pu montrer que malgré l'absence d'une criteriologie type CIM ou DSM, que l'on considère importante pour rendre un diagnostic reproductible, il est possible d'avoir une très forte corrélation intercotateurs : le coefficient kappa de Cohen était en moyenne de 0.9 (de 0.82 à 0.93) (Beckmann, Franzek & Stober, 1996; Franzek et al., 1996; Franzek & Beckmann, 1992; Leonhard, 1999, p. XII; Pfuhlmann et al., 1997b). Rappelons que avec la CIM-10, ce même coefficient est de 0.84 pour le diagnostic de schizophrénie, et de 0.71 à 0.83 pour celui de trouble bipolaire, mais seulement 0.22 pour le trouble schizo-affectif (Maj et al., 2000; Sartorius et al., 1995) ! Astrup reprend avec Fish une série de 285 cas diagnostiqués à une époque où il n'était pas expert dans le maniement de la classification et est obligé de reclasser 15% des

---

[24] A notre connaissance les héritiers directs de l'enseignement de Leonhard ayant une chaire universitaire ne se trouvent qu'à Würzburg, malheureusement endeuillé par le décès du Pr Beckmann en septembre 2006, Berlin où elle est essentiellement utilisée dans le domaine de la pédo-psychiatrie, ainsi que plusieurs villes d'Allemagne de l'Est et à Budapest. Ailleurs, seuls des fragments de la classification sont utilisés, mais parfois sous une forme différente de l'original.

cas. Seuls 5% d'entre eux changent de famille (or la famille établit la plus grande partie du pronostic et de l'attitude thérapeutique). Cependant ce chiffre dépend de la façon dont s'opère la classification. Dans les 15% d'erreur initiale sont compris les cas classés sur la base du dossier, avec lequel le risque d'erreur s'élève à 31%. Lorsque le sujet est vu personnellement, le risque chute à 9% (Astrup, 1979, p25). Au delà de la reproductibilité intercotateurs, on peut s'interroger sur la reproductibilité du diagnostic dans le temps. Il n'est nul besoin de rappeler que les systèmes internationaux, parce qu'ils réalisent un diagnostic d'épisode, sont par essence voués à une forte instabilité dans le temps, la nature du diagnostic variant parfois selon les hospitalisations. Là encore, les diagnostics de Leonhard s'avèrent plus intéressants car très stables, puisqu'ils se veulent valides sur la vie entière, en intégrant le caractère polymorphe de certaines pathologies dans leurs définitions. Ainsi l'antériorité de la classification de Leonhard permet l'étude de cette stabilité diagnostique sur un écart de 5 et de 25-30 ans, utilisant des cotateurs différents, n'ayant pas connaissance du diagnostic initial. En moyenne, 80 % des diagnostics originaux (n = 108, uniquement des femmes[25]) sont reconduits à 25-30 ans d'écart (Tolna et al., 2001). Les psychoses cycloïdes et les dépressions unipolaires voient leur diagnostic reconduit dans 80 % des cas environ, la très grande majorité des cas restants étant considérés comme normaux, ce qui reflète l'évolution bénigne de ces troubles et non l'instabilité du diagnostic. Les autres troubles (troubles maniaco-dépressifs, catatonies périodiques, catatonies systématisées, paraphrénies systématisées et hébéphrénies systématisées) voient leurs diagnostics reconduits dans 85 à 95 % des cas. C'est le diagnostic de paraphrénie affective qui semble poser un problème de stabilité, la moitié des patients pouvant ultérieurement être reclassés dans d'autres catégories. Mais cette évolution péjorative vers des formes systématisées fait partie du tableau clinique proposé par Leonhard. Cette étude a néanmoins des limites, d'abord parce qu'elle ne concerne que des femmes, ensuite parce que seules 50 % des patientes ont été réévaluées, et que enfin l'étude ne mentionne pas la durée d'évolution avant le premier diagnostic. Le diagnostic de cataphasie étant rare chez la femme, aucune patiente cataphasique n'a été incluse. Astrup établit une meilleure reproductibilité à 4 ans (9% de reclassement), en revanche moins bonne à 10 ans (28% de reclassement), qu'il interprète plus comme une évolution favorable de la maladie que comme des erreurs diagnostiques (Astrup, 1979,

---

25 Le sexe féminin posant plus de problème de stabilité dans le temps, cela aurait dû influencer défavorablement les résultats de Tolna et coll.

p25-27). Il faut mentionner que l'étude d'Astrup souffre d'un problème lié à son interprétation de la paraphrénie affective différente de celle de Leonhard (faible prise en compte du caractère affectif et classement selon la forme terminale). En dehors des catégories affectées, le taux de reclassement n'est plus que de 14%. Il n'en demeure pas moins que les chiffres de stabilité des diagnostics sont identiques, ou supérieurs à ceux obtenus à partir des critères du DSM ou de la CIM sur des populations identiques (premiers diagnostics après 2 ans d'évolution), mais pour lesquelles la ré-évaluation s'est faite après une durée d'évolution bien plus courte (Hollis, 2000; Maziade *et al.*, 1996).

Malgré tous ces avantages, il n'y a aucune chance pour que la classification de Leonhard soit adoptée à l'échelle internationale. Deux points sont mis en exergue par les détracteurs : elle est loin d'être facile à maîtriser et nécessite une véritable expertise, au mieux acquise par compagnonnage. Le recueil systématique des symptômes de façon objective est une des pierres angulaire de la psychopathologie moderne. Malheureusement il est quasi impossible d'envisager le recueil de 200 symptômes de façon systématique (à l'identique d'une SCID - Structured Clinical Interview - pour le DSM - First et al. 1997 - ou d'un SCAN - Schedules for Clinical Assessment in Neuropsychiatry - pour la CIM - Wing et *al.,* 1990). Leur intégration au sein d'un tableau clinique, autrement dit d'un ensemble, oblige à une réflexion sur les manifestations primaires et secondaires s'éloignant encore plus d'une rigueur objective et impartiale. Le second inconvénient est que Leonhard lui-même passait souvent plusieurs heures de longs entretiens et examens pour définir le sous-type précis. Pour être parfaitement rigoureux, les chercheurs actuels qui utilisent l'instrument, réalisent le plus souvent une double classification à l'aveugle. Ce travail est impossible à envisager dans les pays anglo-saxons : les psychiatres sont trop peu nombreux[26] quand ce ne sont pas les moins bien formés qui s'occupent de ces patients. Dans ces pays, ce sont des équipes d'infirmiers spécialisés qui prennent en charge les soins sous la supervision d'un psychiatre. Dans ce contexte, il est important d'avoir des procédures diagnostiques basées sur des critères (même dans les travaux publiés la plupart des diagnostics sont effectués par questionnaires remplis par des personnels peu qualifiés[27]), des protocoles de routine applicables pour le plus grand nombre, et une évaluation effectuée sur des

---
26 Le nombre de psychiatres par habitant est dans un rapport de 1 à 4 entre l'Angleterre et la France. Au début des années 90, alors qu'ils étaient encore moitié moins nombreux, on considérait que les psychiatres anglais n'avait accès qu'à 20% de la population des patients.
27 Dans l'immense majorité des études anglo-saxonnes, le psychiatre n'intervient pas dans la cotation des échelles cliniques.

échelles simples. Bref, au prix de l'heure d'un psychiatre, la classification de Leonhard sera de toute façon considérée comme non rentable.

À contre courant

Reprendre le travail de Karl Leonhard va à contre courant de la pensée actuelle dictée par l'élaboration du DSM-V et de la CIM11. En effet, les réunions préparatoires pour le DSM-V ont bien entériné l'insatisfaction rencontrée face aux alternatives de schizophrénies, trouble schizophréniforme, trouble schizo-affectif et trouble bipolaire avec ou sans composante psychotique congruente à l'humeur ou non, sans compter les formes non spécifiées (pour ne citer que les diagnostics les plus fréquents). Mais les solutions qui semblent se profiler dans l'avenir ne vont pas dans le sens d'une approche médicale. En effet, les grandes catégories diagnostiques des psychoses vont sans doute rester quasiment en l'état, et se développera en parallèle un système de cotation dimensionnelle concernant par exemple la psychose, la désorganisation, le déficit, la thymie...

En Allemagne, la nosographie de Leonhard n'a plus que quelques rares adeptes et reste insuffisamment diffusée et maîtrisée pour servir de contre poids. La plupart de ses inconditionnels sont des cliniciens, qui l'utilisent dans leur prise en charge. Une des premières raisons avancée souligne que les classifications internationales (le DSM surtout), en réduisant le terrain de "la" schizophrénie, dans l'espoir d'en réduire la variance, a trop élargi le champ de la bipolarité. L'analyse de la stabilité du diagnostic selon le DSM-IV établi après 2 ans d'évolution, montre qu'à 4 ans, il n'est plus reconduit que dans 80% des cas (Whitty *et al.*, 2005). De plus ces classifications créent une entité tout à fait troublante : le trouble schizo-affectif. Ce dernier étant peu stable et peu étudié n'est pas d'une grande pertinence clinique, mais un artefact pour parer aux insuffisances de ces classifications.

Malheureusement, le DSM et la CIM ont eu deux effets pervers inattendus dans le domaine de la schizophrénie : la quasi-disparition de toute recherche sur un découpage nosographique plus axé sur le modèle médical dès lors qu'il est absent de ces classifications, et un appauvrissement saisissant de la clinique dont la lecture des lignes qui vont suivre n'est sans doute qu'une pâle illustration. Le mouvement qui se dessine est plus favorable aux "lumpers" (rassembleurs) qu'aux "splitters" (diviseurs), et l'idée de la psychose unique n'est plus très loin. Il faut sans doute plus l'envisager comme un effet de mode propre à ce domaine, puisque celui des troubles bipolaires fleurit de nombreuses propositions de découpage. Malheureusement ces dernières restent insuffisamment suivies par des tentatives de validation. De plus, si Leonhard a raison, le fait de ne se cantonner qu'à un seul des deux domaines : troubles bipolaires ou schizophrénie, risque de nous faire passer à côté du bon découpage. Dans un objectif épidémiologique, et de standardisation de certaines études thérapeutiques les instruments actuels sont un moindre mal. Mais l'erreur est peut-être de les accepter aussi pour fonder toutes les études physiopathologiques, électrophysiologiques, cognitives ou d'imagerie réalisées à l'heure actuelle. Sans entrer dans une dissidence combative stérile et vouée à l'échec, rien n'empêche de se reposer la question d'une nosographie fondée sur la notion de maladie.

Pour conclure

La classification de Leonhard, a été traduite de l'Allemand en Anglais, en Italien, en Espagnol et en Japonais. Ce travail n'est pas la version française de la 8ème édition de la classification. L'objectif ici, est de faire la synthèse de ce travail avec celui de ses successeurs dans le but de voir quelles seraient les catégories diagnostiques les plus intéressantes à intégrer dans l'avenir aux systèmes de classification internationaux. Nous croyons en effet, comme Leonhard l'affirme dans l'introduction de son livre (p. 3), que la première étape d'une approche médico-scientifique, n'est pas d'accumuler des données de cohérence variable sur un syndrome mal défini, mais bien d'entreprendre le travail de découpage nosographique tel qu'il est mis en oeuvre par toutes les autres disciplines médicales en dehors de la psychiatrie. Il rappelle que la neurologie a pris son essor grâce à cela, et ma génération a assisté au découpage nosologique des épilepsies par corrélations électro-cliniques grâce à l'EEG-vidéo, et à celui des démences, du vivant du malade, grâce à l'imagerie et à la neuropsychologie. Pour qu'un tel travail puisse se faire en psychiatrie, nous devrons trouver des critères de validation, mais aussi des cohortes représentatives de patients. Sur ce dernier point, il faut reconnaître qu'en France, l'organisation des soins psychiatriques ne facilite pas ce type d'approche. En effet, si le découpage en secteur a eu des effets bénéfiques sur le plan de la santé publique, cette organisation des soins rend, par essence, impossible l'étude d'un large échantillon de patients et l'émergence de spécialisations en psychiatrie. Pour autant la solution n'est sans doute pas dans une réorganisation de la filière de soin, mais dans la mise en place de collaborations entre des équipes motivées et des réseaux d'excellence. Cette approche est possible et porte ses fruits. Ainsi, en Allemagne, un réseau de compétence a été mis en place sur la schizophrénie permettant de nombreuses études avec un effectif important dû à l'inclusion des patients de plusieurs centres.

Jack Foucher

Psychose phasique bipolaire ou psychose maniaco-dépressive

A l'époque où Leonhard élabore sa classification, le concept de PMD est celui de Kraepelin, comprenant donc aussi bien ce que nous appelons aujourd'hui des troubles bipolaires que les unipolaires. Dès 1943, il est le premier, avec Neele au sein du groupe de Kleist, non seulement qui apporte une distinction proche de celle utilisée actuellement (Neele, 1949), mais aussi qui la valide sur la base d'une différence de leur héritabilité (Leonhard, 1957).

Pour Leonhard, le caractère uni- ou bipolaire est visible dès le premier épisode sur la stabilité de la clinique. Ainsi les troubles bipolaires sont caractérisés par une instabilité clinique durant un épisode : les symptômes vont évoluer au sein d'un épisode voire parfois "switcher" ou présenter des éléments de mixité. C'est le cas par exemple d'une humeur dépressive de quelques heures durant une phase maniaque. Ou, inversement, durant une phase dépressive, le patient encouragé à s'exprimer va présenter une excitation et une logorrhée, voire une amélioration de son humeur puis va retourner à son état initial dès l'entretien terminé. Le caractère polymorphe des épisodes bipolaires tranche avec l'aspect pur des épisodes unipolaires. Le maniaque unipolaire ne présente ainsi aucune trace de dépression. Ceci devrait faciliter leur classification parfois même dès le premier épisode. À l'inverse de la classification internationale, Leonhard inclut les troubles uniquement caractérisés par des épisodes de tonalité maniaque dans les troubles unipolaires et non dans les troubles bipolaires. Il faut dire qu'à l'inverse des troubles unipolaires à tonalité dépressive, les troubles unipolaires à tonalité maniaque sont nettement plus rares. Aussi leur inclusion même par erreur au sein des formes bipolaires n'est-elle pas apparue problématique jusqu'à présent dans les classifications internationales.

Le caractère polymorphe de la psychose maniaco-dépressive fait que Leonhard la rapproche volontiers des psychoses cycloïdes, elles aussi très polymorphes. Selon lui, Kraepelin aurait classé une bonne part des psychoses cycloïdes parmi ses psychoses maniaco-dépressives.

La psychose maniaco-dépressive (PMD) (*Manisch-depressive Krankheit – Manic-depressive illness*)[28]

Aucun syndrome ne peut être décrit tant la symptomatologie est changeante. Mais un grand nombre de symptômes se retrouvent. Ainsi pour la polarité maniaque, il décrit une euphorie ou une extase, mais le plus souvent instable pouvant facilement se transformer en irritabilité, voire en quérulence ou s'accompagner d'angoisse. Il interprète d'ailleurs l'irritabilité comme une forme de dépression mêlée à la manie. Cette euphorie peut aussi se transformer en ennui. Sur le plan de la pensée, on observe une fuite des idées, des coq-à-l'âne[29], et un "besoin de parler", c.-à-d. une forme de logorrhée[30] aussi longtemps que quelqu'un les écoute, une facilité à prendre des décisions, généralement peu étayées par une réflexion, ce qu'il nomme un mode "court-circuit". Sur le plan psychomoteur, le patient présente une hyperactivité orientée vers un but. Il ne s'agit pas d'une hyperactivité stérile, bien que l'engagement du patient dans une activité soit souvent d'une durée insuffisante pour en venir à bout, l'hyperactivité est orientée vers l'accomplissement d'un objectif. Sur le plan des idées délirantes, il décrit une exagération de l'estime de soi, un délire de grandeur, mais aussi de persécution ou hypocondriaque. Sur le plan somatique, les patients ont souvent un aspect de bonne santé : le teint est bon par dilatation des capillaires, la peau tendue et humide, les yeux sont brillants par augmentation de sécrétion lacrymale, le pouls de repos est bas, mais souvent perturbé par l'agitation. L'ensemble est interprété comme une hyperactivité parasympathique.

Pour la polarité dépressive il décrit la tristesse de l'humeur, le sentiment d'ennui, mais aussi une humeur anxieuse. La pensée, est décrite comme ralentie, voire présentant parfois des barrages*. Cela nuit à la prise de décision qui se fait difficilement voir plus du tout, c.-à-d. une procrastination

---

28 Pour chaque trouble, seront donnés entre parenthèse l'appellation originale de Leonhard en Allemand, suivit de la traduction proposée dans la version anglaise.

29 "*Von Hundertsten ins Tausendste kommen*". Leonhard utilisera d'autres expressions pour qualifier les coq-à-l'âne observés dans les différent troubles que nous réunissons sous l'appellation de schizophrénie.

30 Notre concept de "logorrhée" est légèrement différent de celui des allemands et des anglo-saxons. Il est plus proche de ce qu'ils appellent "*Rededrang*" (besoin de parler), ou "*pressure of speech*" (pression de parole), et qui correspond à un discours rapide, difficile à interrompre, augmenté par le nombre de chose à dire qui s'accumule en amont. Ils parlent de logorrhée pour signifier que le patient est volubile, pas nécessairement parce que le patient a beaucoup à dire en peu de temps. Une logorrhée dans ces deux langues est un discours cohérent, et ne peut pas être désorganisé, à l'inverse d'un "*Rededrang*", qui peut sauter quelques étapes logiques. Dans ce qui suit, nous utiliserons le terme de "logorrhée" comme traduction du "*Rededrang*" de Leonhard.

(difficulté à prendre des décisions). Les mouvements sont réduits, ralentis, le sujet décrit parfois une lourdeur des membres[31]. Les idées sont en accord avec l'humeur : péjoration de l'avenir, sentiment d'incapacité ou d'inadaptation, auto-accusation, désespoir, plaintes somatiques, idées délirantes de ruine, mais aussi hypocondriaques (il donne un exemple de délire de négation d'organe), d'aliénation (que nous appelons actuellement dépersonnalisation), et de référence etc... Les idées ont parfois une coloration anancastique (rumination obsessionnelle et phénomènes compulsifs, surtout dans les formes inhibées). Dans ce dernier cas, à la différence d'un trouble obsessionnel qui présente une dépression en réaction à son trouble, la dépression de la PMD est indépendante des troubles obsessionnels. Sur le plan physique on observe l'inverse de la manie, le sommeil est mauvais et non reposant, le teint est pâle, la peau sèche et fronce facilement, les yeux sont secs, d'où la plainte fréquente de ne même pas avoir assez de larmes pour pleurer, le pouls est élevé par rapport à la faible activité, le péristaltisme est ralenti occasionnant une fréquente constipation. L'ensemble est interprété par Leonhard comme le signe d'une hyperactivité sympathique.

Les idées délirantes doivent en règle pouvoir être rapportées au trouble de l'humeur sous-jacent, si on inclut les idées hypocondriaques et de persécution (cf. dépressions pures). Ainsi pour ce qui est d'un délire de persécution, Leonhard suspecte même qu'une idéation persécutive est déjà présente au niveau de la personnalité et que le trouble de l'humeur la fait simplement s'exprimer plus bruyamment. De plus, il précise que si les idées fluctuent au gré des variations thymiques, le délire est aussi variable au moins en intensité. Tout délire fixé doit faire suspecter une autre pathologie. Il se rapproche de Jaspers quand il explique que les symptômes observés dans la PMD restent compréhensibles jusqu'à un certain degré pour une personne normale, le psychiatre peut dans une certaine mesure se mettre à la place du patient[32].

---

31 Ce symptôme fait partie des critères du DSM pour les dépression atypiques, avec la réactivité de l'humeur (le fait que des événements extérieurs positifs améliorent l'humeur d'un dépressif), avec une symptomatologie végétative inversée (hyperphagie, hypersomnie) et avec un trait de personnalité de sensibilité au rejet. Il ne faut pas confondre ces dépressions avec celles du même nom que utilisons en France pour définir des formes dont l'étrangeté évoque une schizophrénie. Les dépressions atypiques selon le DSM ont été isolées sur la base de leur meilleure réponse aux inhibiteurs de la monoamine oxidase (IMAO) par rapport aux tricycliques. On retrouve plus de dépressions atypiques dans les formes bipolaires (Ghaemi, Saggese & Goodwin, 2006).
32 Bien que d'une grande aide en clinique quotidienne, ce type d'élément clinique est proscrit par toutes les critériologies internationales car, comme on peut l'imaginer, chacun trace la limite où il veut, où il peut ou encore où il croit devoir la placer. Il n'est donc pas reproductible. Leonhard ne

Le risque suicidaire est élevé, d'autant que l'absence d'inhibition facilite le passage à l'acte. Ce dernier peut avoir un caractère démonstratif qu'il ne faut pas prendre pour de la simulation. Enfin lorsque la symptomatologie est particulièrement prononcée, on peut observer une confusion.

Mais ce qui est caractéristique de la PMD et la différencie des formes de mélancolie et de manie pures, selon Leonhard, c'est que non seulement les symptômes dominants peuvent varier d'un épisode à l'autre, mais surtout qu'au sein du même épisode les symptômes fluctuent et n'apparaissent que rarement sous une polarité pure. Cette labilité symptomatique se manifeste chez un patient maniaque par quelques heures d'humeur dépressive ou d'absence de mouvement, chez un patient déprimé par une hyperactivité et une gaieté transitoire, ou chez un patient anxieux par une phase d'extase passagère. Enfin par rapport aux formes pures, certains symptômes essentiels peuvent manquer. Par exemple, dans une phase maniaque, l'hyperactivité est absente, la fuite des idées et la logorrhée ne se développant que lorsque le sujet est interrogé[33]. À l'inverse dans la phase dépressive, le ralentissement ou l'humeur dépressive peuvent manquer. C'est le caractère <u>incomplet, tronqué</u> des épisodes qui signe leur bipolarité. Plus rarement l'épisode peut être <u>mixte</u>. Dans ce cas, plutôt que l'absence d'un symptôme, celui-ci est remplacé par celui du pôle opposé. Par exemple, l'euphorie peut être associée à une inhibition psycho-motrice. Leonhard admet que certaines formes qu'il a classées en PMD sur ces caractéristiques de labilité et d'incomplétude (ou de mixité), n'ont présentées que des épisodes dépressifs. La présence d'antécédents familiaux de PMD l'aide aussi à redresser le diagnostic.

Il peut s'ajouter des hallucinations, généralement acoustico-verbales, mais fréquemment aussi visuelles et olfactives. Une symptomatologie à type d'étrangeté des sentiments ou des sensations (*Entfremdung*) allant jusqu'à une dépersonnalisation n'est pas rare. Certaines formes peuvent s'exprimer sur le plan moteur sous un aspect proche de la psychose motrice. Il peut y avoir des fausses reconnaissances voire des éléments d'autres psychoses endogènes, d'où le caractère polymorphe de la PMD qui en fait une grande imitatrice. Il admet qu'une forte intensité des fluctuations thymiques puisse

---

s'en sert normalement pas, en tant que tel.
33 Leonhard fait des entretiens prolongés et reste attentif aux modifications de l'humeur au cours de ces derniers. Les PMD véritables, en particulier en début de maladie, présentent une réactivité importante à l'environnement, parfois déroutante et faisant douter du diagnostic. Ainsi il ne faut pas confondre avec un simulateur ou un hystérique un patient qui entre dans le bureau très déprimé et plaintif puis quitte la consultation presque souriant pour retourner à son état dépressif quelques instants plus tard (Leonhard, 1979, p7).

entraîner une transition vers une expression symptomatique proche des psychoses cycloïdes (p. 8 et p. 15), mais aussi de certains tableaux de dépression ou d'euphorie pure. Ainsi la difficulté diagnostique avec les psychoses cycloïdes naît du flou des frontières entre les formes suivantes :

- Manie confuse[34] (par une extrême fuite des idées) et la phase excitée de la psychose confusionnelle (pensée, idées)
- Manie agitée et la phase hyperkinétique de la psychose motrice (volonté, mouvement)
- Manie extatique et la phase d'exaltation de la psychose anxiété-félicité (émotions).
- Dépression stuporeuse et la phase inhibée de la psychose confusionnelle
- Dépression ralentie ou apathique et la phase akinétique de la psychose motrice
- Dépression anxieuse ou agitée et la phase anxieuse de la psychose anxiété-félicité.

Cependant, l'application des principes énoncés ci-dessus permet normalement d'éviter la confusion avec les schizophrénies non systématisées :

> *"Dans de rares cas, initialement pris pour des PMD, l'examen à distance du sujet ou la prise en compte de son histoire familiale, montraient que l'hypothèse d'une pathologie curable et phasique était incorrecte. De telles difficultés diagnostiques entre PMD et schizophrénies non systématisées sont rares si les concepts sont interprétés au sens strict."* (Leonhard, 1979, p.22).

La durée des épisodes est brève, 5.5 mois en moyenne : manie de 3 à 6 mois, mélancolie de 6 à 9 mois (bien qu'à un age avancé, cela puisse être beaucoup plus long). Elle est significativement plus brève que dans les formes unipolaires (Ghaemi *et al.*, 2006). Pour près de la moitié des patients, les épisodes dépressifs prédominent par rapport aux épisodes maniaques. Le sexe-ratio de Leonhard est de 2 hommes pour 3 femmes dans la première série et de 1 homme pour 2 femmes dans la seconde. L'âge de début est de 35.8 ans (de 9 à 70 ans)[35]. Le nombre moyen de cycles à la fin de la période d'observation est de 4.2 ce qui est significativement supérieur aux données des formes unipolaires (Lange, 1995)., et reste indépendant de

---

34 Qu'il trouve essentiellement chez la femme.
35 On reconnaît aux troubles bipolaires un début plus précoce que dans les formes unipolaires (Ghaemi *et al.*, 2006; Lange, 1995). Cela ne se retrouve pas dans la série de Leonhard.

la charge héréditaire familiale. Cette dernière est importante, et l'on retrouve fréquemment des cas dans la famille (10.6 % - série 1 - 20 % - série 2 – pour les frères et soeurs, 9.5 % - série 1 - 18.3 % - série 2 – pour les parents[36]), ou parfois simplement un tempérament associé. À noter que les chiffres des deux séries sont très différents pour ce qui est de l'hérédité. Le faible nombre de sujets dans la seconde série (n = 60) peut y avoir contribué.

Commentaire

La notion de bipolarité est restreinte chez Leonhard à la forme classique. Par rapport au DSM, plusieurs types de troubles qui peuvent s'y classer en sont exclus :

- Les manies pures, certaines dépressions et euphories pures. Le raisonnement qui conduit à les exclure est fondé sur le fait qu'ils récidivent sous la même forme, jamais sous une autre, et que la charge héréditaire dans la famille est considérablement moins importante que dans la PMD. On retrouve dans les dépressions et euphories pures ce qui aurait été classé par Kraepelin comme des états mixtes, i.e. la survenue simultanée de composantes cliniques non congruentes, qu'elles soient émotionnelles (dépression / euphorie), psycho-motrices (réduction des mouvements / agitation) ou mentales (ralentissement / accélération de la pensée) (Marneros & Goodwin, 2005; Vieta & Sanchez-Moreno, 2005). A titre d'exemple, la dépression agitée est définie par une polarité dépressive de l'humeur et un ralentissement de la pensée survenant avec une agitation. Ça n'est normalement plus le cas avec le DSM-IV-R qui requière pour les états mixtes que les critères de la dépression et de la manie soient réunis "presque tous les jours". Il n'est pas mentionné la nécessité que ces critères soient réunis en même temps, ou s'ils peuvent osciller rapidement sur la journée (la différence avec des cycles ultra-rapides n'est pas claire). Les critères de l'état mixte du DSM sont plus en accord avec le caractère labile de la PMD telle qu'elle est conceptualisée par Leonhard, et ne devraient donc se rencontrer que dans ce trouble.

---

[36] Comme annoncé dans l'introduction, Leonhard veut s'assurer que les différences qu'il observe sont reproductibles. Il étudie donc deux grandes séries de patients. Ce sont les chiffres de ces deux séries qui seront donnés permettant au lecteur de se faire une idée de leur concordance.

- Certains troubles bipolaires du DSM (et de la CIM) avec composante psychotique congruente à l'humeur, et encore plus celles avec composante psychotique non congruente à l'humeur sont en revanche classés par Leonhard soit parmi les psychoses cycloïdes, soit parmi les schizophrénies non systématisées. Les arguments reposent sur une charge héréditaire de la PMD significativement supérieure à celle des psychoses cycloïdes (Jabs *et al.*, 2006; Pfuhlmann *et al.*, 2004), et un pronostic des schizophrénies non systématisées nettement moins bon que celui de la PMD. On peut noter que parmi les schizophrénies non systématisées, la catatonie périodique a une hérédité au moins aussi importante que la PMD. Néanmoins les apparentés présentent alors toujours des caractéristiques d'une catatonie périodique, même si certaines peuvent être diagnostiquées comme bipolaires selon les classifications internationales (Barcia, 1998).

L'intérêt de ne pas intégrer ces formes différentes dans les cohortes de bipolaires est évident lorsqu'on constate que la probabilité de présenter le trouble pour un apparenté au premier degré passe de 5 à 10 % pour la définition du DSM (Taylor, Faraone & Tsuang, 2002), et de 10 à 35 % pour la définition de Leonhard (Jabs *et al.*, 2006; Pfuhlmann *et al.*, 2004). La PMD de Leonhard inclut non seulement les bipolaires de type 1, mais encore les troubles bipolaires de type 2 puisqu'il fait le diagnostic sur des formes parfois uniquement dépressives sur l'argument de la labilité ou du caractère incomplet du trouble, et sur la présence d'antécédents familiaux de PMD. Il ne les a néanmoins pas distingués, contrairement à ce que nous faisons, curieusement sur des bases plus fragiles que sa distinction des psychoses cycloïdes ou des schizophrénies non systématisées (Vieta, Reinares & Bourgeois, 2005).

Psychoses phasiques unipolaires

Leonhard regroupe sous ces formes la manie et la mélancolie pures, ainsi que 5 tableaux cliniques d'euphories et 5 de dépressions pures. L'adjectif "pur", signifie pour Leonhard que ces formes présentent une symptomatologie constante qu'il est possible de définir comme un syndrome (à l'inverse de la PMD), c.-à-d. complète (les symptômes principaux doivent être présents), ne fluctuant pas durant un épisode, et se répétant à l'identique au cours des différents épisodes. En conséquence il considère qu'il n'y a pas de recouvrement entre ces formes, qui se retrouvent presque à l'identique d'un patient à l'autre.

Il faut prendre garde aux termes affectifs utilisés pour décrire ces pathologies et ne pas oublier que Leonhard décrit des psychoses, dont certaines sont actuellement classées comme des schizophrénies. Ainsi ces tableaux sont des diagnostics différentiels des autres pathologies décrites par Leonhard, en particulier des psychoses cycloïdes (euphorie improductive, la dépression suspicieuse ou hypocondriaque et la psychose d'anxiété-félicité) et des schizophrénies (dépression et euphorie hypocondriaques avec la paraphrénie affective, l'euphorie confabulatoire avec la paraphrénie confabulatoire ...).

Bien qu'il considère ces troubles comme des troubles phasiques, il reconnaît que ce sont dans ces formes que des symptômes résiduels peuvent persister parfois entre des épisodes. Il s'agit pour l'essentiel d'une forme atténuée des symptômes de la phase aiguë, mais cela ne signifie pas forcément qu'ils seront présents à vie, puisqu'ils peuvent disparaître après avoir été présents plusieurs décennies. Ils ne correspondent donc pas à sa notion de déficit.

Les tableaux d'euphorie et de dépression recouvrent en partie les formes mixtes de Kraepelin et de son élève Weygandt, mais il les classe dans les formes unipolaires parce qu'elles se répètent sous une forme identique lors des récurrences. Rappelons qu'à l'époque, Kraepelin réunit sous l'appellation de PMD aussi bien les PMD de Leonhard que les dépressions récidivantes. C'est un des grands apports de Leonhard d'avoir proposé leur séparation. Celle-ci a diffusé à l'ouest grâce à Angst et Perris. Mais à l'inverse de ce qui en est retenu dans les classifications internationales, Leonhard inclut les troubles uniquement caractérisés par des épisodes de tonalité maniaque dans les troubles unipolaires et non dans les troubles bipolaires.

Une partie des pathologies décrites dans les dépressions et euphories pures avaient été rangées dans le cadre des psychoses marginales (*Randpsychosen*) par Kleist. Ces psychoses, considérées comme phasiques, ne présentent aucune évolution chronique, et certaines serviront de base à l'identification des psychoses cycloïdes. Leonhard ne justifie pas le démantèlement de ce groupe. Le caractère unipolaire, ou l'évolution parfois (très) prolongée de certains troubles comme la dépression indifférente ont peut-être contribué à cette séparation.

Assez curieusement, alors que la distinction unipolaire / bipolaire s'est diffusée avec succès, la distinction entre les manies / mélancolies pures et les euphories / dépressions pures n'est que peu explorée. Pourtant un instrument développé par l'équipe de l'université Vanderbilt (Nashville, TN), sert à la fois au diagnostic et à l'évaluation de l'intensité symptomatique : la CODE-DD (Composite Diagnostic Evaluation of Depressive Disorders) (Ban, 1989). Une seule étude (Kutcher, Ban, Fjetland & Morey, 1995), ne comprenant qu'un nombre limité de patients, corrobore les observations de Leonhard, rapportant des différences :

- En terme de vitesse de survenue : aiguë dans le cas de la mélancolie (70%), progressive dans le cas des dépressions pures (83%). Cependant, pour Leonhard, il s'agit d'une observation qui en aucun cas n'entre dans la définition de la pathologie. Le mode de début des psychoses phasiques n'est pas suffisamment caractéristique pour mériter de faire partie de la définition. Il en sera de même pour les psychoses cycloïdes (cf. plus bas).

- En terme de pronostic à long terme : guérison complète, survenant rapidement avant 2 ans dans la mélancolie (88%), guérison graduelle et incomplète à 2 ans dans les dépression pures (83%).

En revanche l'absence de recouvrement symptomatique entre les différentes formes de dépressions pures n'est retrouvée que dans 62% des cas en utilisant l'instrument CODE-DD (Kutcher *et al.*, 1995). Néanmoins une étude comparant plusieurs classifications des troubles dépressifs, menée sur un grand nombre de patients a souligné l'intérêt de celle de Leonhard (Furukawa *et al.*, 1999).

Mélancolie et manie pure

Pour Leonhard, il s'agit de la manifestation d'une atteinte à un niveau "vital". Il n'y a pas que les émotions qui soient affectées, mais aussi la pensée et la psychomotricité. Leonhard utilise le terme d'émotion pour un processus de haut niveau, pouvant être altéré isolément, sans participation des autres fonctions, comme dans les dépressions ou les euphories pures. C'est un peu comme si le rhéostat central est déréglé, tout est accéléré, ou tout est ralenti. C'est à ce même niveau que Leonhard situe l'atteinte dans la PMD. En revanche, les idées anxieuses, de référence, hypocondriaques ou d'aliénation ainsi que les éléments de stupeur* sont absents, d'où le qualificatif de pure.

Leur charge héréditaire (présence d'une psychose) est de 6.3 % pour les frères et sœurs et 6.4 % pour les parents.

La mélancolie pure (*Reine Melancholie – Pure melancholia or melancholy*)

La mélancolie pure ne se caractérise pas par la profondeur de la dépression comme dans les classifications internationales, mais par une triade : l'humeur dépressive, l'inhibition psycho-motrice et la bradypsychie.

C'est l'apathie qui donne son expression caractéristique à cette humeur dépressive. L'indifférence que manifeste le sujet ne doit pas être prise pour de la tristesse (comprise comme un état mental élaboré, alors que le problème se situe à un niveau plus élémentaire), car il s'agit plutôt d'un déclin général des sentiments (concept de dépression vitale de Kurt Schneider) s'accompagnant d'une réduction des intérêts. Cela peut mener jusqu'à l'impression de ne plus éprouver de sentiment, même pas celui de tristesse[37]. Le patient se plaint alors de ne même plus pouvoir pleurer. La capacité de ressentir des sentiments normaux est perdue, ce qui explique le risque élevé de suicide. Celui-ci n'est pas commis avec un affect* important comme c'est le cas dans la psychose d'anxiété-félicité ou la dépression agitée. Il peut y avoir une anxiété latente, mais elle est uniquement ressentie par le sujet et ne se manifeste pas ou peu à l'observation en raison de l'inhibition. L'appauvrissement émotionnel est à l'origine d'un appauvrissement des intérêts.

---

37 Ce qui va au delà du concept d'anhédonie.

Le second symptôme cardinal est l'<u>inhibition ou le ralentissement psychomoteur</u>[38], qui n'atteint jamais la stupeur*. Cette dernière représente une forme extrême de ralentissement, présente uniquement dans les formes bipolaires (PMD, psychoses cycloïdes et schizophrénies non systématisées). La voix est éteinte, lente, monotone. Tous les mouvements sont ralentis et les mouvements expressifs tendent à disparaître, tout particulièrement pour ce qui est des émotions au niveau du visage.

Le ralentissement de la pensée, lenteur d'idéation ou <u>bradypsychie</u> est mis en évidence par des questions requérant un certain degré de réflexion (informations sur le passé nécessitant un effort de remémoration, questions d'un test d'intelligence) : le temps de réaction est allongé, nettement plus que pour des réponses automatiques, montrant qu'il s'agit bien d'un <u>ralentissement de la pensée et non d'un ralentissement psycho-moteur</u> (qui affecterait également les deux). Cela n'aboutit jamais au mutisme.

D'autres symptômes apparaissent comme la procrastination, souvent ressentie sans être constatée, se manifestant sur toute décision qui doit mener à une action, ce qui est plus apparent en milieu ordinaire qu'à l'hôpital. Une tendance anancastique peut se développer, surtout faite de <u>ruminations obsessionnelles</u>, l'inhibition psychomotrice gênant sans doute l'expression des compulsions. Les <u>idées délirantes</u> tournent autour d'un sentiment d'inadéquation, d'incompétence, d'insuffisance avec sensation d'infériorité, de culpabilité avec auto-accusation. La présence d'un sentiment d'incompétence liée à une difficulté de décision permet de faire le diagnostic différentiel avec les dépressions pures où l'inhibition est absente. Peuvent s'ajouter différentes émotions ou idées émotionnellement colorées que l'on retrouve dans les dépressions pures : la peur, l'anxiété, les auto-accusations, des idées hypocondriaques, le sentiment de perdre la tête, des éléments de dépersonnalisation (*Entfremdung*) ou encore des idées de référence. Mais à l'inverse des dépressions pures, une idée prédomine rarement sur toutes les autres, ou présente un caractère intrusif marqué. Souvent d'ailleurs ne retrouve-t'on ces idées que par le questionnement du patient. Là encore l'inhibition semble jouer un rôle protecteur contre le développement de cette idéation, à l'exception des idées d'auto-accusation assez fréquentes probablement nourries par le sentiment d'incapacité.

Les idées peuvent avoir un caractère <u>pseudo-hallucinatoire</u>* (acoustico-verbales), comme dans les autres formes pures. Le "pseudo" qu'ajoute

---

38 Leonhard n'inclut pas comme nous le faisons la pensée dans la psychomotricité. Celle-ci ne recouvre que la volonté et la motricité.

Leonhard, vient de ce que le patient se plaint de ses hallucinations de la même façon qu'il décrit ses autres symptômes, sans qu'il ait la conviction que leur origine soit extérieure à lui[39].

De façon générale, le patient rapporte beaucoup plus de symptômes dérangeants, intrusifs (anxiété, agitation surtout), à la maison qu'à l'hôpital (environnement protecteur, absence de sollicitation, éviction des réactions inappropriées de l'entourage). Le peu de plainte, peut faire croire à une symptomatologie peu importante. Il ne faut pas s'y tromper, le passage à l'acte suicidaire est fréquent car presque considéré comme "normal" par le patient. Il n'est pas commis dans une phase d'exacerbation anxieuse ou dans un tempête affective comme dans la psychose anxieuse.

La durée moyenne des épisodes est de de 8.1 mois (de 6 à 12 mois). Leonhard retrouve 1 homme pour 4 femmes. S'il y a une chronicisation, elle est plutôt sur le mode dysthymique[40]. Le nombre de phases est moins important en moyenne que pour la psychose maniaco-dépressive, 2.4 à la fin de la période d'observation. Sur le plan de l'hérédité, on observe un excès chez les parents (12.5 %) par rapport à la fratrie (7.5 %). Ce dernier point l'incite à penser qu'il s'agirait plus d'un manque de stimulation des enfants par un parent mélancolique plutôt que de l'hérédité. La fréquence de ce trouble est approximativement similaire à celui de la dépression de la PMD.

La manie pure (*Reine Manie – Pure mania*)

Elle est caractérisée par une triade, en miroir de ce que l'on observe dans la mélancolie : élation de l'humeur, hyperactivité, fuite des idées.

L'élation de l'humeur, ne doit pas être confondue avec une gaieté, qui serait un état mental élevé, alors qu'il s'agit ici d'une manifestation de bas niveau, organique ou "vitale". Alors que dans la PMD, l'humeur peut facilement devenir irritable, cela n'arrive dans la manie pure qu'en face d'une résistance et de façon passagère. De plus, il n'y a pas d'instabilité thymique comme dans la PMD.

---

39 Des hallucinations acoustico-verbales continues ne se rencontrent pas dans la mélancolie ou les dépressions. En leurs présence, une déshydratation ou un toxicité médicamenteuse sont à rechercher.
40 Un grand nombre d'étudiants semble considérer le terme dysthymique comme équivalent à cyclothymique. Il n'en est rien, et Leonhard utilise ce terme de la même façon qu'il est défini dans le DSM, c.-à-d. comme une symptomatologie sub-dépressive présente une grande partie du temps sur une période prolongée.

Il y a une excitation avec une instabilité psycho-motrice. La volonté est préservée et les mouvements et actions peuvent rester dirigés vers un but (qui n'est pas atteint). Les mouvements expressifs sont très importants, et s'ils apparaissent désordonnés, ils ne le sont pas plus que le flux des états mentaux avec lesquels ils restent essentiellement cohérents. Les mouvements expressifs semblent s'autonomiser comme c'est le cas dans la psychose motrice. En revanche les mouvements réactifs, plus primitifs sont peu nombreux et ont perdu leurs buts.

Il y a une fuite des idées. Dans les formes modérées, le sujet peut retrouver le thème de de la discussion ayant précédé la digression, mais dans les formes sévères, le sujet perd complètement le fil de ses idées. La fuite des idées n'atteint jamais la confusion dans la manie pure, comme cela peut s'observer dans la PMD (ou les autres formes de bipolarité, i.e. psychoses cycloïdes, schizophrénies non systématisées). Cette distractibilité par rapport aux événements internes, se complète par une distractibilité par rapport aux événements externes. La logorrhée (*Rededrang*) est la conséquence de l'accélération générale de la pensée et de la motricité. La prise de décision est rapide, mais des raccourcis ou "court circuits" ('*short-circuiting*') apparaissent dans l'élaboration des plans et de leurs exécutions.

Ces symptômes génèrent un sentiment de compétence, de bonne santé, de grande forme, aboutissant à une surestimation de soi voire à des idées de grandeur. On peut aussi retrouver des idées hypocondriaques et des confabulations*. Mais les idées délirantes ne sont pas fixes, elles fluctuent de jour en jour.

Dans les manies pures, il n'y a pas de passage vers une dépression pendant l'épisode. Mais dans les suites, Leonhard observe qu'il peut y avoir des dépressions réactionnelles consécutives à la prise de conscience des actes effectués durant la phase maniaque. Il distingue cette dépression réactionnelle de la dépression bipolaire par la préservation d'une motivation normale.

On retrouve fréquemment un tempérament hyperthymique chez le patient et dans son entourage (il utilise en fait le terme d'hypomane, mais ce mot possède actuellement une autre signification). Le nombre moyen de phases à la fin de la période d'observation est de 3.5. La durée d'une phase est plus longue avec une moyenne de 36.5 mois (mais ce chiffre correspond à la moyenne des manies et des euphories pures), cependant la manie semble souvent moins importante que dans la PMD. Il rapporte que ce trouble se voit d'autant plus fréquemment que les familles sont grandes (3.4 enfants vs. 2.6 pour les dépressions), en accord avec les observations faites par Kraepelin à Java.

Dépression et euphories pures

Leonhard différencie les dépressions et les euphories de la mélancolie et de la manie, car les premières représenteraient des formes de troubles affectifs purs n'impliquant ni la volonté ni la pensée contrairement aux secondes. Par conséquent, il n'y a pas de ralentissement psychomoteur, les patients bougent et parlent facilement. Les pensées anormales, voire délirantes observées dans les dépressions et les euphories pures ne sont pas le résultat d'un trouble fondamental, mais sont secondaires à l'affect pathologique. Leonhard décrit un grand nombre de tableaux cliniques qui semblent stables pour les formes dépressives. Bien que la fréquence de chacune, prise isolément, soit faible, réunies, elles sont plus fréquentes que la mélancolie pure. En revanche les formes euphoriques étant plus rares, il n'en observe qu'un nombre très restreint (moins de 10 cas pour chacune), au point que certaines formes sont essentiellement extrapolées par symétrie avec les formes dépressives.

Les dépressions, les euphories pures et la PMD seraient des troubles des émotions, en lien étroit avec le système nerveux végétatif.

Le diagnostic de ces formes n'est permis que si le syndrome complet est présent de façon non univoque et s'il réapparaît de façon identique à chacune des nouvelles phases (Beckmann & Franzek, 1999).

Le nombre moyen de phases à la fin de la période d'observation est entre 1.7 et 2 pour les dépressions, à l'exception de la dépression indifférente (3), et de 3.4 en moyenne pour les euphories. Le sexe-ratio est d'environ 1 homme pour 2 femmes pour les dépressions, et les hommes sont à peine plus nombreux que les femmes pour les euphories. La durée moyenne des phases dépressives est de 11.2 mois, et passe à 36.5 mois pour les euphories pures (chiffre moyen pour les manies et les euphories pures). Mais ce dernier chiffre est lié aux formes chroniques de ces manies pures qui intéressent la moitié des manies hypochondriaques. Un des reproches que Huber avait formulé concernant ces catégories est que certaines formes durent tellement longtemps qu'un classement parmi des formes chroniques lui semble plus adéquat (Armbruster & Huber, 1986). Leonhard s'oppose à cet argument, car si dans certains cas la durée peut être extrêmement prolongée, il ne se forme jamais de déficit, c.-à-d. que même après une longue durée d'évolution, une guérison est toujours possible[41].

Concernant la charge héréditaire, 3.7 % (série 1), 3.1 % (série 2) des frères et soeurs et 4.6 % (série 1), 5.8 % (série 2) des parents présentent une psychose, majoritairement du même type. Mais chez 6 paires de jumeaux homozygotes, toutes les paires sont concordantes pour le diagnostic. Leonhard ne mentionne pas de chiffre pour d'éventuelles paires de jumeaux dizygotes p. 282, mais le tableau 35 p. 285 donne le nombre de paires étudiées (concordantes ou non) : 7 paires de monozygotes et 2 paires de dizygotes.

Enfin il retrouve un parallélisme très fort entre la forme du trouble et le tempérament entre les épisodes, au point par exemple, qu'un tempérament hyperthymique allant de pair avec une forme dépressive soit suffisamment improbable pour entraîner une révision du diagnostic vers une bipolarité.

Les dépressions pures

La dépression agitée (*Gehetze[42] Depression – Agitated, harried or hunted depression*)

L'anxiété, accompagnée d'une agitation domine le tableau clinique. C'est une <u>anxiété sans raison</u>, sans objet, ce qui la différencie de la psychose anxieuse ou l'anxiété est en relation avec le sujet lui-même. Le patient tente d'en trouver la cause, menant parfois à une idéation pathologique secondaire. La perturbation est à un niveau élémentaire, instinctif ou vital et peu influençable. Dans les remarques du patient il serait possible de détecter systématiquement un sentiment profond de se sentir torturé. Le sentiment d'être menacé est inconstant. Il existe un risque suicidaire qui n'est pas une négation de la vie, mais la volonté de fuir un état de souffrance. Il survient malgré une peur de la mort où de ce qu'il y a après du fait d'un acte impulsif, non réfléchi (raptus mélancolique).

Il y a une <u>grande agitation</u>, <u>généralement continue</u>, mais qui peut s'arrêter en

---

41 J'ai pu personnellement observer une dépression indifférente ayant évolué depuis l'âge de 19 ans se remettre spontanément à l'âge de 45 ans. Le trouble semble avoir disparu depuis 5 ans.
42 La bonne traduction est difficile à trouver : dépression harcelée, traquée (de l'intérieur), mais cette forme est décrite et connue dans la littérature internationale sous le terme de dépression agitée, plus rarement de dépression anxieuse.

l'absence de stimulation. Le patient apparaît alors léthargique, manquant d'énergie. En revanche, la moindre stimulation va relancer l'agitation. Elle s'exprime par des plaintes, des supplications, des pleurs, des gémissements, des cris, des "va et vient", une agitation des mains. Si au début l'<u>expression de l'anxiété</u> est diverse, elle <u>devient stéréotypée</u> dans le cours de la dépression, par exemple par répétition d'une même phrase comme "c'est terrible" ou "ayez pitié, pardonnez-moi". Mais ces stéréotypes n'ont rien à voir avec les stéréotypes des schizophrénies qui ne sont pas sous-tendus par l'anxiété. Le patient ne peut pas être rassuré, et son état reste identique tant qu'il est en interaction. Toute tentative pour le calmer ne fait que renforcer son état. Il ne faut pas prendre cela pour de l'obstination. Il fuit parfois les stimulations pour éviter cet état. S'il reste calme en présence de stimulation, c'est par épuisement, à moins que des phases temporaires de répit n'annoncent la résolution de l'épisode. Il est difficile de parler avec le patient d'autre chose que de son état. Il est parfois incapable de donner des réponses rationnelles aux questions qui lui sont posées et recommence à se plaindre.

Dans l'<u>évolution</u>, l'anxiété se mue en <u>sentiment permanent d'oppression</u> qui entraîne souvent des requêtes comme celle de sortir sur un ton parfois véhément, voire de façon quérulente. La dépression s'accompagne souvent d'une perte de poids.

Occasionnellement le patient se plaint d'hallucinations ou de pseudo-hallucinations*. Il dit voir des horreurs qui se produiront dans le futur, ou il croit entendre des bruits ou des voix menaçantes. Mais les idées délirantes ne sont pas entièrement congruentes avec l'affect[43]. Elles sont essentiellement <u>hypocondriaques</u> (peur d'une maladie mais sans qu'il y ait d'illusions ou d'hallucinations corporelles en dehors de sensations de tension, d'enserrement, ou d'oppression au niveau du cou ou de la poitrine, correspondant à des sensations physiques de l'angoisse) et constituées de sentiments de <u>culpabilité</u> (péché irréparable, auto-accusation, mérite une punition). Elles restent <u>périphériques,</u> donc peu envahissantes. Ce sont souvent les circonstances qui servent de base au contenu des idées délirantes, par exemple, une facture impayée sera à l'origine d'une idée de ruine. Mais le patient n'en tire aucune conclusion et ne devient pas plus anxieux par leur présence. Il s'agit véritablement de construction <u>secondaire,</u>

---

[43] Jaspers avait proposé une règle simple pour dépister les schizophrénies : le caractère compréhensible, la possibilité pour le psychiatre, de se mettre à la place du patient. Ce n'est pas tout à fait le cas dans la dépression agitée.

de sorte que leur absence est possible et ne change pas le tableau clinique.

Concernant le diagnostic différentiel, si des idées de référence peuvent se voir, elles ne sont que transitoires et ne peuvent pas être comparées aux idées de référence sévères de la psychose anxieuse (un des pôles de la psychose d'anxiété-félicité). D'autre part, par rapport aux schizophrénies, il ne faut pas prendre le caractère monotone, uniforme, ou stéréotypé que peuvent prendre les plaintes pour une forme d'appauvrissement, pas plus qu'il ne faut prendre l'impossibilité d'influencer le patient pour de l'obstination ou du négativisme.

L'évolution spontanée peut occasionnellement être courte, mais cette forme de dépression a tendance à durer, parfois plusieurs années, tout particulièrement dans les cas modérés ou le sentiment d'oppression a remplacé l'agitation anxieuse. Le caractère répétitif que prennent ces patients après une longue évolution est parfois interprété à tort, comme un déficit, car les symptômes disparaîtront à la guérison.

Leonhard mentionne la bonne réponse de cette pathologie aux neuroleptiques qui en ont fait disparaître les formes graves (Leonhard, 1979, p44).

Commentaire :

Il s'agit d'un tableau classique, mais il faut être attentif au fait que Leonhard envisage un diagnostic différentiel à la dépression agitée, celui de psychose anxieuse (cf. plus bas). Il ne s'agit pas de faire un rapprochement trop hâtif. Ce tableau est parfois décrit sous une ou plusieurs formes légèrement différentes, que ce soit sous la plume de Jules Falret, qui le premier l'identifie comme un état mixte en 1860, de Kahlbaum, ou de Kraepelin. Ce dernier a repris le terme d'état mixte de Falret pour le caractériser. Ce tableau n'est plus considéré comme tel dans la nosographie internationale. Dans le DSM-IV-R il est fusionné avec les autres formes de dépression, puisque l'agitation psychomotrice est considérée comme équivalente au ralentissement. Ce rapprochement s'est opéré en raison de la réponse identique de ces deux formes à l'électro-convulsivo-thérapie (ECT). La CIM10 mentionne la dépression agitée comme un tableau clinique possible de la dépression. La tendance serait de l'envisager comme une dépression additionnée de trouble anxieux. Sur le plan thérapeutique l'isolement de cette forme est pertinent puisque les tricycliques y ont fréquemment un effet aggravant -quand il n'est pas déclenchant- sur l'agitation, l'anxiété, les insomnies et les idées suicidaires. Les inhibiteurs de la recapture de la sérotonine (IRS) seraient moins délétères, mais des observations rapportent des effets indésirables identiques. L'idée qu'il s'agisse d'un état mixte émerge à nouveau puisque le tableau de "dépression mixte" récemment proposé, englobe cette forme clinique (Benazzi & Akiskal, 2003). La prescription de neuroleptique à faible dose ± une benzodiazépine en adjonction ou parfois après avoir <u>retiré l'antidépresseur</u> permet la guérison rapide d'un bon tiers de ces patients. Les études de Koukopoulos et coll. montrent bien que le tableau peut exister sous une forme unipolaire stricte dans 32 % des cas comme l'a suggéré Leonhard (± les 10 % de premier épisode). En accord avec lui, ces auteurs mentionnent aussi que les 58 % s'inscrivent dans un trouble bipolaire (type 1 ou 2). Dans leur série, il est à noter que 53 % sont des formes induites principalement par les antidépresseurs, mais aussi par un hypercorticisme, une hyperthyroïdie, un sevrage en lithium ou en neuroleptiques. Des éléments psychotiques (délires, hallucinations) sont présents dans 32 % des cas (Koukopoulos *et al.*, 2005).

La dépression hypocondriaque (*Hypochondrische Depression – Hypochondriacal depression*)

Le terme d'hypochondrie recouvre deux acceptions : une peur d'être malade, ou des <u>distorsions de la perception de son corps</u> pour laquelle aucune maladie ne serait responsable. C'est ce dernier sens que retient Leonhard pour le descriptif de la dépression hypocondriaque, une simple crainte du sujet à propos de sa santé ne prouve rien à elle seule. Toute partie du corps, aussi bien extérieure qu'intérieure peut être concernée par ces sensations, le plus souvent douloureuses. La localisation est toutefois assez mal définie et concerne généralement une région plutôt qu'un point précis. Le patient explique que sa peau est cartonnée, que son sang est électrique, que ses nerfs sont desséchés, que ses intestins sont déformés. Lorsque la sensation concerne la région du coeur, le diagnostic différentiel avec un symptôme anxieux, se fait par la présence de sensations douloureuses dans d'autres parties du corps. Le patient imagine que des personnes normales ne souffrent pas de cela, et remarque que ça ne ressemble pas aux sensations ou aux douleurs normales qu'ils ont expérimentés. Il ne se ressent que rarement anxieux, ce sentiment ne semblant émerger que lorsqu'il présente ces perceptions. Ces plaintes fréquentes sont plus facilement compréhensibles au sens de Jaspers que dans le cas de la dépression agitée. Parfois, le patient interprète ses perceptions comme le signe d'une maladie et exprime cette crainte, mais ce n'est pas la règle, et ce signe n'est en rien caractéristique. Des perceptions identiques peuvent être ressenties dans certaines schizophrénies, mais elles ne sont alors pas sous-tendues par une humeur dépressive. De plus, l'interprétation du patient schizophrène est souvent dans le sens d'une influence extérieure, il se ressent molesté, quelque chose rend sa tête molle comme un ballon. Le diagnostic différentiel avec la "psychopathie hypocondriaque" (trouble hypocondriaque actuel) se fait par l'absence de préoccupation hypocondriaque avant l'épisode et en dehors de lui (Leonhard, 1979, p59).

La dépression peut s'accompagner d'élément de dépersonnalisation. Leonhard utilise le terme d' "aliénation" (étrangeté), mais il semble signifier ce que l'on range sous l'appellation de dépersonnalisation dans le DSM. Il décrit plusieurs formes de dépersonnalisation alors que nous les confondons sous le même vocable. Ainsi il explique que dans la dépression hypocondriaque, le patient ne souffre pas d'une impression de ne plus ressentir d'émotion comme dans le cas de la dépression indifférente. Le patient se plaint de ne pas ressentir son corps, ou de ne pas se sentir dans son corps, comme en l'absence de sensation provenant de son corps, ou en présence de parties mortes (dévitalisation) :

> "*Il semble que le patient ressente des changements dans son corps non pas en raison de sensations nouvelles, mais à l'inverse en raison d'un manque de sensations. Ils se plaignent de ne plus sentir leur jambe, leur bras, leur corps, qu'il n'y a plus de sensations qui en proviennent et tout semble mort... Ainsi les sensations corporelles semblent modifiées par un excès en cas de sensations corporelles et en déficit en cas de sentiment d'aliénation (d'étrangeté)*". (Leonhard, 1979, p52).

Parfois le patient dit qu'il ne peut plus véritablement mourir puisqu'il est déjà mort[44]. Cela s'accompagne d'autres éléments de dépersonnalisation, comme l'impression d'une transformation ou d'une absence des sens du toucher, du goût, de la douleur, du froid ou du chaud. Si les phénomènes d'étrangeté sont plus importants, le patient peut se plaindre de ne plus rien pouvoir

---

[44] Chacun y a sans doute reconnu un élément de ce que la nosographie française appelle le syndrome de Cotard.

35 psychoses – La classification des psychoses endogènes de Leonhard

imaginer correctement, comme la décoration de leur appartement ou le visage d'une personne qu'il vient de voir. Dans la dépression hypocondriaque, un cas clinique avec sensation d'étrangeté, d'irréalité, de modification corporelle, est décrit, entrant actuellement dans le cadre d'un syndrome de dépersonnalisation (Leonhard, 1999, p. 12). Il peut y avoir des éléments anancastiques sous la forme d'une auto-observation obsessionnelle. Enfin il peut y avoir des illusions perceptives (Leonhard n'utilise pas là le terme d'hallucinations) où les peurs hypocondriaques prennent la forme de voix, mais ceci ne s'observerait que chez des sujets prédisposés. Une idéation hypocondriaque parfois présente, n'est pas obligatoire et ne correspond pas au phénomène primaire. C'est donc un mécanisme inverse de l'hypocondrie névrotique qui a une idéation hypocondriaque comme phénomène primaire et peut présenter ensuite des plaintes et des douleurs (Leonhard, 1991, p43 et p62).

Le patient est léthargique, il manque de vigueur et d'énergie pour les activités. L'affect n'est jamais autant touché que dans la mélancolie ou la dépression agitée ou tourmentée. Les patients manifestent plus de larmes ou une attitude consternée, peinée, qu'ils ne semblent profondément déprimés. Le risque suicidaire, bien que présent, est faible. L'évolution peut parfois être chronique, mais il n'y a pas d'autres symptômes qui s'y associent et le trouble doit être distingué de la schizophrénie sur la base d'une préservation de la personnalité.

La dépression tourmentée (*Selbstquälerische*[45] *Depression – Self-tortured, self-torturing or self-tormenting depression*)

Dans ce tableau clinique, l'apathie, le manque d'énergie et de vigueur n'est pas sans raison comme dans la dépression agitée, et ne provient pas des sensations corporelles comme dans la forme hypocondriaque, mais naît des idées, des état mentaux de haut niveau. Le patient est peu actif, voire paraît parfois ralenti. Il rumine en fait en permanence ses idées auto-dévalorisantes et se "monte contre lui-même".

Le comportement de base ne dénote pas une humeur dépressive. La présentation du patient paraît normale au premier abord, et son discours sans particularité tant que les questions restent générales. Ce n'est que

---

[45] Se torturer soi-même, le sens de l'expression va au delà de l'idée de se dévaloriser ou de s'auto-accuser, le sujet retourne le couteau dans ses plaies psychiques (mais pas physiques, donc sans auto-mutilation), c'est une dépression auto-suppliciante.

lorsque le patient parle de ses idées pathologiques, ce qu'il fait à chaque occasion, que l'affect dépressif devient évident. Le patient se met alors à s'agiter et la douleur morale s'accroît. Il se torture avec des idées d'infériorité, de culpabilité, de faute ou de péché, de ruine. Il s'auto-accuse, s'auto-dénigre souvent de façon excessive, jusqu'à s'avouer criminel. L'anxiété est liée à toutes ces fautes, ainsi qu'au <u>châtiment</u> qui ne le concerne pas seulement lui-même, mais aussi son entourage, sa famille, sa femme et ses enfants qui peuvent par exemple être ruinés. Cette <u>compassion du patient pour ses proches</u> qu'il croit souffrir par sa faute est caractéristique de la dépression tourmentée : à cause de lui, sa famille va être soumise aux pires châtiments, aux pires tortures. Ces idées ont aussi un caractère <u>extrême</u>, le patient dit avoir commis les péchés les plus impardonnables, il est l'être le plus misérable de la terre. Il réfute avec obstination l'idée d'être malade et ne retient que l'idée qu'il est simplement mauvais. C'est par la rumination permanente de ces idées que le patient semble entretenir la dépression. Si on parvient à <u>distraire</u> son attention vers d'autres thèmes, ce qui est difficile quoique plus simple que dans la dépression agitée, <u>l'affect dépressif diminue</u>. Il n'y a aucun élément hypocondriaque sous la forme d'une crainte pour sa santé comme cela peut se voir non seulement dans la dépression hypocondriaque, mais aussi dans la dépression agitée. Il n'y a ni inhibition psycho-motrice ni ralentissement de la pensée.

L'<u>anxiété</u> est présente, mais à l'inverse de la dépression agitée, il n'existe que des peurs spécifiques, liées aux idées. Ainsi la distraction du patient de celles-ci la fait disparaître. Il n'y a pas d'anxiété sans objet, d'anxiété "vitale". Généralement les idées d'auto-dénigrement sont plus importantes que les idées générant l'anxiété.

Il y a <u>peu d'intérêt pour l'environnement</u>, le sujet étant totalement pris dans ses idées dépressives. Parfois des idées de référence se retrouvent dans ses propos, il explique que ses fautes sont confirmées par le comportement et les propos des personnes qui l'entourent. Il arrive qu'il dise ressentir le mépris des autres, tout en le considérant comme justifié. On retrouve aussi occasionnellement des hallucinations, mais ces éléments psychotiques sont surtout liés à une susceptibilité individuelle et ne font pas partie du tableau général.

Ce type de dépression ne semble pas présenter de risque d'une "chronicisation" comme la plupart des autres formes.

La dépression soupçonneuse (*Argwöhnische*[46] *Depression - Suspicious depression*)

Kleist fait la différence entre cette forme et une psychose de référence dépressive. Cette dernière n'existe plus en tant que telle dans la classification de Leonhard, qui la range parmi la psychose anxieuse.

De la même façon que l'humeur dépressive trouve sa source dans les idées d'infériorité de la dépression tourmentée, elle trouve son fondement dans les idées de référence dans la dépression suspicieuse. Ces idées de référence sont toujours exprimées sur un ton déprimé et-ou anxieux, jamais sur un ton agressif ou revendicateur.

Tout le monde la regarde bizarrement, on parle d'elle dans le journal. On l'accuse d'avoir commis un crime. Son mari veut se débarrasser d'elle pour pouvoir se marier avec une autre femme...

Les idées de référence ont souvent un contenu menaçant, par exemple la police est à la recherche du patient. Il souffre et ne cherche pas à se battre. Il s'agit d'idées de culpabilité[47], qui se développent dès le départ à partir de ce que le sujet a vu ou entendu dans son environnement. Il peut y avoir des hallucinations, mais le plus souvent, le patient transforme l'intention de propos réels.

La réaction du patient est soit une réaction dépressive, soit une réaction anxieuse en fonction de l'impression qu'il a d'être plutôt méprisé ou menacé. À la différence de certaines formes de schizophrénie, l'humeur dépressive se poursuit et ne disparaît pas. Il y a un risque suicidaire important.

La dépression indifférente (*Teilnahmsarme*[48] *Depression – Apathetic or non-participatory depression*)

Dans la dépression indifférente, appelée dépression d'aliénation par Kleist, on ne retrouve pas les éléments de la dépression hypochondriaque. Ici le patient se plaint de façon répétée d'une diminution ou d'une disparition de sa vie émotionnelle. Cette diminution des sentiments atteint aussi bien les

---

46 Ou encore suspicieuse, méfiante. Le tableau correspond pour une part à ce que la nosographie française qualifie de délire sensitif de relation. Néanmoins Leonhard ne relève pas la personnalité sensitive comme Kretschmer, et la forme qu'il décrit est nettement plus envahissante puisqu'elle ne se limite pas à des situations définies et comprend parfois des éléments hallucinatoires.
47 "On se moque de moi, mais l'on a raison car je suis incapable".
48 Littéralement : pauvre en participation (sous entendu affective) pour définir un déficit dans le ressenti des émotions.

émotions positives que négatives, et c'est l'atteinte de ces dernières qui permet de la classer à part dans les dépressions. En fait il ne s'agit pas d'une disparition des émotions telles qu'elles peuvent être ressenties dans le corps, mais des émotions de "haut niveau", "psychologiques", qui n'affectent plus la personne. Cela concerne aussi bien la peine, la joie que la faim ou la soif. Le patient se lamente de ne plus rien ressentir pour ses proches, de ne plus être en sympathie avec eux, de ne plus participer à une vie sociale, et d'avoir la sensation que plus rien n'a de sens. Cela va rarement jusqu'à une impression qu'il n'est plus la même personne du fait de la perte de tous ses sentiments. Il ne faut pas confondre cette impression avec le tableau d'une psychose confusionnelle ou d'une schizophrénie dans lesquelles la plainte est surtout celle d'une transformation de l'extérieur (déréalisation).

Au départ, en grande partie, l'affaiblissement des émotions est purement subjectif et peu d'éléments objectifs transparaissent. Mais les proches peuvent ressentir une indifférence, l'absence d'intérêt, voire de l'inattention. Parfois le patient se fait le reproche de ce manque d'affect.

Il arrive que la plainte porte non seulement sur la disparition des émotions, mais aussi sur la disparition de l'intérêt, de la volonté. La patient ne fait alors rien sans incitation externe. Mais il redevient vif dès qu'il aborde son problème. Il n'exprime pas sa souffrance comme le mélancolique de ne plus pouvoir faire certaines choses, d'être incompétent, mais directement d'un manque de volonté. Peut-être liées à cet affaiblissement de la volonté, on observe parfois des ruminations obsessionnelles.

Il y a rarement de l'anxiété, et l'humeur est le plus souvent simplement dépressive. Il y a une idéation suicidaire, même si le passage à l'acte survient rarement.

Les plaintes ne sont pas forcément présentées si le sujet n'est pas questionné, mais une fois qu'il lui est demandé comment il va, celles-ci vont être énoncées.

Leonhard admet que le nombre de patients qu'il a pu observer présentant ce type de dépression est faible. Mais pour ceux-ci une évolution chronique était fréquente.

Commentaire :

La dépression indifférente correspond à la forme déjà décrite par Schäffer sous l'appellation de mélancolie anesthésique, forme caractérisée par l'impression d'un manque de sentiment. Il s'agit d'une forme de dépersonnalisation intense consistant essentiellement en un manque d'affectivité, l'expression émotionnelle étant bien conservée. Les malades ne semblent pas fortement déprimés comme dans la mélancolie, mais dénoncent leur maladie et veulent s'en débarrasser. Elle touche surtout la femme et est cyclique (Barcia, 1998, p24). Kleist rangeait ce tableau dans les psychoses d'étrangeté appartenant au groupe des psychoses marginales. Mais de nombreux auteurs ont tendance à considérer ce tableau comme schizophrénie, du fait de son cours "très" prolongé. Le patient souffre de l'étrangeté de ses impressions si elles ne lui apparaissent pas inconnues, les émotions restent très distantes sans l'affecter ni l'intéresser, ni entraîner la moindre résonance intérieure. Cette étrangeté, se réfère occasionnellement au moi, aux impressions corporelles, aux mouvements, et même aux pensées. Le malade décrit son corps comme un automate. Dans les périodes plus aiguës, il peut exister un obscurcissement de la conscience, une perplexité et une manifestation paranoïaque à type de persécution (Barcia, 1998, p32; Kleist & Ritter, 1956). En 1882 Naysser, a signalé la relation de ces psychoses avec l'épilepsie, car un de ses patients présente des convulsions, cela justifie d'un bilan, mais les données actuelles ne corroborent pas cette association. L'évolution est le plus souvent phasique, mais il existe des patients qui présentent des signes de dépersonnalisation persistant entre les épisodes. Il n'y a jamais de détérioration. C'est ce tableau de psychose marginale que Leonhard a repris sous le terme de dépression indifférente.

Aujourd'hui on parlerait d'un trouble de dépersonnalisation chronique durant lequel le patient déclare ne plus ressentir la moindre émotion, pas même une tristesse, ne plus se sentir habiter son corps. Le DSM range dans le même tableau les symptômes de déréalisation : le patient a l'impression que les gens autour de lui sont comme robotisés, ou que l'environnement semble irréel, mais nous avons vu que Leonhard se questionne alors sur une psychose confusionnelle ou certaines formes de schizophrénies (hébéphrénie principalement). Une dépression s'y associe souvent, et les deux diagnostics ne sont portés que si la dépersonnalisation est présente en dehors du trouble thymique, sinon le diagnostic de dépression seul doit être posé. La dépression est parfois considérée comme réactionnelle, sa récidive étant fréquente en raison de la persistance du trouble de dépersonnalisation, mais elle peut aussi être déclenchante (Simeon & Abugel J, 2006, p27-28). Le traitement du trouble de dépersonnalisation est difficile et il n'existe aucune étude prospective. Dans une étude rétrospective, la prescription d'IRS, de benzodiazépines et parfois de stimulants seuls ou en association permettent une rémission dans 1/3 des cas environ. Les agonistes opiacés des récepteurs kappa semblent déclencher ces symptômes chez la majorité des sujets sains. C'est ainsi que les antagonistes des opiacés (naloxone, naltrexone), qui a haute dose ont un effet antagoniste kappa ont été utilisés chez les patients souffrant de dépersonnalisation. Ils ont entraîné la disparition des symptômes dans plus de 80% des cas. Malheureusement à ces doses un traitement chronique est hépatotoxique. Aussi ces médicaments ne peuvent-ils servir que de test diagnostique (Simeon & Abugel J, 2006, p159-170). Des psychothérapies d'inspiration cognitivo-comportementale sont proposées, mais non encore validées. En France, le trouble de dépersonnalisation est souvent pris pour une schizophrénie en phase de début. Un tableau proche, mais surtout riche en éléments de déréalisation est parfois observé isolément en phase initiale des hébéphrénies[49]. Une déréalisation accompagnée d'autres symptômes se rencontre dans d'autres troubles (psychoses confusionnelles par exemple). Un déclenchement d'une dépersonnalisation par la prise d'hallucinogènes (LSD, marijuana) qui semble être le déclencheur chez 13 à 24% de ces patients peut aussi entretenir la confusion. Mais les <u>neuroleptiques sont totalement inefficaces</u> (voire aggravants car ils réduisent encore le ressenti des émotions), et les études prospectives de l'école de Bonn n'ont pas retrouver d'association entre une dépersonnalisation / déréalisation et un risque accru de développer ultérieurement une schizophrénie (Klosterkötter, Hellmich, Steinmeyer & Schultze-Lutter, 2001).

Comme pour la dépression indifférente, on pourrait croire que d'autres dépressions pures correspondent en fait à une dépression qui

---

49 Durant la phase processuelle menant essentiellement aux hébéphrénies, on peut observer transitoirement une sensation de dépersonnalisation, déréalisation, dévitalisation. Cependant à l'inverse des troubles de dépersonnalisation menant à une plainte répétée et envahissante, le patient psychotique n'en fait pas état. Le symptôme se traduit plus volontiers par des troubles du comportement dont le fameux signe du miroir. Ce dernier a parfois pris le caractère d'un signe pathognomonique dont il faut se méfier. L'observation de son corps devant un miroir par un adolescent, en dehors d'un comportement normal, se rencontre également dans d'autres troubles. Le plus trompeur est le trouble dysmorphophobique parce qu'il peut parfois prendre un caractère franchement délirant et mener au diagnostic erroné de schizophrénie. Sa distinction est justifiée entre autre par sa réponse thérapeutique (cf plus bas).

complique un trouble plus chronique. Ce n'est pas le cas. Ainsi les dépressions hypochondriaques ne correspondent pas à une forme de trouble hypochondriaque (croyance d'être malade ± délirante, mais pas de sensations corporelles primaires) auquel s'ajoute une dépression. Leonhard ne considère pas ce dernier trouble comme étant d'origine endogène, et le classe parmi les névroses (Leonhard, 1991, p62). Il en est de même pour un tableau non cité par Leonhard, mais parfois confondu avec la schizophrénie : le trouble dysmorphophobique. Dans ce cas cependant, il y a des sujets pour lesquels le trouble semble délirant, nécessitant dans le DSM-IV le double diagnostic de trouble dysmorphophobique et de trouble délirant de type somatique. Le tableau va s'exacerber durant les périodes dépressives. À noter que si ce dernier trouble (mais peut-être aussi certains délires hypocondriaques) est essentiellement chronique, il est important de le distinguer d'une schizophrénie du fait qu'il répond à de fortes doses d'IRS, similaires à celles qui sont utilisées dans les Troubles Obsessionnels-Compulsifs TOC (Abramowitz & Braddock, 2006; Castle & Rossell, 2006). Les neuroleptiques donnés isolément n'ont pas d'indication, et en association ils n'ont pas fait la preuve d'une supériorité. Cela ne signifie pas qu'ils ne méritent pas d'être essayés (par assimilation avec le traitement des TOC).

Enfin, le tableau de dépression suspicieuse serait probablement classé en France comme une réaction dépressive dans le cadre d'un délire de relation des sensitifs de Kretschmer (Kretschmer, 1963). Mais il n'y a pas d'égalité entre ces deux troubles, la forme classique du Kretschmer est classée par Leonhard comme réaction dépressive sur une personnalité anormale (ou accentuée) (Leonhard, 1991, p45).

Pour résumer, il n'y a pas de correspondance stricte entre les dépressions décrites par Leonhard et les tableaux cliniques auxquels nous sommes habitués, et qui portent parfois le même nom.

Les euphories pures

Les euphories pures sont des troubles rares par rapport aux dépressions pures, comme la manie pure est un trouble rare par rapport à la mélancolie. Face au défi de trouver une classification pour des troubles aussi rares, Leonhard utilise le principe de symétrie : il suppose l'existence d'un type d'euphorie pure pour chaque type de dépression pure. On retrouve encore plus de tableaux mixtes dans ce descriptif, et Leonhard admet un certain recouvrement symptomatique avec la PMD et la psychose d'anxiété-félicité. Enfin, bien que le pronostic des troubles phasiques soit généralement bon, certaines formes d'euphories pures se sont révélées chroniques (cf. euphorie hypocondriaque).

Le descriptif est donné ci-dessous afin de présenter le système dans son ensemble. La rareté de ces formes rend malheureusement leur étude difficile et les successeurs de Leonhard doutent sinon de leur existence, au moins de leur intérêt pratique.

L'euphorie improductive (*Unproduktive Euphorie* – *Unproductive euphoria*)

L'euphorie improductive se caractérise par un sentiment profond de bien être sans fondement. Le visage du patient est illuminé d'un sourire qui exprime cette joie. Comme l'anxiété de la dépression agitée n'a pas besoin de raison, de contenu, le bonheur de l'euphorie improductive est primaire, infondé, il est d'origine "vitale". Le sujet cherche à trouver une raison à son état. On retrouve donc des idées de grandeur, de richesse, de rang social élevé et d'idées érotomanes. Elles sont exprimées sans y attacher trop d'importance, le patient conserve son humeur, même lorsque le médecin ou lui-même les met en doute. Cela permet le diagnostic différentiel avec la manie exaltée. Parfois le patient explique qu'il veut donner aux autres quelque chose de merveilleux, comme la paix.

Généralement peu d'idées sont produites, ce qui fait le caractère improductif de l'euphorie. De même la motivation est faible, peut-être parce que le contentement heureux prévient tout développement d'une activité compulsive. Il n'y a pas de logorrhée et le patient est calme.

L'euphorie improductive disparaît généralement en quelques semaines ou quelques mois, mais tend à récidiver périodiquement.

Euphorie hypochondriaque (*Hypochondrische Euphorie* – *Hypochondriacal euphoria*)

Les plaintes du patient recouvrent celles qui sont décrites pour la dépression hypochondriaque : le patient explique que sa peau est cartonnée, que son sang est électrique, que ses nerfs sont desséchés, que ses intestins sont déformés. Les allégations de prélèvement ou de transplantation d'organes sont plus caractéristiques de l'euphorie que de la dépression hypochondriaque. Dans l'exemple que Leonhard cite, la patiente se dit morte, mais vivante (ambivalence). Le sujet pense qu'une personne normale ne souffre pas de cela. Malgré la souffrance exprimée verbalement par le patient, l'humeur reste euphorique et se reflète sur son visage (forme de discordance décrite par Chasselin). Il peut néanmoins avoir une humeur dépressive transitoire. À l'inverse des schizophrènes, ce patient n'incrimine jamais son entourage pour les sensations qu'il décrit.

À l'inverse de la dépression il n'y a que très rarement d'aliénation au sens de dépersonnalisation. Bien que plutôt calme, le patient devient très animé et loquace lorsqu'il parle de ses souffrances. Celles-ci se calment lorsqu'il aborde un autre sujet.

Sur les 8 cas qu'il a colligés, 4 ont évolué favorablement, 4 n'ont pas récupéré à la fin de la période d'observation.

L'euphorie exaltée (Schwärmerische[50] Euphorie – Exalted or enthusiastic euphoria)

De la même façon que dans les dépressions tourmentées l'humeur dépressive est potentialisée par les idées dépressives, l'élation de l'humeur, la gaieté de l'euphorie exaltée sont potentialisées par les idées euphoriques exprimées avec enthousiasme dans des postures et avec des manières affectées. Les idées sont proches de celles que l'on observe dans la psychose anxiété-félicité, dans la mesure où le patient dit parfois que ses croyances viennent de ses grands pouvoirs. Sur ce point, la psychose d'inspiration de Kleist et la psychose expansive avec insertion de pensée[51] de Wernicke recouvrent toutes deux l'euphorie exaltée et la psychose anxiété-félicité.

L'humeur euphorique est décuplée lorsque les idées sont discutées. Si

---
50 *Schwärmerisch* : passionnée, exaltée.
51 "Autochtonous idea" : Idées persistantes qui prennent leur origine dans l'esprit de la personne mais qui sont perçues comme étant d'origine étrangère. Nous l'avons traduit par la notion d'"insertion de pensée", qui correspond au plus juste sur le plan descriptif. Cela ne comprend pas bien entendu la signification physiopathologique que Wernicke attribut à ce symptôme : idées et associations ressenties comme étrangères car elles ne naissent pas de façon ordinaire, mais sont le produit d'accumulation en amont d'une altération de l'arc réflexe psychique (hypothèse de séjonction) (Beckmann & Franzek, 1999; Foucher, 2007).

l'examinateur détourne l'attention du patient sur d'autres thèmes, l'euphorie et l'enthousiasme disparaissent. L'euphorie a un caractère visqueux. Le terme d'enjouement, de la manie ou de l'euphorie improductive ne peut convenir ici du fait du manque de désinvolture. À l'inverse, il semble plutôt rempli d'une joie extatique.

Le contenu des idées est à la fois altruiste et égoïste. Le patient se dit leader de l'humanité et fait pour apporter le bonheur tant à lui-même, qu'aux autres. On ne retrouve pas de formes égoïstes pures (mégalomanie) dans la manie exaltée. Parfois la prétention d'une origine divine de ses idées est sous-tendue par des hallucinations. Celles-ci sont essentiellement visuelles et proches du rêve et le plus souvent des pseudo-hallucinations*[52]. Elles ne sont jamais ressenties comme étrangères à soi et semblent essentiellement refléter ce que le patient ressent de l'intérieur. Le patient en parle sans étonnement, et de la même façon qu'il parle de ses idées euphoriques.

L'euphorie confabulatoire (*Konfabulatorische[53] Euphorie – Confabulatory euphoria*)

Ce tableau est décrit par Kleist sous l'appellation de confabulation* expansive (expansive confabulosis).

Une humeur dépressive a tendance à inciter l'individu à se concentrer sur les faits, alors qu'une humeur euphorique entraîne une plus grande fantaisie. Ici l'euphorie n'est pas aussi importante que dans l'euphorie exaltée, mais le discours est émaillé d'expériences positives : discussion avec des personnalités importantes, possession de grandes richesses, impression de puissance, d'honorabilité ou de glorification de la part des gens de l'entourage. Il s'agit d'histoires fantastiques à la façon du baron de Munchhausen. Le patient peut aussi parler de rencontre avec dieu, qui lui aurait donné des conseils. La différence avec l'euphorie exaltée apparaît lorsqu'on laisse parler le sujet. Alors que l'euphorie exaltée reste sur les mêmes idées où il ancre ses affects, l'euphorie confabulatoire va divaguer au gré d'histoires fantastiques. Leonhard fait l'hypothèse que le mécanisme de

---

52 Hallucinations dont l'irréalité est perçue par le patient. Leonhard ne distingue pas les pseudo-hallucinations dont l'irréalité est primaire (le patient sachant sans toujours pouvoir l'expliquer que ce qu'il entend n'existe pas dans la réalité), et les pseudo-hallucinations secondaires (dans lesquelles la réflexion conduit le patient à douter de la réalité de ses hallucinations alors qu'elles lui sont apparues initialement comme réelles).

53 Bien que le terme de "confabulation" ait été conservé, le sens le plus exacte serait "imaginatif", et c'est le mécanisme qui est retenu en France pour ce type de délire. A l'inverse, pour Leonhard, le mécanisme serait un trouble de la mémoire.

ces histoires fantastiques seraient essentiellement des erreurs mnésiques et n'auraient pas la qualité d'une expérience hallucinatoire.

On peut retrouver certains de ces éléments dans la paraphrénie confabulatoire, mais sans le caractère vivant et rapidement renouvelé de l'euphorie confabulatoire. À l'inverse, dans la paraphrénie, le sujet est plutôt rigide, répétant les mêmes idées qui ne sont que lentement renouvelées. Ces idées sont encore plus proches d'erreurs mnésiques. De plus, dans l'euphorie confabulatoire, le tableau évolue par épisodes, ce qui n'est pas les cas de la paraphrénie confabulatoire. Enfin l'euphorie confabulatoire ne s'accompagne pas de trouble de la pensée abstraite comme la paraphrénie confabulatoire.

On retrouve chez les apparentés un tempérament sub-dépressif ou sub-euphorique dans lequel apparaissent des confabulations sous la forme d'excentricités.

L'euphorie indifférente (*Teilnahmsarme Euphorie* – *Indifferent or non-participatory euphoria*)

Il s'agit plus d'une hypothèse fondée sur le principe de symétrie avec la dépression indifférente que d'une réalité. Leonhard n'a que quelques patients qui se comptent sur les doigts de la main pour valider ce tableau qu'il soumet donc à titre d'hypothèse. Le trouble devrait se manifester par la diminution des émotions et de l'initiative accompagnée d'une humeur euphorique.

Les psychoses cycloïdes

Bien qu'elle en découle, la notion de psychose cycloïde est une avancée majeure par rapport au concept de bouffée délirante aiguë. En effet, bien avant l'ère des neuroleptiques, Magnan observe que certains épisodes psychotiques guérissent (Ey, 1954, p202). Ces observations maintes fois répétées sont à l'origine d'un florilège de noms différents au gré des pays et des époques (Perris, 1974). Mais bien que le premier épisode guérisse sans séquelle, ces troubles psychotiques peuvent être considérés comme les prémices d'une entrée dans une schizophrénie (ou comme une forme atténuée de cette pathologie), puisqu'une proportion importante de ces patients (environ 40%) développe un déficit ou une psychose chronique dans les suites du second, ou plus rarement du troisième épisode (Ey, Bernard & Brisset, 1989, p540). A l'inverse, pour une proportion tout aussi conséquente de ces patients il n'y aura pas de lendemain (31%), ou les éventuelles récidives guérissent systématiquement sans séquelle (28%) (Ey et al., 1989, p540). La clinique de Leonhard permet de les individualiser. De plus, sur la base de la symptomatologie du premier épisode, il devient possible de prévoir quels seront les patients qui évolueront favorablement, c.-à-d. les psychoses cycloïdes, et ceux dont l'évolution sera défavorable, c.-à-d. les schizophrénies non systématisées. On imagine sans peine les implications thérapeutiques. En revanche, le diagnostic de la forme précise est parfois difficile en phase aiguë, mais rarement après une année d'évolution (Monchablon Espinosa & Pfuhlmann, 1997). Leonhard et ses successeurs démontrent qu'il s'agit de maladies qui diffèrent radicalement sur le plan étiologique.

En dehors des troubles psychotiques brefs et schizophréniformes, ces psychoses cycloïdes forment un contingent important de ces schizophrénies ou troubles schizo-affectifs qui guérissent. Jusqu'à l'apparition des neuroleptiques de seconde génération, le maintien d'un traitement chronique donnait à ces patients le caractère ralenti, hébété, anhédonique etc... que l'on pensait être la marque de la maladie. Les neuroleptiques atypiques ont dévoilé ces formes dans lesquelles le patient est souvent capable de travailler, de fonder une famille, bref de vivre normalement ou presque. Malheureusement ce traitement, a parfois pour prix une prise de poids allant jusqu'au syndrome métabolique.

Historique[54]

En France Magnan développe le concept de bouffée délirante aiguë (Legrain, 1886). En Autriche, Theodore Meynert, décrit l' "*Amentia*" comme une psychose aiguë proche de la psychose confusionnelle (Meynert, 1890). Dans la 7ème édition de son Lehrbuch (1904), Kraepelin qui rappelle bien que sa classification est incomplète, dit en parlant des Amentia qu'il s'agit "d'une des formes incertaine de notre science", signifiant par là qu'il ne sait où les classer (Kraepelin, éditions des œuvres complètes en anglais de 2002a). Il incite les psychiatres à analyser ces syndromes et à poursuivre pendant des années le suivi des cas d'Amentia afin de vérifier si elles rentrent véritablement dans les PMD ou les démences précoces (Barcia, 1999). Bleuler s'affranchit de l'approche longitudinale et donc de l'intérêt pronostic de la démence précoce, et lui substitue un principe physiopathologique, la "Spaltung". Il en résulte l'intégration pure et simple de ces formes frontières dans ce qui deviendra LA schizophrénie (Bleuler, 1911; Bleuler, 1993).

Certaines psychoses cycloïdes sont d'abord décrites essentiellement comme des entités séparées par Wernicke, élève de Meynert (1900). Puis Schröder importe quelques années plus tard le concept français de Bouffée Délirante Aiguë en le différenciant des accès de PMD. Il établit le terme de psychose cycloïde (Schröder, 1920a; Schröder, 1920b). Ces éléments servent à Kleist pour décrire la psychose confusionnelle comme une paire bipolaire. Il l'associe avec la psychose motrice pour former le noyau des psychoses cycloïdes (1928). Sa collection de cas avec un suivi de plus de 50 ans lui permet d'en affirmer l'évolution bénigne (Fish, 1962, p94). Enfin Leonhard adjoint à ce groupe la psychose anxiété-félicité classée dans un groupe différent par son prédécesseur.

La psychose anxiété-félicité est décrite sous deux formes par Wernicke : le pôle psychose anxieuse, et le pôle autopsychose expansive avec insertion de pensée (*autochtonous idea*). Kleist les réunit sous une forme bipolaire dite "psychose d'inspiration" qu'il groupe parmi ses psychoses marginales paranoïdes. Wernicke, qui décrit et groupe les deux pôles de la psychose motrice, ne la différencie pas de la catatonie périodique, ce que font Kleist et Fünfgeld en 1936. Il note cependant sa fréquence de survenue en post-

---

[54] Le lecteur peut s'inspirer des articles suivants pour avoir un historique plus complet (Barcia, 1998; Garrabé & Barcia, 2002, p19; Barcia, 1999; Monchablon Espinosa & Pfuhlmann, 1997; Perris, 1973). Pour ce qui est d'une nosographie comparée, le lecteur peut se référer au chapitre suivant (Tappe, 1995).

partum. Wernicke ne décrit pas les deux pôles de la psychose confusionnelle, mais une autopsychose maniaque périodique ou une confusion agitée, et une akinésie intrapsychique pour le pôle de confusion inhibée[55]. Kleist réunit les deux pôles des psychoses motrices et confusionnelles pour former le groupe des psychoses marginales cycliques. C'est Leonhard qui intègre la psychose anxiété-félicité au sein des psychoses cycloïdes[56]. Enfin, la notion de psychose confusionnelle a fait une entrée timide en France (Ey, 1954, p236; Ey *et al.*, 1989, p235), mais elle est malheureusement restée indéfectiblement liée aux confusions d'origine organiques avec lesquelles elle a fini par être confondue, alors que les formes récidivantes ont été rapprochées de la PMD (Ey *et al.*, 1989, p240).

Définitions multiples

Leonhard distingue 3 formes de psychoses cycloïdes : les psychoses anxiété-félicité, confusionnelle et motrice. Il valide partiellement ce découpage sur des différences en terme de sexe ratio (les femmes étant majoritaires pour les formes motrices et confusionnelles), d'âge de début (la psychose anxiété-félicité apparaît en moyenne plus tardivement), de nombre d'épisodes (nombre de récurrences plus élevé pour les formes motrices) et durée d'épisode (plus importante pour la psychose anxiété-félicité)[57]. Certes les psychoses cycloïdes sont classées parmi les formes bipolaires, mais il faut presque plus comprendre cette bipolarité comme étant à l'intérieur des épisodes qu'entre les épisodes, même si les deux composantes peuvent exister.

Leonhard reconnaît que les tableaux peuvent ne pas être purs, et inclure un peu d'une autre forme de psychose cycloïde en plus de la forme prédominante. De même dans une forme atténuée, les troubles peuvent ressembler à une PMD[58]. Cependant, <u>seules les formes qui répondent aux</u>

---

55 Le concept de confusion vient de celui d'amentia de son maitre Meynert.
56 Il y en a d'autres. Ainsi il semble exister de rares formes dans lesquelles la génétique joue un rôle. Enfin, si certaines formes sont à début brutal, d'autres sont à début plus progressif. Or lorsque plusieurs individus sont atteints au sein d'une même famille, il semble que le mode de début soit le même (Legrain, 1886).
57 Des découpages différents ont été proposés. Ainsi Fish a proposé un découpage en quatre formes : réaction psychogène, trouble affectif atypique, psychose epileptoïde (psychose cycloïde avec anomalies EEG) et psychose cycloïde véritable (Fish, 1964a). En utilisant une analyse de classe latente, d'autres ont proposé une distinction entre forme affective et non affective (Mojtabai, 2000). Les non affectives présentent une prédominance de femmes, une meilleure adaptation premorbide, un nombre de récurrences plus faible, une meilleure réponse au traitement et un niveau de stress psycho-social plus élevé (Peralta & Cuesta, 2003).
58 Leonhard dit que les psychoses cycloïdes peuvent lors de certains épisodes ressembler à une

tableaux qu'il décrit sont incluses dans les psychoses cycloïdes, et tout tableau différent doit appartenir à une autre forme de psychose endogène. De même l'évolution bénigne ne suffit pas à diagnostiquer une psychose cycloïde. Ces deux points sont fondamentaux. En effet après un premier épisode psychotique bref, polymorphe, d'apparition aiguë et qui guérit totalement, deux cours évolutifs peuvent se voir : le premier sera la récidive sous une forme analogue suivie d'une guérison, c.-à-d. une psychose cycloïde, l'autre sera après une ou quelques récidives, l'apparition des symptômes résiduels, c.-à-d. une schizophrénie non systématisée, le "méchant voisin" (Beckmann & Franzek, 1999). La difficulté de différencier les deux tient à leurs très grandes similitudes. Selon Leonhard, il existe 3 formes classées en fonction des 3 grandes fonctions de Wernicke auxquelles correspondent autant de schizophrénies non systématisées :

	Psychoses cycloïdes	Schiz. non systématisées
Émotions	*Psychose anxiété-félicité*	*Paraphrénie affective*
Pensée	*Psychose confusionnelle*	*Cataphasie*
Psychomotricité	*Psychose motrice*	*Catatonie périodique*

Néanmoins, Leonhard décrit certains caractères spécifiques à ses différentes formes, de sorte qu'en s'y conformant strictement, le diagnostic différentiel est possible (cf. annexe 1). Ainsi, si nous reprenons les cas cliniques décrits par Henry Ey dans son étude n°23 sur les bouffées délirantes aiguës les cas évoluant vers des récidives avec guérisons sont toutes des psychoses cycloïdes[59], alors que les formes évoluant défavorablement sont des schizophrénies non systématisées[60]. Il existe néanmoins un recouvrement

---

PMD, ceci avant les critères opérationnels. Perris établit ensuite que ces patients présentent certains caractères d'une PMD, mais ne remplissent jamais les critères CIM ou DSM d'épisode maniaque ou dépressif (dans les limites de sa définition) (Perris, 1988).

59 Il s'agit essentiellement de formes confusionnelles, car Ey cherche à convaincre le lecteur de l'importance, si ce n'est de la spécificité de la déstructuration de la conscience dans ces psychoses aiguës qui nous le verrons plus loin est inconstante. Il en est ainsi de Mlle Andrée (p211-216) psychose confusionnelle excitée, de Mlle Suzanne M. (p219-220) psychose confusionnelle excitée avec composante anxieuse, de Mme Marcelle G.T. (p235) probable psychose motrice akinétique à récidive fréquente (correspondant à ce que Gjessing nommera catatonie périodique à ne pas confondre avec la catatonie périodique de Leonhard), de Mme Deff (p235-236) psychose confusionnelle, de Mme Q.T. (p237-239) psychose confusionnelle excitée avec élément anxieux, de Mlle Marguerite L. (p239-242) probable psychose anxiété-félicité, de L.S. (p258-260), psychose confusionnelle probable, de Martha Schmieder (p264-274) psychose confusionnelle excitée avec composante d'anxiété-félicité, et de Ignatius Chr (p274), probable psychose motrice akinétique (catatonie périodique de Gjessing).

60 Mme G.M. (p216-218) pour laquelle la transcription des propos rend aisé le diagnostic de cataphasie dès le premier épisode, qui permet déjà d'anticiper l'évolution défavorable, qui

non négligeable entre le diagnostic de bouffée délirante aiguë et celui de psychose cycloïde au moins selon les critères de Perris (cf. plus bas, r = 0.79) (Zaudig, 1990).

Une caractéristique des épisodes de la psychose cycloïde est d'être très polymorphe comme l'est la PMD. Autrement dit dans la même phase peuvent s'observer le pôle excité et le pôle inhibé. Cependant ces deux pôles ne sont jamais présents ensemble pour une même modalité psychique, mais alternent fréquemment dans un même épisode. Il ne s'agit pas d'un état mixte au sens strict et c'est important pour la distinction avec certaines schizophrénies non systématisées (la catatonie périodique en particulier). Leonhard ne parle de mixité au sens strict que lorsque des éléments d'une même modalité psychique (motricité, affectivité, pensée) présentent les deux pôles. Ainsi, pour lui, une extase et une akinésie ne sont pas stricto sensu un état mixte mais illustrent le caractère polymorphe des psychoses cycloïdes. En revanche, des éléments akinétiques coexistants avec des éléments hyperkinétiques répondent à sa définition de mixité. À noter que dans toutes ces formes, un tableau sévère peut entraîner une obnubilation de la conscience avec hallucination visuelle et état de rêve.

Les diagnostics différentiels majeurs de ces psychoses sont la PMD d'un côté et les schizophrénies non systématisées de l'autre. Cependant les différences très significatives sur le plan héréditaire, le nombre et la durée des phases doivent inciter à différencier ces pathologies.

La notion de psychose cycloïde est sans doute celle qui a le plus attiré l'attention. Rien d'étonnant donc à ce que d'autres équipes aient proposé une critériologie pour tenter de mieux les définir. Nous avons trouvé 3 propositions dans la littérature. La première par Perris et coll. qui reste encore utilisée malgré les problèmes qu'elle pose. La seconde est celle de Sigmund qui apporte une dimension phénoménologique intéressante mais manque de validation. Enfin celle de Schreiber, à mi-chemin, a l'avantage d'avoir opérationnalisé en plus les "méchantes voisines", c;-à-d. les schizophrénies non systématisées et d'avoir été validée par la pratique de son auteur. Il est important de revenir sur un point capital : la nosographie de Leonhard est un ensemble cohérent. Modifier son descriptif original nécessiterait d'adapter les définitions des troubles limitrophes, ce qui n'est pas sans poser problème.

Perris a proposé une définition critériologique type CIM ou DSM pour la

---

apparaîtra dans les suites de l'épisode suivant.

psychose cycloïde (cf. annexe 2a) (Perris, 1974; Perris, 1988; Perris & Brockington, 1981). Cependant celle-ci ne peut en aucun cas être confondue avec celle de Leonhard. Il fusionne en une seule les 3 entités de Leonhard. Sa dernière définition est extrêmement chargée en éléments psychotiques (hallucination, délire), alors que cette symptomatologie peut être inexistante (cf. psychose motrice), et en trouble de l'humeur (anxiété, extase, fluctuation). À l'inverse elle ne comprend qu'un item pour la confusion et un pour la motricité, qui correspondent pourtant chacun à une forme dans la nosographie de Leonhard. Enfin, cette même définition exige un début brutal (quelques heures à quelques jours), ce que Leonhard ne rend pas impératif du fait de son inconstance[61]. Le problème le plus important que pose l'approche de Perris est d'avoir isolé le diagnostic de psychose cycloïde sans s'intéresser à son diagnostic différentiel le plus important avec les "méchants voisins" et imitateurs représentés par les schizophrénies non systématisées (Beckmann & Franzek, 1999). C'est sans doute pour s'affranchir de cette superposition symptomatique que Perris requiert un début brutal et l'obligation d'une symptomatologie changeante. En cela sa critériologie est plus un retour sur le concept de bouffée délirante. En pratique toutes ces différences font que sur une cohorte de 660 patients étudiés rétrospectivement, 69 répondent aux critères de Perris, alors que 120 répondent aux critères de Leonhard, seuls 51 sont communs (Peralta, Cuesta & Zandio, 2007). Le kappa de 0.43, établit une concordance non négligeable mais très insuffisante pour penser que ces définitions cernent des troubles similaires. Comme on pouvait s'y attendre les critères de Perris ne permettent que de sélectionner une sous-population des psychoses cycloïdes de Leonhard (42%). Enfin les auteurs scandinaves observent que certains des patients initialement diagnostiqués comme des psychoses cycloïdes au sens de Perris, présentent une évolution vers la chronicité, même si celle-ci reste rare (Jönsson, 1995).

Les critères de Perris sont fréquemment employés dans les travaux anglo-saxons et ont influencé la CIM 10 dans la critériologie des troubles aigus polymorphes qui sont censés recouvrir le même tableau clinique[62] (cf..

---

61 Il est possible que les formes à début aigu soient des sous entités particulières des psychoses cycloïdes par rapport aux formes à début progressif (Legrain, 1886).
62 Mais comme le DSM, la CIM se construit par consensus (sans Leonhard). Il a fallu rapprocher les idées de Perris de celle de la bouffée délirante aigue, et sans doute bien d'autres. Le poids des américains s'est fait sentir dans la prise en compte d'un facteur temps, absent chez Leonhard, pour avoir une correspondance avec leurs troubles schizophréniformes. Dans le DSM-III-R, le trouble psychotique bref intègre la possibilité de bouleversements affectifs, une perplexité ou une confusion. Ces éléments ne font plus partie de cette définition dans le DSM-IV et IV-R.

annexe 2b). Ainsi les cas cliniques parfois rapportés dans la littérature sont des formes très particulières, presque caricaturales du trouble (Bhaskara, 1998; Srihari, Lee, Rohrbaugh & D'Souza, 2006). Les résultats issus des travaux d'équipes utilisant ces critères doivent donc être interprétés avec précaution.

Plus intéressantes en revanche sont les propositions de Sigmund (Sigmund, 1998; Sigmund & Mundt, 1999). Non seulement il conserve le découpage de Leonhard, mais il y ajoute une composante phénoménologique (annexe 2c). Il établit des critères d'exclusion dans le but de différencier les psychoses cycloïdes des schizophrénies non systématisées. Deux reproches mineurs peuvent cependant être formulés. D'une part l'auteur réintroduit parfois les notions de Leonhard sous des noms différents ce qui complique leur descriptif. D'autre part certains aspects mineurs diffèrent, tel par exemple le rejet de toute forme d'ambivalence existante, alors que cela reste compatible avec le diagnostic selon Leonhard. Il mentionne aussi des éléments prodromaux valables pour toutes les formes : une agitation intérieure et/ou une perturbation du sommeil. L'équipe de Würzburg, que l'on peut considérer comme une référence dans le domaine a salué l'intérêt du travail, tout en invitant l'auteur à valider son instrument (Pfuhlmann *et al.*, 1999b).

Enfin à mi-chemin entre ces deux propositions, celle de Wilfried Schreiber de Berlin (annexe 2d) (Schreiber, 1995) a l'intérêt de proposer, des critères non seulement pour les psychoses cycloïdes, mais aussi pour les schizophrénies non systématisées. Si ces critères ont malheureusement intégré l'idée d'un début brutal pour les psychoses cycloïdes, ils présentent l'avantage non seulement d'avoir été établis par un psychiatre formé directement par Leonhard, mais aussi d'avoir été validés sur 10 groupes de patients examinés par 6 psychiatres différents et bien formés à la classification de Leonhard. Bien que ces critères datent de 1989, ils ne sont que rarement utilisés dans les publications (Dormann, 1995).

Ce tableau clinique est apparu suffisamment intéressant pour que l'OMS tente de l'opérationnaliser sous la dénomination de trouble psychotique aigu polymorphe (cf. annexe). Malheureusement la définition du trouble est la résultante d'un consensus mélangeant les nosographies de plusieurs pays (dont celle de la France avec la bouffée délirante aigue). De ce fait la critériologie de l'OMS ne se recouvre que médiocrement autant avec la nosographie de Leonhard (40 % des psychoses cycloïdes seulement sont classées comme trouble psychotique aigu polymorphe – 30 à 54% - Peralta *et al.*, 2007), qu'avec la définition de Perris (Pillmann *et al.*, 2001; Pillmann, Haring, Zänker & Marneros, 2000).

Certaines analyses statistiques multivariées permettent à partir d'une large base d'observations, de retrouver des regroupements naturels, émergeant des données, que l'on peut alors comparer aux différentes catégories diagnostiques. Deux études utilisant les critères de Perris, et des techniques de regroupement différentes ont validé l'existence d'un sous groupe de patients correspondant aux psychoses cycloïdes (identification d'un sous groupe comprenant plus de 88 % de psychose cycloïdes) (Brockington, 1995; Jonsson, Jonsson, Nyman & Nyman, 1991). Une troisième n'a validé que partiellement ce sous groupe (Peralta *et al.*, 2002). Le problème est le recueil et le diagnostic a posteriori de deux de ces études (Jonsson *et al.*, 1991; Peralta *et al.*, 2002). Les résultats semblent bien meilleurs dès lors que le recueil des signes est effectué en prospectif (Brockington, 1995), certains signes positifs ou négatifs importants étant alors recherchés systématiquement et mentionnés dans les dossiers.

Caractéristiques évolutives

L'installation brutale de l'accès retenu pour les bouffées délirantes (Ey, 1954; Pull, Pull & Pichot, 1983), et pour la psychose cycloïde dans les derniers critères de Perris (Brockington *et al.*, 1982b), est fréquent, mais de loin pas systématique[63], de sorte que Leonhard ne l'incorpore pas dans les critères. De plus, même pour les formes à début aigu, après une anamnèse minutieuse, on retrouve des prodromes dans la moitié des cas (Garrabé & Barcia, 2002; Sigmund, 1998; Sigmund & Mundt, 1999). En moyenne 50 jours avant l'épisode, on trouve de légères variations d'humeur, une certaine inquiétude avec une logorrhée, une activité plus importante, une agitation intérieure, des difficultés d'endormissement ou des réveils nocturnes. A l'inverse de ce qui s'observe dans la manie, le raccourcissement de la durée de sommeil ne s'accompagne pas de la sensation d'être reposé.

---

63 Même Perris trouve que le premier épisode s'installe de façon insidieuse chez 25% des patients. Si on considère tous les épisodes, seuls 13% débutent insidieusement, ce qui signifie que les épisodes suivants sont très majoritairement d'installation aiguë ou sub-aiguë (Perris, 1974). Dans une étude rétrospective utilisant les critères de Leonhard, les auteurs rapportent une proportion similaire de 11% de début sur plus d'une semaine (Peralta *et al.*, 2007). Cependant ces deux études ne retrouvent pas les proportions de Leonhard pour les différentes formes, en particulier la forme anxieuse est sous-représentée, or elle semble être celle dont le début pourrait être le plus insidieux. Ainsi dans une autre étude portant sur 61 patients cycloïdes, diagnostiqués par des investigateurs rompus à la classification de Leonhard, seuls 41% présentent une installation sur moins d'une semaine (Bräunig & Fimmers, 1995).

Insensiblement la symptomatologie s'accentue et après une période brève d'insomnie parfois quasi totale (1 ou 2 jours), le tableau apparaît (Barcia, 1999). A noter que comme pour certaines formes de manie, si on parvient à faire dormir le patient juste avant l'éclosion de l'épisode, les symptômes prodromaux rétrocèdent et l'accès aigu ne survient pas.

Si Leonhard mentionne un tempérament spécifique pour chaque forme qui serait présent même entre les épisodes, la caractéristique des psychoses cycloïdes est la <u>guérison complète entre les épisodes</u> même sans traitement[64]. En l'absence de ce critère de guérison, le diagnostic est probablement erroné (mais à l'inverse la guérison entre les épisodes ne signifie pas qu'il s'agisse d'une psychose cycloïde). Tout au plus peut-il, rarement y avoir une évolution chronique sous la forme d'une hypomanie. On peut également observer dans de rares occasions un affaiblissement de la vigueur du patient après de multiples épisodes comme on l'observe dans la PMD (Beckmann & Franzek, 1999; Leonhard, 1999). S'il est mentionné que 9.6 % des patients restent hospitalisés après leur première admission cela correspond sans doute au nombre de patients hospitalisés au moment du comptage et non à une fraction réelle de forme chronique. D'autres auteurs ont rapporté une récupération complète dans · 90% des cas, ce qui est supérieur à tous les autres troubles étudiés parallèlement (critères de Leonhard – Gross & Huber, 1995[65]; Leonhard & von Trostorff, 1964; Beckmann, Fritze & Lanczik, 1990a), critères de Perris[66] (Barcia, 1998, p59; Cutting, Clare & Mann, 1978; Jonsson *et al.*, 1991; Maj, 1990; Perris, 1974), à l'exception de (Pillmann *et al.*, 2000) qui sur les critères de Perris, ne trouve que 75% de récupération complète, la symptomatologie résiduelle consiste en une adynamie légère cf. plus bas sur les "symptômes de base"). Lorsque la récupération n'est pas complète, il s'agit la plupart du temps de la disparition d'une symptomatologie active, avec persistance d'une interprétation délirante de l'épisode vécu (délire systématisé post-onirique – Ey, 1954, p306). Il est donc important d'accompagner le patient en fin

---

64 Pour les lecteurs des premières éditions, il faut souligner que Leonhard n'affine la distinction entre les psychoses cycloïdes et les schizophrénies non systématisées que dans la 3ème édition. Jusque là certaines psychoses cycloïdes évoluent défavorablement (29% des psychose anxiété-félicité et 33% des psychoses motrices) (Gross & Huber, 1995). Tous les chiffres donnés correspondent à l'évolution naturelle de la maladie, avant que les neuroleptiques ne soient introduits. Lorsqu'il en est autrement, il en sera fait explicitement mention.
65 Si on excepte la persistance des symptômes de base (cf. plus bas).
66 Comme cela est mentionné précédemment, Perris a une interprétation personnelle du tableau de psychose cylcoïde (annexe 2a), qui comprend entre autre un début aigu. Or on sait que ces formes ont un meilleur pronostic que les autres. Néanmoins Leonhard et ses successeurs décrivent des tableaux dont le début est parfois moins abrupte, mais évoluant tout aussi favorablement.

d'épisode et de l'aider à comprendre ce qu'il vient de vivre (Ey, 1954). Beckmann et coll. suivent 26 patients sur 4 ans sans trouver d'éléments résiduels (Beckmann, 1995; Beckmann et al., 1990a). Avec les critères de Perris, Cutting et coll. notent le taux de rémission le plus élevé parmi les troubles psychotiques (Cutting et al., 1978) :

	Récupération complète	1 récidive	Nbr admission/an	Jours hospi / an
Psychoses cycloïdes	90%	72%	0,28	26
Dépressions	87%	24%	0,06	7
Manies	74%	53%	0,18	14
Schizophrénies	51%	68%	0,20	77

Cependant ce tableau met aussi en évidence la <u>fréquence des récidives</u> (3 à 4 sur une période d'observation de 1 à 10 ans pour Leonhard), qui sont la règle, plus fréquentes dans la forme motrice que dans les autres. La durée du cycle est généralement entre 2 et 4 ans (Perris, 1974). La tendance au raccourcissement de la période inter-épisode au cours de l'évolution décrite par (Angst, Dittrich & Grof, 1969) serait due à la contamination de son échantillon par des schizophrénies non systématisées et n'est pas retrouvée par d'autres investigateurs (Perris, 1974). Les récidives semblent avoir un caractère saisonnier avec des pics au printemps (mars à mai) et en automne (septembre) (Kirow, 1972; Perris, 1974).

Enfin certaines psychoses cycloïdes présentent à un moment donné de leur évolution une périodicité, avec des épisodes brefs, mais récidivants après un intervalle tout aussi bref. Lorsqu'il s'agit d'une psychose motrice akinétique, le tableau correspond à ce que Gjessing appelle une catatonie périodique (qu'il ne faut pas confondre avec la catatonie périodique de Leonhard) (Gjessing, 1974). Cette survenue d'épisode en cycle de période courte peut aussi s'observer dans d'autres formes (Beckmann, 1995; Ey, 1954, p274, p276) et s'observe dans toutes les formes bipolaires décrites par Leonhard (Bräunig, 1990). Bien que cela en ait l'aspect, s'agit-il de nouveaux épisodes, ou de fluctuation au sein d'un même épisode ?

Le risque de décès par suicide n'est pas considéré comme élevé dans les psychoses cycloïdes (1 à 2% – Perris, 1974). Néanmoins, il semble plus important dans les psychoses puerpérales dans leur ensemble (~4%) (Pfuhlmann, Stoeber & Beckmann, 2002). Les hétéro-agressions sont exceptionnelles, et ne se rencontrent quasiment que dans les psychoses anxieuses lorsque le patient sent peser une menace sur lui-même, sa famille ou l'humanité (Kirow & Michow, 1995)[67].

Le pronostic de l'épisode est excellent s'il n'est pas aggravé par la prescription de neuroleptiques de façon chronique. Le pronostic sur la vie entière est en revanche moins optimiste car la récidive est parfois trop fréquente pour permettre une activité professionnelle (Perris, 1974). Bien entendu, l'impact fonctionnel est moindre que dans les schizophrénies, et les psychoses cycloïdes ont de meilleurs indices de qualité de vie (Jabs et al., 2004).

Enfin, il faut préciser que si le pronostic est effectivement bon en ce qui concerne la clinique classique, il peut être beaucoup moins favorable si on s'intéresse à la persistance de "symptômes de base"[68] (Gross, Huber, Klosterkotter & Linz, 1992). Deux équipes indépendantes retrouvent la présence de symptômes de base persistant chez 38% les patients cycloïdes, alors qu'ils n'existent que chez 17% des sujets schizo-affectifs (Armbruster & Huber, 1986; Petho, Tolna, Toth & Szilagyi, 2000). On peut en rapprocher l'adynamie observée chez 25% des patients par (Pillmann et al., 2000). Huber en fait un argument pour l'idée du continuum entre troubles affectifs et schizophrénies (Gross & Huber, 1995). Cependant, les études ne précisent pas si les patients en question sont sous traitement, alors qu'une partie des symptômes de base peuvent être induits par un maintien sous neuroleptiques (adynamie, trouble de la concentration, fatigabilité ...). La bonne tolérance aux neuroleptiques est classique dans les schizophrénies non systématisées, généralement meilleure que dans les psychoses cycloïdes. Quoi qu'il en soit, une bonne partie des symptômes de base décrit par Huber correspondent à ce que Leonhard nomme un "affaiblissement de la vigueur", qui ne se manifeste pas seulement après plusieurs épisodes,

---

67 Encore faut-il signaler que dans l'article cité, le patient n°1 présente des caractéristiques plus proche d'une paraphrénie affective (schizophrénie non systématisée). Le diagnostic de psychose cycloïde semble avoir été porté dans son cas sur l'évolution sans séquelle. Rappelons que cela va à l'encontre de l'enseignement de Leonhard : seule la persistance de symptômes n'existant pas auparavant va à l'encontre du diagnostic de psychose cycloïde. Leur absence est aspécifique et peut aussi s'observer dans certaines formes de schizophrénie non systématisée d'évolution bénigne.
68 Ces "Basissymptomen" sont décrits par Gerd Huber et Gisela Gross. Ils ne procèdent pas de la même démarche que les signes dit à la troisième personne utilisés classiquement, mais d'un ensemble de signes issus de l'analyse phénoménologique du vécu du patient, tentant d'objectiver ce que le patient vit de l'intérieur, à la première personne. Ces signes sont empreints de subjectivité, mais l'école de Bonn montre dans une étude prospective que la présence d'un sous ensemble de ces symptômes de base entraîne, chez 50% des patients, un risque de conversion vers une schizophrénie dans les 9 ans (Klosterkötter et al., 2001).

mais aussi dans la phase de récupération d'un épisode[69]. Ainsi à 5 ans, ces symptômes de base ne sont plus présents que chez 1 patient sur 27 (3%), et il n'est pas précisé si le patient en question n'avait pas rechuté juste avant (Petho et al., 2000). Il s'agit somme toute d'une évolution proche de ce que l'on observe dans les troubles bipolaires et la dépression. Dans ces deux cas, la persistance d'une symptomatologie infra-clinique est un risque de rechute. Même si nous ne disposons d'aucune étude pour l'affirmer, il en est probablement de même pour les psychoses cycloïdes, la présence des symptômes de base anticipant les épisodes psychotiques.

Enfin quelques données socioprofessionnelles permettent de se faire une idée du retentissement sur la vie de ces patients. En effet l'absence de détérioration n'est pas synonyme d'une absence de handicap. Grossièrement ces patients ont un niveau de gêne analogue à celui que l'on retrouve dans l'autre forme phasique bipolaire, la PMD. Sur le plan de l'emploi, les auteurs rapportent pour la plupart que 62% de leur patients travaillent et 86% occupent ou ont occupé un emploi (Perris, 1974). Ce qui est plus difficile à appréhender, mais est une réalité, concerne l'emploi occupé qui reste souvent en dessous des capacités réelles de ces patients. Plus le trouble débute tôt, surtout avant l'insertion professionnelle, plus le retentissement sur le travail est important. Sur le plan social, 32% des patients restent célibataires, comparé aux 25% dans la bipolarité (Perris, 1974). Mais devant le célibat, les hommes sont plus pénalisés que les femmes ($p < 0.05$). Il n'y a pas de retentissement sur la fertilité chez les patients mariés.

Épidémiologie

L'incidence sur 1 an des psychoses cycloïdes diagnostiquée selon les critères de Perris (cf. plus bas) est de 5 pour 100.000 ha pour les femmes, et de 3,6 pour 100.000 ha pour les hommes (Lindvall, Axelsson & Ohman, 1993). La probabilité sur la vie entière (en fait jusqu'à l'âge de 60 ans), de développer un épisode de psychoses cycloïdes est évaluée à 0,7 % (Lindvall, Hagnell & Ohman, 1986; Lindvall, Hagnell & Ohman, 1990), ce qui paraît considérable eu égard à celle de la schizophrénie (de l'ordre de 1 %) (Perälä et al., 2007). La proportion de patients diagnostiqués de psychoses

---

[69] Les patients disent avoir besoin de plusieurs mois pour récupérer leur capacité de concentration et de travail. En général, en plus des problèmes de réinsertion qu'un épisode psychotique peut occasionner, les patients, disent avoir leur vie gâchée en moyenne pendant 1 an entre l'épisode et la récupération. Plus l'épisode dure, plus la remontée de la pente est longue. Le rôle joué par le neuroleptique dans cet hypo-fonctionnement n'est pas clair.

cycloïdes parmi les premières admissions pour psychose oscille entre 8 et 15 % (Brockington *et al.*, 1982b; Brockington, Perris & Meltzer, 1982a; Cutting *et al.*, 1978; Franzek *et al.*, 1996; Zaudig & Vogl, 1983), ce qui place les psychoses cycloïdes au quatrième rang des étiologies avant la manie (Cutting *et al.*, 1978).

Dépressions psychotiques	18%
Schizophrénie	15%
Étiologies organiques	10%
Psychoses cycloïdes (critères de Perris)	8%
Manie	5%

Les critères diagnostiques utilisés sont peut-être à l'origine d'une sous-estimation de ces proportions, par rapport à celles obtenues avec la définition de Leonhard puisque ce dernier rapporte 22 % de psychoses cycloïdes parmi les patients hospitalisés pour une psychose endogène (Leonhard, 1999).

Les femmes sont légèrement plus touchées que les hommes (essentiellement en raison d'un sexe ratio très différent pour la forme motrice). Ce sexe ratio est en cela significativement différent de celui des schizophrénies (cf. chacune des formes pour le chiffre exact) (Barcia, 1998, p95; Perris, 1974).

Particularités thérapeutiques

<u>Traitement de l'épisode</u>

Les neuroleptiques sont efficaces, tout particulièrement sur la forme anxiété-félicité (Leonhard, édition de 1999; Monchablon Espinosa & Pfuhlmann, 1997; Neumann & Schulze, 1966; Perris, 1974). Ils le sont aussi rapidement dans la psychose motrice hyperkinétique (Monchablon Espinosa & Pfuhlmann, 1997). Les typiques doivent néanmoins y être évités surtout face à une forme akinétique en raison du risque de syndrome malin ou de catatonie maligne (Franzek, 1997)[70]. La psychose confusionnelle répondrait mieux à la clozapine (et cela pourrait s'étendre à toute la classe des atypiques) (Monchablon Espinosa & Pfuhlmann, 1997).

---

70 L'évolution sous forme d'une catatonie maligne semble être l'apanage des psychoses motrices. Cette évolution si elle est aggravée par les neuroleptiques, n'en est pas dépendante, puisqu'elle est déjà décrite avant l'avènement de la psychopharmacologie. De même, la bonne réponse à l'ECT est déjà rapportée (Neele, 1944).

Les psychoses confusionnelles et motrices ont la particularité de bien répondre à l'électro-convulsivo-thérapie (ECT) (Brockington et al., 1982a; Ey, 1954; Ey et al., 1989, p233; Kirow, 1972; Little, 2000; Perris, 1974; Schulze & Neumann, 1966). Si l'effet est spectaculaire et rapide (dès la 3ème, 4ème séance), il est cependant transitoire et les rechutes précoces sont fréquentes s'il n'y a pas de traitement d'entretien (ECT d'entretien, benzodiazépines, antidépresseurs, neuroleptiques ...) (Perris, 1974).

Les benzodiazépines sont naturellement envisagées dans la psychose anxieuse (Monchablon Espinosa & Pfuhlmann, 1997) et les formes excitées des psychoses confusionnelles et motrices. Mais elles doivent être le traitement de première intention de la forme akinétique de la psychose motrice. Elles sont aussi intéressantes quoique d'efficacité moins spectaculaire dans la forme inhibée de la psychose confusionnelle.

Les antidépresseurs et le lithium utilisés en association, ont une efficacité douteuse dans un but curatif (Perris, 1974).

Enfin les anticholinesthérasiques entraîneraient une amélioration spectaculaire dans les formes confusionnelles, très hallucinatoires voir oniriques selon l'équipe de Demetrio Barcia (Garrabé & Barcia, 2002).

Enfin dans le cas particulier de la psychose puerpérale, une étude pilote sur 10 femmes démontre l'efficacité du seul 17-β-oestradiol en sublingual, même chez des femmes n'ayant pas répondu aux neuroleptiques (sur une à quelques semaines) (Ahokas, Aito & Rimón, 2000). Mais c'est une étude ouverte, sans double aveugle.

De façon anecdotique, Ey rapporte l'effet positif des corticoïdes et de l'ACTH dans des psychoses confusionnelles d'apparence primitive (proche de la psychose confusionnelle de Leonhard) (Ey et al., 1989, p252).

Sur le plan psychothérapique, la sortie de l'épisode doit être accompagnée pour éviter la cristallisation et la systématisation des convictions (Ey, 1954, p307). Le patient doit être aidé à abandonner ses idées délirantes (idées fixes post-oniriques à type de religiosité surinvestie, conviction d'avoir été drogué...), et à interpréter son vécu de l'épisode dans un cadre adapté en expliquant le trouble. Néanmoins, le patient cycloïde a spontanément tendance à considéré son épisode comme maladif (Barcia, 1999).

Traitement préventif

Leonhard pense que ces patients ne devraient être traités par neuroleptiques que le temps de l'épisode, mais qu'il ne faut surtout pas les traiter en chronique[71]. Il donne à cela deux raisons, d'abord que cela prévient les effets indésirables des médicaments, ensuite que cela évite également de développer un phénomène d'habituation avec risque de rechute à l'arrêt du traitement. Cette psychose d'hypersensibilité aux neuroleptiques nécessite chez certains patients, le maintien de faibles doses de neuroleptiques, parfois même si le trouble d'origine n'a rien de psychotique (Albert, 1986; Chouinard, 1991; Chouinard, Jones & Annable, 1978; Moncrieff, 2006). Leonhard fait donc sortir de l'hôpital ces patients SANS traitement (Leonhard, 1999, p.3). L'observation générale est d'ailleurs que si les neuroleptiques (typiques surtout) rapprochent les schizophrénies non systématisées des psychoses cycloïdes, améliorant leur pronostic, ils auraient aussi l'effet moins bénéfique de rapprocher les psychoses cycloïdes des schizophrénies non systématisées dès lors qu'ils sont prescrits en chronique. Les deux formes prendraient une apparence semblable liée aux effets secondaires du traitement. De nombreux autres auteurs abondent dans ce sens (Barcia, 1998; Garrabé & Barcia, 2002; Monchablon Espinosa & Pfuhlmann, 1997; Peralta *et al.*, 2007). En pratique cependant la durée d'hospitalisation actuelle est trop brève pour qu'un sevrage puisse se faire à l'hôpital. D'autre part, avec l'arrivée des neuroleptiques atypiques, il n'est plus justifié de le faire systématiquement. Les formes à récidives fréquentes par exemple, mériteraient comme les troubles bipolaires, d'être traiter de façon chronique. Nous ne disposons néanmoins d'aucune étude qui justifie cette pratique pour les psychoses cycloïdes. Les doses doivent en revanche rester faibles, voir très faibles (0.5 mg de risperidone par jour, 5 mg d'olanzapine un jour sur deux). Pour les formes à récidives rares, le sevrage peut être envisagé si possible en mettant en place une surveillance des prodromes. Le sevrage doit être particulièrement progressif pour éviter la psychose d'hypersensibilité, qui correspond au déclenchement d'un nouvel épisode. La progression se fait sur 9 à 20 mois, en terminant par des doses minimes 1 jour sur 2[72].

---

71 "Je vois malheureusement aujourd'hui beaucoup de patients cycloïdes qui sont maintenus dans un état pathologique d'imprégnation médicamenteuse par un traitement chronique, tandis qu'ils auraient été totalement bien-portants sans cette médication. Le mal est d'autant plus grand qu'après une médication à long terme, comme l'a constaté Albert, il se produit une accoutumance telle que même dans le cas des psychoses phasiques, un arrêt de la prise médicamenteuse provoque la rechute. A mon avis, une psychose cycloïde ne doit être traitée par des moyens psycho-pharmacologiques qu'à la phase aigue" (Leonhard, 2003).
72 Pour faire cela, il faut cependant être certain du diagnostic. En effet, alors que les psychoses cycloïdes ne justifient pas un traitement chronique, les schizophrénies non systématisées, dont les phases de début peuvent mimer un tel épisode, justifient à l'inverse une attitude énergique et la prescription d'un traitement neuroleptique chronique (à vie) pour éviter l'aggravation.

Perris, en utilisant une définition inspirée de Leonhard mais néanmoins distincte (Perris, 1988) (cf. annexe 2a) propose une prévention de la récidive basée sur le lithium (Knorring, Oreland, Perris & Wiberg, 1976). Dans une série de 30 patients, il observe que ceux qui prennent correctement le traitement (évalué sur la lithémie) récidivent moins souvent que ceux qui le prennent irrégulièrement (Perris, 1978). La prévention des épisodes par du lithium ou de la carbamazépine serait plus efficace que les neuroleptiques (Monchablon Espinosa & Pfuhlmann, 1997). L'école de Würzburg utilise aussi le divalproate et la lamotrigine.

Plus rarement, on peut avoir recours à l'ECT d'entretien, tout particulièrement dans les formes motrices lorsqu'elles sont dans une période de récidives fréquentes (la catatonie périodique de Gjessing dont on ne répétera jamais assez qu'elle ne correspond en rien à la catatonie périodique de Leonhard).

Pour les psychoses du post-partum, une étude testant les effets d'un traitement préventif par oestrogènes, ne démontre pas la possibilité de prévention de la rechute. Néanmoins les femmes sous forte dose d'oestradiol (800 mg/j) nécessitent moins de neuroleptique (Kumar *et al.*, 2003). Les dosages employés semblent cependant trop faibles pour être préventifs.

Le suivi psychothérapique tient aussi une place importante dans le cadre de la prévention de la récidive. La psycho-éducation, débutée au cours de la sédation de l'épisode, doit se poursuivre pour aider le patient à prendre conscience des facteurs déclenchants et des symptômes prodromaux. Elle permet en outre d'aborder les stratégies préventives les plus adaptées (éviction des facteurs de risque comme le haschich, le manque de sommeil, un niveau de stress trop important...). L'école de Würzburg n'utilise auprès des patients que le terme de psychose cycloïde et non celui de schizophrénie en raison de l'empreinte stigmatisante d'un tel diagnostic.

Étiologies

Hérédité

Les psychoses cycloïdes présentent une charge héréditaire très inférieure à celle de la PMD et des schizophrénies non systématisées, mais du même ordre que les formes de psychoses phasiques pures (cf. plus haut) : la proportion de psychoses est de 4.7 % (série 1), 4.1 % (série 2) chez les frères et soeurs et 4.6 % (série 1), 5.9 % (série 2) chez les parents. Cependant, il y a ce que Leonhard interprète comme étant un effet de l'environnement : si l'un des parents est atteint, la proportion de psychoses dans la descendance est de 15.4 % vs. 3.1 % si aucun des parents ne souffre du trouble. Ce gradient est hautement significatif (p < 0.001), et évoque en terme génétique moderne une hérédité polygénique avec effet de seuil (Lange, 1995). La différence avec la PMD est donc nette et on la retrouve dans une étude récente, utilisant une approche prenant en compte les effets de l'âge dans la déclaration du trouble (Jabs *et al.*, 2005; Jabs *et al.*, 2006; Pfuhlmann *et al.*, 2004). L'étude concerne les apparentés du premier degré de 45 psychoses cycloïdes, 32 PMD et 27 sujets contrôles. Sur les 431 apparentés du premier degré, 82 % (n = 353) ont été examinés directement. Alors que 24.4 % des sujets index atteints de psychoses cycloïdes ont un apparenté du premier degré lui aussi atteint, c'est le cas de 62,5 % des PMD et 14.8 % des sujets contrôles. Le risque morbide corrigé pour l'âge est donc de 10.8 % pour les psychoses cycloïdes vs. 35.2 % pour les PMD (p < 0.0001) et 5.7 % pour les sujets contrôles (différence psychoses cycloïdes - contrôles non significatives).

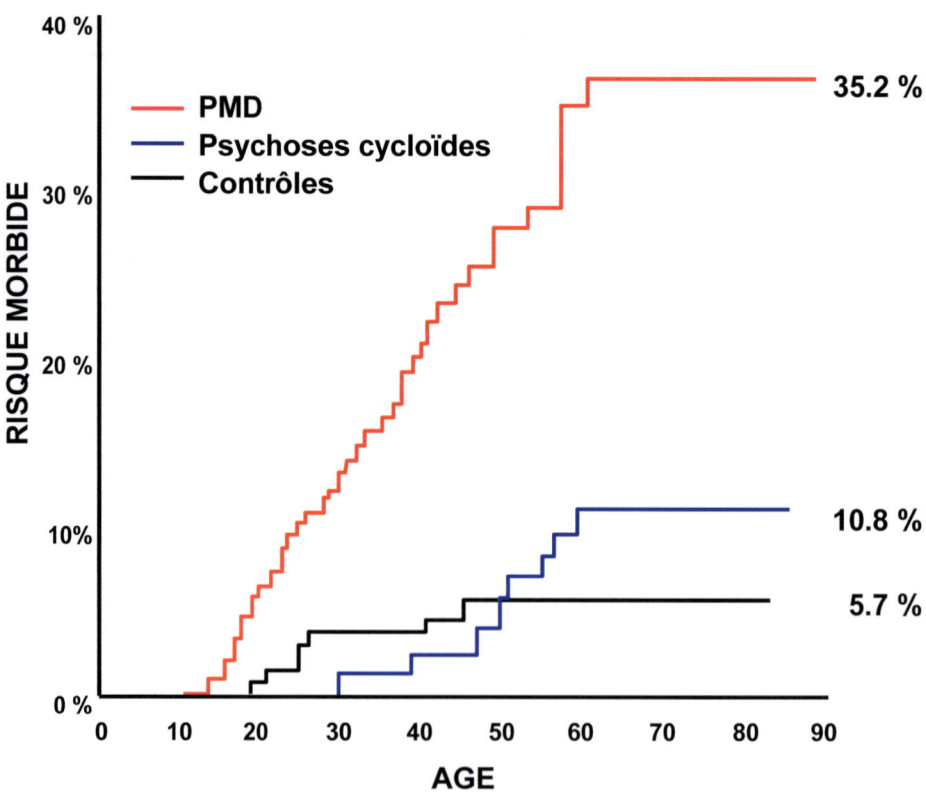

Les psychoses rencontrées dans la famille de sujet atteint de psychose cycloïde sont une psychose homonyme chez 4.4 % des apparentés, et un trouble affectif chez 5.8%. Ces derniers chiffres sont en accord avec ceux retrouvés par d'autres auteurs (cf. tableau ci-après). Mario Maj (Maj, 1990) par exemple cite un risque morbide, pour les apparentés du premier degré d'un patient présentant une psychose cycloïde (critères de Perris), atteignant 4.2 % pour une psychose affective et 4.8 % pour une psychose mixte (que l'on peut considérer comme voisines des psychoses cycloïdes). Mais il faut souligner que, même faible, ce taux de psychoses est responsable du fait de retrouver un apparenté du premier ou du second degré atteint chez 60% des patients (Perris, 1974). L'apparenté souffre majoritairement d'un trouble homonyme (Barcia, 1998, p100; Perris, 1974), mais les antécédents d'épilepsies et de troubles bipolaires sont aussi plus élevés que dans la population normale, alors que ce n'est pas le cas pour la schizophrénie (Barcia, 1998, p100).

Risque morbide pour les apparentés du premier degré d'un patient atteint de psychose cycloïde.

	patients		Parent	Fratrie
Perris (1974)	60	Psychoses cycloïdes (Perris)	11,4%	7,4%
Ungvari (1983)	68	Psychoses cycloïdes (Leonhard)	2,3%	5,1%
		Psychose affective	2,2%	--
		Schizophrénie	1,5%	2,0%
			Parent & fratrie	
Maj (1990)	22	Psychose mixte	4,8%	
		Psychose affective	4,2%	
		Schizophrénie	--	
Franzek (1998)	22	Psychose affective	6,6%	
		Schizophrénie	--	
		Autres troubles psychotiques	3,8%	
Pfuhlmann (2004)	46	Psychoses affectives	4,3%	
		Psychoses cycloïdes	5,4%	
		Schizophrénie	--	

La faible héritabilité des psychoses cycloïdes est encore confirmée par une étude de paires de jumeaux dont l'un des membres est atteint : 36 % des 12 paires monozygotes, et 31 % des 11 paires dizygotes sont concordantes (non significatif) (Franzek & Beckmann, 1998; Franzek & Beckmann, 1999). Un calcul effectué sur les différentes paires de jumeaux sélectionnés par

Leonhard donne une héritabilité de 58%, proche de celle des dépressions unipolaires (62%), mais bien en dessous de celle de la PMD (80%) (Lange, 1995). Cela diffère encore plus significativement des résultats obtenus dans les schizophrénies non systématisées (cf. plus bas). Néanmoins les deux types de jumeaux sont atteints dans une proportion plus importante qu'un simple apparenté du premier degré, ce qui suggère que des événements ontogéniques viennent perturber la croissance des deux foetus[73].

Événements ontogéniques

L'étude précédente retrouve en revanche chez les 9 paires discordantes de jumeaux monozygotes, un taux de complications à l'accouchement plus élevé chez le jumeau le plus atteint ce qui plaide en faveur d'une origine ontogénique (p = 0,01). Leonhard note déjà un nombre important quoique non significatif de jumeaux (mono ou di-zygotes) par rapport aux autres formes de psychose endogène (la gémellité est une grossesse à risque). Il a de plus rapporté un poids plus faible et la survenue d'autres complications chez le jumeau atteint par rapport au sain (Leonhard, 1976; Leonhard, 1978), cité dans (Beckmann & Franzek, 1999; Monchablon Espinosa & Pfuhlmann, 1997).

Une cause somatique peut aussi être suspectée sur l'effet de saisonnalité des naissances. Les enfants nés durant l'hiver ou le printemps ont un risque légèrement plus élevé de développer la maladie (Odd Ratio ~2), peut-être en raison d'un risque plus important d'infections pouvant affecter le développement du cerveau durant l'automne et l'hiver. Sur 1299 schizophrènes au sens du DSM-III-R, cet effet n'est retrouvé que pour les psychoses cycloïdes et les schizophrénies systématisées (Beckmann & Franzek, 1992; Franzek & Beckmann, 1992), toutes deux dépourvues de charge héréditaire. Dans la littérature utilisant les critères internationaux, l'effet de saisonnalité des naissance semble électivement concerner les formes non familiales de schizophrénie (D'Amato et al., 1991; Kinney & Jacobsen, 1978; Lo, 1985; O'Callaghan et al., 1991; Shur, 1982; Zipursky & Schulz, 1987). Un argument plus direct en faveur d'une étiologie infectieuse durant la grossesse, concerne la survenue plus fréquente, au cours du premier semestre de grossesse, d'une infection fébrile chez les mères de patients développant une psychose cycloïde que celles appartenant à des familles souffrant de formes héréditaires de psychoses endogènes. Elles se

---

73 L'étude de l'équipe de Würzburg a tenter de capturer toute les paires de jumeaux de la basse Franconi, évitant ainsi un effet aspécifique de sélection présent dans la série de Leonhard.

différencient en cela des données concernant les schizophrénies systématisées pour lesquelles l'excès a lieu au 2ème semestre de grossesse (Stober, Kocher, Franzek & Beckmann, 1997; Stöber, 1997). Or le virus influenza A (grippe), est connu pour entraîner une légère augmentation d'anomalies cérébrales congénitales, ainsi qu'un taux plus élevé d'accouchements prématurés (revue dans Franzek & Beckmann, 2000).

Enfin le retard mental joue un rôle non négligeable, puisque 10% des patients qui souffrent de psychoses cycloïdes ont un QI < 70 (Perris, 1974). Certaines étiologies semble plus à risque que d'autres. Ainsi des anomalies cérébrales liées au syndrome de Prader-Willi[74] semblent entraîner un risque de psychose chez 15% à 60% des patients, et sa symptomatologie la rend difficile à classer dans la nosographie internationale, alors qu'elle correspond à un tableau de psychose cycloïde (Verhoeven, Curfs & Tuinier, 1998; Verhoeven, Tuinier & Curfs, 2000a)[75]. Il pourrait s'agir d'une association ayant une certaine spécificité, puisque le syndrome velocardiofacial[76] entraînerait plutôt une paraphrénie systématisée (Verhoeven, Tuinier & Curfs, 2000b) et observation personnelle).

Perris est le seul auteur qui a recherché et observé une fréquence plus élevée de privation parentale durant l'enfance (évaluée à 6 ans et à 15 ans) chez les patients cycloïdes par rapport aux bipolaires (32 vs. 18%) (Perris, 1974).

---

[74] Le syndrome de Prader-Willi (PWS) est une forme de retard mental d'origine chromosomique causée par la perte proximale du bras long du chromosome 15 d'origine paternel uniquement par remaniement chromosomique ou moins fréquemment par disomie maternelle (15q11-q13) (la délétion d'origine maternelle entraîne le syndrome d'Angelman). Il se manifeste par une dysmorphie, une obésité et des troubles comportementaux caractéristiques (impulsivité, rituels, auto-mutilation, fluctuation de l'humeur ...). Chez environ un tiers de ces patients, peuvent survenir à l'adolescence des troubles psychotiques de début sub-aigus avec récupération compète. Une atypie par rapport au tableau classique est la présence fréquente de TOC. La guérison s'obtient par la prescription isolée de normothymiques (carbamazépine, acide valproïque ou lithium), les neuroleptiques, n'étant pas nécessaires. La prévention repose sur les mêmes médications.

[75] Les retards mentaux, liés à des lésions cérébrales acquises, s'accompagnent fréquemment d'une psychose anxieuse sans polarité exaltée. Dans la série de Perris, 10% des patients présentant une psychose cycloïde avait un QI < 70 (Perris, 1974). Dans notre expérience, il s'agit souvent d'individus présentant un petit niveau (QI < 80) fonctionnant au maximum de leurs capacités. On peut se questionner sur le caractère réactionnel ou adaptatif de telles manifestations (cas W-17-2 (Franzek & Beckmann, 1999) et observations personnelles). Quoiqu'il en soit, la prescription de neuroleptiques au long cours à but préventif peut être avantageusement remplacée par un aménagement socio-professionnel (réduction de la demande) et une thérapie cognitivo-comportementale lorsque le niveau le permet. Le neuroleptique est souvent incontournable en aigu, alors qu'en chronique, son retentissement cognitif est majoré sur ce type de terrain.

[76] Syndrome velo-cardio-facial, connu aussi sous l'appellation de 22q11, la portion chromosomique manquante. Il s'agit d'une forme de retard mental d'origine chromosomique dans laquelle on observe une fréquence élevée de schizophrénie (~30%).

Facteurs précipitants

A coté d'une faiblesse constitutionnelle, il existe 1 ou plusieurs facteurs précipitants dans près d'un tiers (Perris, 1974) à trois quarts des cas (Barcia, 1998, p101). Cette différence étant en partie expliquée par la définition que retiennent chacun de ces auteurs pour un facteur précipitant. Leur rôle semble particulièrement important pour le premier épisode et prédomine chez la femme (Perris, 1974). A coté de facteurs psychologiques, nous pouvons mentionner le post-partum, la période prémenstruelle et la prise de cannabis.

En premier, il faut mentionner le post-partum. Ce point est déjà mentionné par Magnan pour les bouffées délirantes (Legrain, 1886; Magnan, 1893) puis par Carl Wernicke dans la description de ce deviendra plus tard les psychoses motrices (Wernicke, 1906). C'est classique dans les bouffées délirantes et les psychoses confusionnelles de la nosographie française (Ey *et al.*, 1989, p229 et 249). Deux études rétrospectives menées par l'équipe de Wurzburg, portent respectivement sur 42 et 34 patientes ayant développé un épisode de psychose endogène dans les 6 mois suivant l'accouchement.

	n = 42 (Lanczik *et al.*, 1990)	n = 34 (Pfuhlmann *et al.*, 1998b)
Psychoses cycloïdes	45 %	62 % (motrices 50%)
PMD	14 %	13 %
Dépressions monopolaires	36 %	8 %
Schiz. non systématisées	5 %	10 %

Globalement les études utilisant soit les critères stricts de Leonhard (Grosse, 1968), soit leur adaptation par Perris et Brockington[77] (cf. annexe 2a)(Perris, 1988; Perris & Brockington, 1981; McNeil, 1986; Schopf & Rust, 1994) signalent qu'en moyenne la moitié des épisodes du post-partum qualifiés de psychotiques, répondent à la définition des psychoses cycloïdes. Sur le plan évolutif, ces psychoses du post-partum sont un peu différentes, puisque 15 à 65% (20% en moyenne – Pfuhlmann *et al.*, 2002) des épisodes seront uniques après un suivi de 6 à 35 ans. La majorité des récidives ont lieu lors d'un autre accouchement, même si le risque est divisé par deux chez les multipares par rapport aux primipares. Ce risque semble être de 17 à 47% (moyenne à 28%) pour l'accouchement suivant (McNeil, 1986; Pfuhlmann *et*

---

[77] Ces critères sont surtout chargés en composante confusionelle et affective et peu en composante motrice. Comme il s'agit de la composante la plus importante, on peut penser que le trouble est en fait sous-diagnostiqué dans ces études.

al., 2000). Si on s'intéresse à la sous-population de patientes présentant une psychose cycloïde, une étude rétrospective démontre qu'environ 6.5% de leurs épisodes sont déclenchés par l'accouchement (Perris, 1974). Dans une autre étude de 64 patientes diagnostiquées de cycloïdes par critères de Leonhard et suivies prospectivement sur une moyenne de 24 ans, ce risque s'élève à 12% (intervalle de confiance de 4.5 à 24.5%) (Seidel, 1995).

Mais il serait erroné de conclure que toutes les psychoses du post-partum sont automatiquement des psychoses cycloïdes. Même si ce facteur de risque semble moins marqué pour les schizophrénies non systématisées, celles-ci peuvent néanmoins présenter un premier épisode rémittent à cette occasion (cas de Mme G.M. rapporté par Ey, 1954, p216-218, cas n°1 rapporté dans Stöber, Jabs & Pfuhlmann, 2007). Et une étude a même mentionné que ces deux familles de psychoses phasiques présentent un taux de récurrence en post-partum quasi identique. Il ne faut donc pas faire l'économie d'une analyse sémiologique détaillée, dont il a été montré qu'elle est prédictive de l'évolution à long terme. Ainsi en suivant la population cumulée des deux études présentées dans le tableau ci-dessus, seules les schizophrénies non systématisées présentent des symptômes résiduels au cours de leur évolution (Pfuhlmann et al., 2000).

Le rôle fragilisant si ce n'est déclenchant d'un déficit en oestrogènes est aussi suggéré par la nette augmentation de la probabilité d'admission pour une psychose, qu'elle qu'en soit le type, durant la phase prémenstruelle. Mais avec 88% des admissions qui se produisent durant la seconde moitié du cycle, les psychoses cycloïdes sont encore plus sensibles que les autres psychoses à cet effet (75% pour les psychoses affectives, 67% pour les schizophrénies systématisées et non systématisées). La différence par rapport aux psychoses affectives est non significative, mais en revanche elle le devient par rapport aux schizophrénies systématisées ou non systématisées ($p = 0.02$) (Althaus, Pfuhlmann & Franzek, 2000). Les effets des oestrogènes sur le système dopaminergique sont bien connus, et semblent passer pour l'essentiel par une modification de la transduction du signal du récepteur D2 (Dluzen, 2005).

Admission en fonction du cycle menstruel

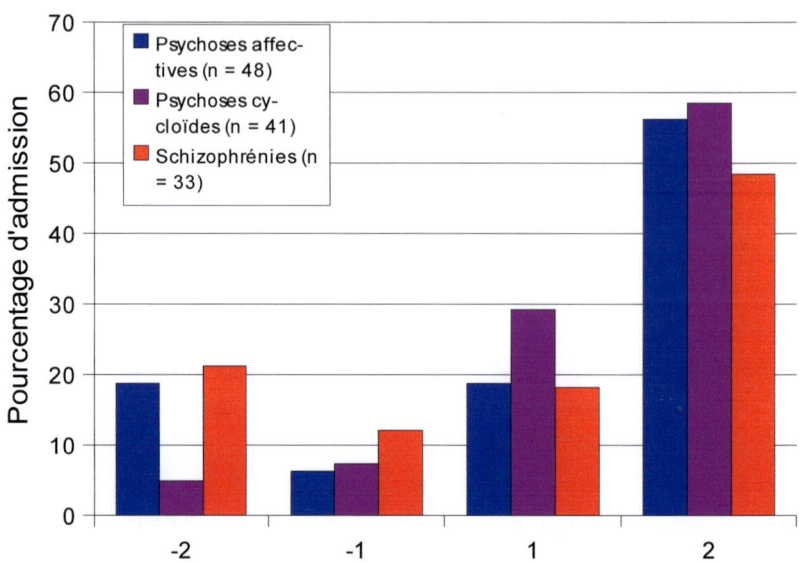

Un autre facteur précipitant possible, qui n'a été que peu exploré, concerne la prise de cannabis. Henry Ey souligne déjà le rôle déclencheur possible du cannabis dans la bouffée délirante aiguë (Ey, 1954, p309-312; Ey *et al.*, 1989, p229). Une étude de 11 cas recueillis prospectivement, a pu déterminer que la symptomatologie des troubles psychotiques induits par le cannabis est semblable à celle des psychoses cycloïdes (Pålsson, Thulin & Tunving, 1982). Une consommation chronique de cannabis pourrait être responsable d'un cours évolutif nettement moins favorable de ce trouble secondairement à l'augmentation de la fréquence de répétition des épisodes (Stöber communication personnelle et observations personnelles). Mais cet effet n'est pas spécifique, certaines schizophrénies non systématisées présentant la même sensibilité.

Toute maladie organique, surtout si elle a un retentissement cérébral, est susceptible de déclencher un épisode de psychose cycloïde : traumatisme crânien (7%), problème cardio-vasculaire (7%) ou endocriniens (10%) (Perris, 1974).

Sur le plan psychologique, les facteurs précipitants peuvent être multiples : problèmes de relation interpersonnelle (divorce, séparation ...) observés jusque dans 22% des cas, difficultés au travail (24%), et contexte social défavorable (27%) (Barcia, 1998, p101). Enfin il semble qu'une grande religiosité (13%) puisse jouer un rôle important dans la thématique des idées délirantes (Perris, 1974).

Marqueurs de faiblesse

Des anomalies de l'anatomie cérébrales sont recherchées pour valider l'idée d'une origine neurodeveloppementale des psychoses cycloïdes. Dans une première étude scanographique présentée lors d'un colloque, les patients cycloïdes présentent une atrophie frontale plus importante que les sujets normaux et les schizophrènes (cité dans (Beckmann & Franzek, 1999). Une étude utilisant le CT scan, observe un plus grand nombre d'anomalies diverses (anomalies ventriculaires, élargissement des sillons ...) dans les psychoses cycloïdes (n = 31) que dans les troubles bipolaires (n = 34) (70% vs. 53%, $p < 0.014$) (Becker et al., 1995). La même tendance est retrouvée sur une nouvelle cohorte de patients, mais le plus faible nombre de sujets peut contribuer à l'absence de résultat significatif (PMD n = 15, cycloïde n = 30) (Supprian et al., 2000). Une autre publication des mêmes auteurs étudiant des patients souffrant d'une psychose endogène révèle une sur-représentation des psychoses cycloïdes chez ceux qui présentent des anomalies du système ventriculaire (asymétrie, élargissement) par rapport à ceux qui n'en ont pas (57 % vs. 11%, $p < 0.01$) (Franzek et al., 1996). Sur une nouvelle cohorte, la comparaison directe de ces deux groupes confirme que l'augmentation de la taille des ventricules est plus importante dans les psychoses cycloïdes (n = 30) que dans les schizophrénies non systématisées (n = 12, $p < 0.062$) (Supprian et al., 2000). Dans la même étude, les comparaisons effectuées sur la base des catégories issues des classifications internationales (DSM-III-R et CIM10) ne permettent aucune conclusion. Cet élargissement des ventricules latéraux est retrouvé par d'autres auteurs chez 27 patients cycloïdes comparés à 27 schizophréniques (non systématisées et systématisées) (+28%, $p < 0.01$) (Falkai et al., 1995). Cependant une étude en IRM de 27 premiers épisodes dont 17 psychoses cycloïdes et 6 schizophrénies, n'a pas retrouvé sur ce plus petit effectif cette anomalie ventriculaire (Falkai et al., 1997). Il en est de même pour une étude en CT scan comprenant 15 premiers épisodes cycloïdes et 22 patients ayant présenté une moyenne de 6 épisodes, comparés à des scans acquis pour d'autres problèmes et considérés comme normaux (Höffler, Bräunig & Ludvik, 1995). La corrélation entre la durée de la maladie et l'élargissement ventriculaire disparaît si l'âge est pris en compte (Höffler et al., 1995; Höffler, Bräunig, Krüger & Ludvik, 1997).

Sur le plan électrophysiologique, les anomalies EEG, observées environ dans la moitié des cas (Barcia, 1998, p105; Perris, 1974; Garrabé & Barcia, 2002) seront détaillées dans la partie consacrée à la physiopathologie (cf. ci-après).

Mentionnons encore que les psychoses cycloïdes se distinguent des autres formes par une amplitude de leur P300 significativement supérieure tant à celle des témoins, qu'à celle de l'ensemble des autres formes de schizophrénies. Les patients bipolaires restent similaires aux témoins (Muller, Kalus & Strik, 2001; Strik *et al.*, 1993; Strik *et al.*, 1996; Strik *et al.*, 1997a; Strik *et al.*, 1997b). D'autres études ne font état que d'une tendance similaire mais non significative entre psychoses cycloïdes et schizophrénies non systématisées (Dormann, 1995).

Il n'y a que fort peu d'explorations sur le plan neuropsychologique. La seule étude ayant utilisé une batterie de test comparant des témoins à des psychoses cycloïdes en rémission, dans les suites d'un épisode aigu, ne rapporte pas de différence (Heidrich & Franzek, 1995). Mais l'effectif est réduit (n = 10) et pour certains tests exécutifs, l'étude statistique montre une tendance au déficit ($p = 0.053$). L'absence de trouble cognitif, tout particulièrement dans les suites d'un épisode semble peu probable, ne serait-ce que du fait que des troubles s'observent aussi dans la maladie bipolaire en phase euthymique (Clark, 2007). Pour la maladie bipolaire, il s'agit pour l'essentiel de trouble de la vigilance, dont les patients se plaignent dans les suites d'un épisode, comme le font les patients cycloïdes. Dans une étude récente dans laquelle 13 sujets sur 17 sont des psychoses cycloïdes répondant au critères de schizophrénie ou de trouble schizoaffectif selon le DSM-IV-R (les autres étant des schizophrénies non systématisées), nous avons mis en évidence un déficit en mémoire de travail spatiale (Luck, Foucher et coll. en préparation). Enfin, un test de perception de la simultanéité que nous interprétons comme un marqueur de la résolution temporelle (Foucher *et al.*, 2007a), montre que celle-ci n'est significativement réduite que dans le groupe de psychoses cycloïdes et de schizophrénies systématisées, et non dans le groupe de schizophrénies non systématisées, pourtant légèrement plus symptomatique que les psychoses cycloïdes ($p < 0.004$). Les schizophrénies non systématisées ne se distinguent pas des sujets contrôles alors que c'est le cas des psychoses cycloïdes et des schizophrénies systématisées (Foucher *et al.*, 2007b).

Enfin Leonhard a proposé des types de personnalité particuliers pour chaque psychose cycloïde. Si les études sur les personnalité prémorbides ne mettent pas en évidence de différences reproductibles par rapport à une population normale (Barcia, 1998, p96; Kirow, 1972; Perris, 1974; Garrabé & Barcia, 2002) elles n'utilisent pas la classification des personnalités de Leonhard.

Sur ce point, il est utile de rappeler la notion de "dégénérescence" inventée au 19ème siècle par Morel. Bien que le terme soit impropre et péjoratif, il n'en reste pas moins qu'il correspond à une réalité clinique de l'époque, sans doute moins évidente actuellement de par la forte réduction d'un certain nombre de facteurs de risque (nutritionnels, toxiques etc...). Morel a utilisé ce terme pour définir un terrain "déséquilibré", "fragile" qui serait responsable, selon lui, de toutes les formes d'aliénation mentale. Magnan, son élève, réutilise ce concept lorsqu'il décrit les bouffées délirantes, dont on oublie souvent que le qualificatif "des dégénérés" lui était accolé. Il décrit par là un "terrain fragile". La bouffée délirante elle-même serait la manifestation de cette fragilité, parmi d'autres stigmates : légères dysmorphies, signes neurologiques mineurs, comportement inhibé, timidité excessive, voire limitations intellectuelles (que l'on retrouve aujourd'hui parfois sous la forme de difficultés scolaires). Nous avons déjà mentionné que le retard mental est un facteur de risque dans le développement d'épisodes de psychose cycloïde. La réalité de ce terrain a suffisamment marqué pour que dans sa conceptualisation initiale, Kleist conserve la terminologie dans ses états crépusculaires épisodiques de dégénérés (cité dans (Ey *et al.*, 1989, p229) avant de refondre ce concept dans celui des psychoses marginales. Ce terrain fragile n'a rien de spécifique, puisqu'il peut aussi s'observer dans les schizophrénies systématisées (alors qu'il n'est vraisemblablement pas plus fréquent dans les non systématisées par rapport à une population normale). Sa fréquence reste modérée et il ne faut pas en faire, loin s'en faut, un signe constant, mais il est possible que la réduction des facteurs de risque d'atteinte ontogénique durant la grossesse, l'accouchement, la croissance etc... ait contribué à la réduction de ce type de manifestation.

Quoi qu'il en soit, un certain nombre de patients cycloïdes présentent des "particularités" qu'il semble préférable d'appeler "personnalité" plutôt que "dégénérescence". Mais ces deux termes soulignent que ces symptômes <u>préexistent</u> à la maladie, et ne seront pas affectés par elle (en revanche ils pourront l'être par le traitement). Il ne faut pas les confondre avec l'émergence de symptômes nouveaux dans les suites d'un épisode, comme c'est le cas pour les schizophrénies non systématisées.

Physiopathologie

L'équipe de Barcia a développé deux pistes d'étude (Barcia, 1998, p93; Barcia, 1999; Garrabé & Barcia, 2002). La première est un trouble du sommeil (un "état de manque"), surtout pour les formes confusionnelles, comme l'a suggéré auparavant Henry Ey (Ey, 1954). La seconde étudie l'association psychose et épilepsie déjà suggérée par des auteurs japonais (Fukuda, 2000; Hatotani, 1996). Pour la première hypothèse, dite de "l'invasion REM", rappelons que jusqu'à 50% des patients présentent un sommeil inefficace pendant une durée prolongée avant l'épisode, presque tous pendant celui-ci (Kojo, 1995). Certains patients (~37%), rapportent dans le cours de l'épisode qu'il ne sont plus tout à fait capable de séparer le rêve de la réalité (Barcia, 1999; Ey, 1954). Lorsque le sommeil est présent en début d'épisode, l'enregistrement de celui-ci met en évidence un déficit en sommeil lent profond ainsi qu'en sommeil paradoxal (cité dans Ey *et al.*, 1989, p231). De plus, les symptômes tendent à s'exacerber dans les périodes précédant et suivant le sommeil (Ey *et al.*, 1989, p239) et à s'accompagner dans certains cas d'un ralentissement de l'EEG signant un déficit marqué de la vigilance (cité dans Ey *et al.*, 1989, p231). En faveur de l'hypothèse "épileptique" qu'il rapproche d'un effet du kindling,[78] rappelons la ressemblance symptomatique des psychoses post-ictales avec les psychoses cycloïdes. A noter que 40% des psychoses cycloïdes présentent un apparenté ayant souffert d'épilepsie, ce qui est supérieurs aux taux observés chez les apparentés de PMD ou de schizophrénies (Perris, 1991). Les anomalies EEG sont connues depuis le travail de Perris qui estime leur fréquence à 50% des patients (Perris, 1974). Dans une étude de 92 cas de psychoses cycloïdes, 15 ont des antécédents de crises d'épilepsies précédant l'apparition de la psychose, 19 en font an cours de l'épisode psychotique, et 7 présentent un tracé EEG avec des foyers temporaux hypersynchrones (soit 37% d'épileptiques et 44% si on intègre les EEG évocateurs). Dans une autre cohorte 51% des cas présentent un EEG irrégulier avec des dysrythmies paroxystiques temporo-limbiques, et les antécédents comitiaux se retrouvent chez 26% des patients (Barcia, 1998, p106; Garrabé & Barcia, 2002). Sur un suivi longitudinal de 30 ans, 7 des 10 patients souffrant de psychoses atypiques dont le descriptif correspond à des psychoses cycloïdes, présentent une ou des crises d'épilepsies, le plus

---

[78] Il s'agit d'une procédure de stimulation électrique répétitive ou d'instillation de substances chimiques, qui par leurs répétitions vont entraîner une excitabilité anormale allant jusqu'au déclenchement de crise épileptiques spontanées. Le tissu ainsi préparé présente souvent un fonctionnement anormal même en dehors des crises.

souvent partielles (Fukuda, 2000). Certains patients cycloïdes présentant, lors d'une période cliniquement silencieuse sur le plan psychiatrique un EEG de surface qui reste sans particularité, alors que les enregistrements effectués avec des électrodes sphénoïdales[79] montrent l'existence de trains de spikes (Barcia, 1997; Garrabé & Barcia, 2002; Health, Mickle & Monroe, 1955-1956).

Correspondance avec la CIM et le DSM

Dans la nosographie internationale, ces formes sont censées être représentées par le troubles psychotique bref dans le DSM-IV, et les psychoses aiguës polymorphes dans la CIM-10. Le premier est inclus dans ces dernières, mais l'inverse n'est pas vrai (Pillmann & Marneros, 2007). En réalité, les psychoses cycloïdes se distribuent entre les troubles psychotiques brefs (DSM-IV), les troubles schizophréniformes (DSM4), les psychoses aïgues polymorphes (CIM-10), les troubles schizo-affectifs et les schizophrénies. En aucun cas, il n'est possible de conclure qu'un trouble schizophréniforme (DSM) ou qu'une psychose aiguë polymorphe (CIM) soit une psychose cycloïde, même si les caractéristiques sont assez proches (Marneros & Pillmann, 2004; Pillmann & Marneros, 2007). Bien entendu, il s'agit pour la CIM et le DSM de diagnostic d'épisodes et non de maladies. Ainsi 25% des psychoses aiguës polymorphes de la CIM-10 présentent dans les 7 ans qui suivent un épisode considéré comme schizophrénique ou schizo-affectif, même si l'évolution semble bien être récurrente sans persistance de symptômes entre les épisodes (Marneros & Pillmann, 2004; Pillmann & Marneros, 2007). Les équivalences avec les deux grandes classifications internationales sont données dans le tableau suivant (Pfuhlmann, Franzek & Beckmann, 1999a).

Psychoses cycloïdes (n=27)

DSM III R		ICD 10	
Schizophrénie	15%	Schizophrénie	15%
Trouble schizo-affectif	48%	Trouble schizo-affectif	40%
Trouble schizophréniforme	26%	Psychose aigue polymorphe	37%
Trouble délirant	7%	Trouble délirant	3%

---

[79] L'EEG de surface n'explore pour l'essentiel que la convexité du cerveau. Aussi pour avoir accès à la base du cerveau et tout particulièrement aux régions temporales internes, utilise-t'on des électrodes que l'on place au contact de l'os sphénoïde en traversant les muscles de la joue.

Leonhard a insisté sur l'absence de spécificité des symptômes de premier rang[80]. Ceux de Schneider sont retrouvés dans 50 à 60 % des cas lorsque le diagnostic est posé selon les critères de Leonhard, de Perris et coll. ou selon la CIM-10 (trouble psychotique aiguë polymorphe) (Beckmann *et al.*, 1990a; Brockington *et al.*, 1982b; Cutting *et al.*, 1978; Maj, 1988b; Marneros & Pillmann, 2004; Pillmann & Marneros, 2007). Tous peuvent se rencontrer : commentaire des actes, voix qui conversent l'une avec l'autre, insertion ou diffusion de pensées, et plus rarement syndrome d'influence... Dans une étude sur une population de femmes chez lesquelles le trouble est survenu en post-partum, la proportion de psychoses cycloïdes présentant un symptôme de premier rang de Kurt Schneider est de 40 % (Pfuhlmann *et al.*, 1998b).

Enfin, ces psychoses cycloïdes peuvent expliquer pourquoi, parmi les patients rigoureusement classés comme schizophrènes dans l'International Pilot Study of Schizophrenia, le suivi à 2 ans montre que 17% ne présentent pas de symptômes résiduels et rechutent sous la forme d'épisode classés comme affectifs (Sheldrick, Jablensky, Sartorius & Shepherd, 1977). On peut se demander dans quelle mesure, la présence de ces psychoses cycloïdes au sein de ce que nous définissions comme des schizophrénies n'est pas responsable en partie de l'observation de rémission voir de guérison[81] particulièrement depuis l'avènement des neuroleptiques atypiques.

---

80 Selon Kurt Schneider (Schneider, 1948), un certain nombre de symptômes seraient caractéristiques d'une schizophrénie :
 1. Audition de voix ou pensées exprimées à voix haute
 2. Voix qui argumentent entre elles
 3. Voix qui commentent le comportement ou les pensées
 4. Perceptions délirantes
 5. Expériences d'influences corporelles
 6. Expériences d'influences des pensées
 7. Impulsions provenant d'influences extérieures
 8. Volonté contrôlée par des forces extérieures
 9. Pensées volées par des forces extérieures ou d'autres personnes
 10. Interférences de pensées par d'autres pensées
 11. Publication de pensées.

Bien que la majorité des études ait conclu à leurs absence de spécificité, certains sont restés dans les criteriologies internationales.
Leonhard a tout particulièrement mis en garde les psychiatres, de ne pas utiliser les noms de certains de ces symptômes devant les patients, de peur qu'ils s'en saisissent alors que ce qu'ils vivent ne correspond pas véritablement aux noms en question. Ainsi le syndrome d'influence, le retrait de pensée, l'insertion de pensée etc... peuvent être reconnus par le patient comme étant ce qu'ils vivent, alors qu'une analyse plus poussée met en évidence qu'il s'agit le plus souvent d'une comparaison ("comme si") ou d'une interprétation dans les psychoses cycloïdes, alors qu'il s'agit de l'expérience vécue par certains schizophrènes (Leonhard, 1991, p15).

81 On parle de rémission lorsque le patient présente une période continue de plus de 6 mois avec une symptomatologie ≤ 3 à la PANSS (Andreasen *et al.*, 2005). La notion de guérison, bien qu'elle ne fait pas consensus correspondrait à une période sans symptôme de plus de 24 mois associée à une réinsertion sociale voir une bonne estimation de la qualité de vie.

Selon Leonhard le traitement par neuroleptiques pourraient entraîner une composante déficitaire qui ferait classer le trouble parmi les schizophrénies. Dans la nosographie française, ces psychoses cycloïdes seraient sans doute en partie classées comme schizophrénies, en partie comme des formes de bouffées délirantes aïgues (± récidivantes) (Ey *et al.*, 1989, p224), et pour finir comme des psychoses confusionnelles (pour certaines formes cycloïdes confusionnelles et motrices) (Ey *et al.*, 1989, p235). Les bouffées délirantes et les psychoses confusionnelles présentent en effet le même caractère polymorphe que les psychoses cycloïdes. Pour les premières, on se réfère le plus souvent à la description de Valentin Magnan (1835-1916)[82], bien qu'il les décrive comme un "coup de tonnerre dans un ciel serein". Legrain, observe que certaines formes ont un début plus progressif tout en ayant une symptomatologie polymorphe et un bon pronostic. Si Magnan les dit "sans conséquence, sinon sans lendemain", la statistique de Henri Ey ne reconnaît cette évolution que dans un tiers des cas (31%), dans un autre tiers, le tableau récidive (28%) et dans le dernier tiers (41%) évolue vers une schizophrénie (Ey *et al.*, 1989, p540). La bouffée délirante aiguë a été opérationnalisée par Pull et coll. (Pull, Pull & Pichot, 1987). On retrouve aussi un tableau de psychose polymorphe aiguë dans les psychoses réactives non processuelles de l'école Scandinave[83] (Wimmer, 1916), et la psychose atypique de Mitsuda[84]. Mais aucune étude n'évalue le degré de recouvrement de ces définitions avec celle des psychoses cycloïdes. La psychose schizo-affective aiguë de Jacob Kasanin, aussi considérée comme proche, s'avère recouvrir partiellement la même entité (kappa de 0.42 avec les psychoses cycloïdes selon les critères de Perris, surtout en raison du début aigu – n = 33) (Brockington *et al.*, 1982b). Historiquement on s'est longuement interrogé sur le degré de parenté de ces psychoses aiguës avec la PMD, en raison de

---

82 Magnan semble n'avoir décrit que tardivement ce trouble dont on lui attribue la paternité (Ey, 1954, p. 202). La première trace écrite de cette tradition initialement orale de l'école de St Anne, apparaît dans la thèse de son élève Legrain (Legrain, 1886).
83 Bien que ce rapprochement soit classique, le caractère réactif semble proche du caractère psychogène. Or Leonhard définit des formes endogènes. Néanmoins il s'agit probablement bien d'une entité proche pour laquelle la présence d'un élément déclenchant a été avancé. On sait que ce denier est très inconstant, même lors du premier épisode (~30%).
84 Les psychoses atypiques sont censées correspondre au mélange d'une composante schizophrénique et d'une composante bipolaire : début aigu, évolution périodique, pronostic meilleur que les typiques dont le début est insidieux et qui évoluent vers une détérioration (schizophrénies systématisées). Les symptômes résiduels ne sont pas rares (~15% des cas) (Mitsuda, 1968). Par rapport aux classifications internationales les psychoses atypiques correspondraient aux troubles schizo-affectifs. Par rapport à la classification de Leonhard, elles correspondraient à un mélange de schizophrénies non systématisées et de psychoses cycloïdes. Ce concept encore très utilisé au Japon a été opérationnalisé (Toyoda, Yoneda, Asaba & Sakai, 1988), et a contribué à motiver l'élaboration de la catégorie des psychoses aiguë polymorphe de la CIM-10.

la fluctuation de l'humeur toujours présente en arrière plan, et de l'évolution du trouble (Ey, 1954). Cependant à l'inverse de la PMD, les psychoses cycloïdes ne présentent pas d'hérédité croisée et rarement un caractère héréditaire (Jabs et al., 2006; Pfuhlmann et al., 2004). En pratique, si on utilise les critères de Perris, les patients souffrant de psychoses cycloïdes ne sont pas fréquemment classés parmi les troubles affectifs (kappa = 0.08) (Brockington et al., 1982a; Brockington et al., 1982b).

Commentaire :

> Le problème de toutes ces définitions est qu'elles ne décrivent qu'un épisode psychotique polymorphe bref à composante affective disparaissant sans séquelle. La grande nouveauté qu'introduit Leonhard est d'avoir différencié parmi ces troubles ceux qui malgré la récidive continueront à guérir après chaque épisode, c.-à-d. les psychoses cycloïdes, de ceux qui entraîneront un état déficitaire ou productif chronique lors des récidives, c.-à-d. les schizophrénies non systématisées. Parce que nous ne les différencions pas, l'attitude actuelle qui consiste à prescrire un neuroleptique 1 à 2 ans après un premier épisode psychotique ou 5 ans dans les suites d'une récidive est arbitraire. Dans le cas d'une psychose cycloïde le maintien d'un neuroleptique entre les épisodes ne devrait pas être systématique, inversement dans une schizophrénie non systématisée, la durée de 5 ans est probablement insuffisante. Cette approche clinique n'a malheureusement pas été employée dans les études cherchant à évaluer le traitement discontinu (Gaebel & Riesbeck, 2007).

Les différentes formes de psychoses cycloïdes sont résumées dans les annexes 1a-c et comparées aux schizophrénies non systématisées.

La psychose anxiété-félicité (*Angst-Glücks-Psychose* – *Anxiety-happiness psychosis, anxiety-elation or anxiety-bliss psychosis*)[85]

Il s'agit d'une forme prédominant sur les émotions. Les troubles psychotiques sont fréquents et parfois intenses, mais doivent pouvoir se comprendre

---

85 La traduction n'est pas sans posé problème, car Glück signifie surtout chance, mais aussi bonheur. Bien que cette dernière signification se rapproche sans doute plus de ce que veut signifier Leonhard, le terme bonheur ne nous paraît pas approprié dans une description du trouble. La traduction anglaise est "anxiety-happiness psychosis". Dans la traduction de Jean Garabé, du texte espagnol de Demetrio Barcia, le terme utilisé était "angoisse-félicité" (*angustia-felicidad*) (Garrabé & Barcia, 2002). Parfois il s'agit plus que d'une félicité, puisque le sentiment confine au divin avec une sorte d'extase, de béatitude.

comme émanant du trouble émotionnel. Comme les phases dépressives sont plus fréquentes que les phases maniaques, la psychose anxieuse est plus fréquente que la psychose de félicité. Une observation attentive montre que fréquemment, les phases d'anxiété sont <u>fluctuantes</u>, émaillées de périodes courtes de félicité (une heure ou moins) durant lesquelles le sujet exprime des idées religieuses de salut ou se dit être l'élu. Cette instabilité (ou mixité) permet d'affirmer le caractère bipolaire du trouble.

<u>La psychose anxieuse</u>

La peur d'être tué ou torturé, de perdre des gens de son entourage ou des idées de mort sont classiques[86]. Cette peur se lit sur le visage et se traduit dans le comportement du sujet. Elle est mêlée à des <u>idées de référence</u> et de <u>méfiance</u>. Plus rarement le patient à l'impression d'une catastrophe imminente, une impression de fin du monde. Ces idées se développent d'elles-mêmes, mais se trouvent renforcées par des événements survenus dans l'entourage que le patient réinterprète, et auxquels il attribue un <u>sens caché</u> (*Bedeutungsideen*). Parfois ces interprétations sont floues, mais si les idées de référence ne se fondent pas sur des événements survenus dans l'environnement, et si la perplexité prédomine, un diagnostic de psychose confusionnelle doit être envisagé. On retrouve alors des idées de sens caché ou de signification*[87] (cf. psychose confusionnelle). Parfois se greffent des expériences d'<u>illusions</u> ou d'<u>hallucinations</u> acoustico-verbales (surtout pseudo-hallucinations*) ou visuelles[88]. La fluctuation entre idées de référence et hallucinations, sans parvenir à faire la part des choses est caractéristique de la psychose anxiété-félicité : le patient a-t-il senti une menace, ou a-t-il entendu une conversation entre deux individus qui le menaçaient de mort ? Parfois il y a des sensations hypochondriaques (hallucinations cénesthésiques) : le sujet a des sensations de chaleur, de chatouillement ou des tremblements dans le corps. Parfois il se dit influencé dans son corps. Peuvent également apparaître des idées d'infériorité, de culpabilité et occasionnellement des éléments de dépersonnalisation et de déréalisation.

---

86 Des ruminations sur la mort sans idée de suicide, des idées délirantes à propos de la mort de proches ou dans le cas extrême des expériences hallucinatoires visuelles en rapport avec des cadavres (Garrabé & Barcia, 2002; Perris, 1974).
87 Le sujet a l'impression que tout prend sens.
88 Il n'y a pas de différence d'incidence des hallucinations entre les psychoses cycloïdes et les schizophrénies. Mais il y a des différences dans l'interprétation. Par exemple, pour les hallucinations olfactives, dans les schizophrènes le patient les vit comme émanant de son propre corps et comme perçues par l'entourage, alors que dans les psychoses cycloïdes, le patient est saisi par une odeur donnant l'impression de venir du dehors, ressemblant à ce que l'on peut observer lors des crises uncinées (Tsutsumi, 1965), cité dans (Barcia, 1999; Garrabé & Barcia, 2002).

L'ensemble <u>fluctuent dans le temps</u>, un symptômes prenant le dessus quelque temps pour être remplacé par un autre (caractère polymorphe).

L'humeur de fond est l'<u>anxiété</u>, et plus celle-ci est intense, plus la probabilité d'une psychose anxieuse est élevée par rapport à la paraphrénie affective. L'expression de cette anxiété est variable, le patient peut se lamenter, gémir, crier, prier et repousser toute tentative de le réconforter. L'excitation qui l'accompagne dépasse celle que l'on peut observer dans la dépression agitée. Parfois le patient reste rigide, immobile, l'anxiété ne se lisant que sur son visage. Soudain il peut s'agiter sans raison.

Des éléments des autres psychoses cycloïdes peuvent se mêler au tableau, telle une akinésie non justifiée par la seule anxiété, ou une perplexité anxieuse, mais chaque élément ne dure pas longtemps. Leonhard reconnaît que dans certains cas, il est difficile de faire la part des choses entre les différentes formes de psychoses cycloïdes, mais précise qu'avec la rétrocession des symptômes, on retrouve la clinique caractéristique de la psychose anxieuse. Lorsqu'une dépression s'additionne à l'anxiété, et que la forme est bénigne la clinique peut mimer celle de la dépression agitée. Lorsque l'anxiété prédomine avec des idées de référence, le tableau peut ressembler à une dépression suspicieuse. D'autres cas peuvent simuler un tableau de psychose maniaco-dépressive.

<u>La psychose de félicité</u>[89]

La psychose de félicité ressemble à l'<u>euphorie exaltée</u>. Le patient est aussi stimulé par d'importantes idées de grandeur, confinant au divin. Il cherche aussi à rendre heureux son entourage, en apportant la paix par exemple. Si l'homme se croit l'élu de dieu[90] et/ou dispose d'une fortune considérable, la femme reporte parfois ses idées de grandeur sur sa progéniture (célébrité, richesse...)[91]. Le patient attend un grand événement, par exemple le jour du

---

[89] Le terme de félicité (confinant par fois à la béatitude) reflète le caractère peu actif de cette psychose. Le sentiment a été décrit sous le terme d'extase, de félicité (Barcia, 1999; Garrabé & Barcia, 2002) ou de sensation océanique (Perris, 1991).

[90] Le sujet rapporte fréquemment des expériences d'illumination, d'extase mystique. Il ne peut ni en expliquer l'origine, ni les rattacher à quelque circonstance externe que ce soit. C'est pourquoi il parle de révélation (Wernicke parle d'idées autochtones, nous parlerions d'insertion de pensée, ou parfois de mécanisme intuitif) (Barcia, 1999). « Alors que le maniaque tire de son expérience vécue son sentiment de puissance, le psychotique inspiré, se sent ébranlé et étonné, et lorsqu'il fait des choses importantes ce n'est pas qu'il a un pouvoir, mais c'est parce que c'est un don de Dieu. Enfin, alors que le maniaque, lorsqu'il guérit de son accès, cherche à oublier ce qu'il a vécu, le patient cycloïde qui a vécu des épisodes d'extase tend à les interpréter comme des expériences enrichissantes à ne pas oublier. » (Garrabé & Barcia, 2002). Les anglo-saxon utilisent parfois le terme de "*noesis*" pour décrire l'impression d'une révélation, d'une illumination, associée avec la sensation d'avoir été élu pour faire de grandes choses.

[91] Curieusement, Leonhard ne rapporte pas d'érotomanie.

jugement dernier. Parfois tout se construit à partir d'expérience de pseudo-hallucination, le plus souvent sur la réinterprétation de faits s'étant déroulés autour d'eux : une remarque anodine est prise pour un appel divin. On peut retrouver aussi des confabulations (Fish, 1962, p94). Comme dans le pôle anxieux, à l'acmé du trouble peuvent apparaître des éléments d'incohérence de la pensée (comme dans la psychose confusionnelle), d'hyperkinésie ou de rigidité des postures (comme dans la psychose motrice). Parfois le patient reste sans bouger pendant de longues périodes. Dans une forme modérée, la psychose de félicité peut ressembler à la phase maniaque d'une PMD intégrant élation de l'humeur, hyperactivité, fuite des idées[92]. Un autre diagnostic différentiel reste celui d'une psychose affective.

L'affect dans la psychose anxiété-félicité est non seulement excessif, mais aussi versatile, changeant rapidement d'intensité voire de polarité. Tant dans la phase anxieuse que dans la phase de félicité, il y a de fortes fluctuations de l'humeur, parfois induites par des événements : une prise de sang qui précipite une attaque anxieuse, la visite d'un prêtre qui entraîne une vague d'émotions extatiques. L'alternance rapide entre anxiété et félicité va entraîner un mélange des idées des deux pôles le plus souvent sous la forme d'une idée de sacrifice de soi-même. On observe aussi souvent un décalage entre idées et émotions donnant l'impression d'affects inappropriés. De plus, comme dans la PMD, les formes sont parfois incomplètes : une anxiété importante sans agitation intérieure, une grande extase sans hyperactivité. Parfois même, l'émotion exprimée verbalement est totalement différente de celle manifestée sur le visage (ambivalence émotionnelle ou discordance). Le changement entre les deux pôles anxieux et extatique entraîne l'expression d'idées contradictoires (ambivalence intellectuelle). Cette labilité avec des changements soudains et l'incomplétude des pôles est beaucoup plus importante que dans la PMD. Le patient passe rapidement d'un pôle à l'autre au cours du même épisode (ce que certains considèrent comme un état mixte).

Si le trouble survient sur un tempérament exubérant, le patient est plus agité dans la phase de félicité. Mais pour Leonhard le tempérament résiduel est généralement de type anxiété-félicité se manifestant par des modifications

---

[92] Les anglo-saxons (et nous-même sans doute), avons du mal à voir la différence avec une manie (Brockington *et al.*, 1982a). Selon Perris, le terme d'extase est mieux approprié à cet état. En effet, le patient est plus souvent calme que hyperactif. Il ressent une joie intense, presque toujours accompagnée d'un sentiment de savoir universel, d'une potentialisation de ses capacités perceptives, d'une impression de contact avec Dieu, sans fuite des idées, logorrhée ou distractibilité (Perris, 1974). Il n'y a pas d'irritabilité comme dans la manie, mais un sentiment d'illumination, le patient voulant faire le bonheur des autres.

fortes et soudaines de l'état émotionnel. Ce type de tempérament se retrouve aussi plus volontiers chez les apparentés. Le trouble semble réparti à égalité entre les deux sexes. Chez la moitié des patients, les phases d'anxiété prédominent par rapport aux phases de félicité. L'âge de début est de 35.5 ans (de 14 à 69 ans). Le nombre moyen de cycles à la fin de la période d'observation est inférieur à celui d'une PMD : 2.4. La durée des épisodes est inférieure à ceux de la PMD, puisqu'il est de 3.9 mois.

Leonhard dans une étude de jumeaux note que sur 6 paires de jumeaux homozygotes, seule une des paires est concordante pour le diagnostic, et les 4 paires dizygotes sont discordantes. Enfin à titre anecdotique on peut signaler que Van Gogh présente des similitudes cliniques troublantes avec cette entité clinique (Leonhard, 1992, p35; Strik, 1997).

La psychose confusionnelle excitée-inhibée (*Erregt-gehemmte Verwirrtheitspsychose – Excited-inhibited confusion psychosis or excitation-retardation psychosis with confusion*)

Il s'agit fondamentalement d'un trouble de la pensée[93]. Le patient n'est pas totalement confus. L'orientation dans l'espace est souvent mieux préservée que l'orientation dans le temps. Pendant l'anamnèse le patient déclare ne pas se souvenir de ce qui s'est passé, mais seulement de faits isolés qu'il a vécu comme dans un rêve. Ces patients dorment en général mal les nuits qui précèdent l'accès. Ils confondent fréquemment rêve et réalité (Ey, 1954; Garrabé & Barcia, 2002).

Phase d'inhibition

Il s'agit d'une phase de stupeur*, le débit verbal s'arrête, laissant place à un mutisme cachant une inhibition des pensées[94]. Ceci peut être déduit du fait que les mouvements exigeant une réflexion sont absents, à l'inverse des mouvements automatiques et des mouvements sur commande qui sont préservés : le patient peut s'habiller sur commande. Les mouvements sont ralentis, sans doute par absence de dynamisme (*'drive'* des anglo-saxons). Il y a aussi un appauvrissement des mouvements expressifs, en particulier faciaux. Il n'y a pas de rigidité. Tout cela différencie la stupeur* de l'akinésie. L'inhibition, le ralentissement de la pensée est tel que le patient a des difficultés à interpréter ce qui se passe autour de lui, tout lui paraît étrange

---
[93] Il s'agit de la forme qui a le plus retenu l'attention de Henry Ey dans sa description des bouffées délirantes aiguës (Ey, 1954, p200-324).
[94] On perçoit le grand effort que doit faire le malade pour penser (Garrabé & Barcia, 2002).

(déréalisation), amenant à une certaine perplexité. Comme le patient ne s'exprime que peu, ou pas, on ne sait qu'après l'épisode quelles idées le sujet avait en tête. Il cherche la signification de ce qui se passe autour de lui : un questionnement perplexe aboutit à des idées de signification*, souvent associées à une peur menant à des idées de référence. Il a peur que quelque chose se trame contre lui : des choses lui sont cachées, tout n'est qu'une mise en scène, de la magie est pratiquée sur lui, la nourriture a un goût étrange, il y a trop de gens qui vont et viennent, les voitures vont trop vite etc... Quand le trouble s'installe brutalement, il peut avoir l'idée qu'on on a drogué son verre, qu'on l'a hypnotisé. Si les idées de référence se voient aussi dans la schizophrénie, elles ne s'accompagnent pas d'une inhibition ou une anxiété aussi sévère. Des hallucinations acoustico-verbales surviennent fréquemment dans ce contexte, parfois visuelles et somatopsychiques[95].

Phase d'excitation

Le symptôme essentiel est une logorrhée incohérente, reflétant l'incohérence de la pensée. Mais cette incohérence du discours ne correspond pas à un excès de fuite des idées comme dans la manie confuse. Bien qu'une fuite des idées puisse se voir, elle est peu fréquente lorsque le trouble est modéré et elle est alors souvent masquée par l'incohérence des propos. Dans cette forme modérée, le trouble de la pensée est une incohérence du choix thématique : le patient va parler de choses sans lien avec le sujet en cours[96]. Mais il ne s'agit pas d'une distractibilité en rapport avec un stimulus de l'environnement comme dans la manie. Le sujet va répondre à côté de la question. Bien que le choix du thème manque de logique, chaque question amenant une nouvelle histoire, le discours n'est pas illogique et l'on arrive à suivre les changements de thèmes. La digression thématique est différente de celle qui est observée dans la fuite des idées ou ces dernières s'enchaînent dans un flux dynamique. Dans le cas de la psychose confusionnelle excitée, le sujet reste classiquement sur un thème un instant avant de sauter à un autre. Mais parfois le trouble est tellement sévère que ce changement s'opère à chaque phrase.

---

95 Les patients décrivent fréquemment un sentiment d'étrangeté, d'irréalité de ce qui les entoure, avec la plainte fréquente que le monde a pris une couleur terne, vide, sans vie (déréalisation) (Brockington *et al.*, 1982a) observations personnelles. Si on leur laisse le temps et si on continue à leur parler, ces malades sont souvent en proie à des émotions psychomotrices d'une grande expressivité avec de brusques changements. Lorsque se produit la rémission, l'épisode reste plein d'étrangeté pour le patient (Garrabé & Barcia, 2002).
96 Diffluence, mélange de réponses à côté de la question, de digressions et de coq à l'âne. Il s'agit de ruptures dans la ligne directrice de la pensée, mais il reste possible de comprendre le lien entre les pensées. En anglais "*derailement*" (déraillement).

> *Exemple d'une suite de propos rapporté par une patiente : "Le Kaiser a une conscience coupable - Où est mon mari, où est le Kaiser, où est le pasteur - Qui a déjà vu le bon Dieu - Bénis soient ceux qui croient sans avoir vu - Je veux un anneau, même s'il est seulement fait de fer blanc - Alors je prendrai mes vêtements et je partirai - Donnez moi de l'eau pour me laver les mains."*

Le plus souvent, le trouble n'est pas aussi sévère et le patient passe d'un élément de sa vie, à l'actualité politique, à un évènement survenu dans le service, alors qu'on le questionne sur son bien-être. Chaque thème est maintenu un certain moment avant de passer à un autre. Ce trouble du cours de la pensée est aussi étudié par les successeurs de Leonhard, qui confirment par l'analyse des enregistrements des propos des patients qu'il s'agit bien essentiellement d'un trouble d'organisation thématique[97] et de direction du discours, mal orienté vers sa cible[98]. Autrement dit la désorganisation siège au niveau de la structuration du discours car les concepts et les idées restent agencées de façon compréhensible (Pfuhlmann, Franzek & Stober, 1997a). Cet aspect se différencie de la désorganisation de la cataphasie (cf. plus bas).

Il peut y avoir des <u>erreurs d'identification des personnes</u>, souvent transitoires et exprimées sur un ton badin ou enjoué. Il n'y a pas de reconnaissances absurdes comme on l'observe dans la paraphrénie fantastique. On observe fréquemment des idées de référence et des hallucinations acoustico-verbales.

Dans le cas où la symptomatologie est discrète, le trouble imite la PMD. Une <u>élation de l'humeur</u> est <u>fréquente</u>. Face à une manie confuse, il est difficile de savoir si on a affaire à une psychose confusionnelle, ou a une PMD. Néanmoins la présence d'erreur d'identification des personnes est en faveur d'une psychose confusionnelle. L'hyperactivité peut accompagner cette phase d'incohérence, posant des problèmes de frontière avec la psychose motrice. De même il peut être difficile de différencier la confusion inhibée de la dépression stuporeuse, d'autant qu'une coloration dépressive soit possible dans la première. Enfin un affect anxieux, lorsqu'il est présent, rend délicat la distinction avec la psychose anxiété-félicité. Il est vrai que les psychoses

---

[97] Ceci correspond à la notion de 'diffluence' ou de relâchement des associations : trouble de l'association des idées caractérisé par des digressions incontrôlables et sans rapport entre elles. Mais la distinction avec la forme observée dans la manie est spécifique à l'école de Wernicke-Kleist-Leonhard.

[98] Ceci est appelé tangentialité dans l'échelle de la SANS (Scale for the Assessment of Negative Symptoms) : incapacité à faire des associations de pensée qui soient dirigées vers un but.

confusionnelles anxieuses sont plus fréquentes que des psychoses anxieuses confuses. L'akinésie accompagnant fréquemment la phase d'inhibition, il se pose le diagnostic différentiel avec la psychose motrice. La superposition entre les formes peut faire penser qu'il s'agit de deux expressions du même trouble, mais souvent dans la famille, une forme prédomine nettement. Une élation de l'humeur peut parfois s'observer dans la phase inhibée. En fait dans les deux phases, il existe une fluctuation rapide de l'humeur de la même façon qu'elle est observée dans la psychose anxiété-félicité.

Le traitement curatif le plus efficace serait l'ECT. Mais en l'absence d'étude randomisée dans la littérature, la validité de ce traitement repose sur l'expérience (Barcia, 1998; Brockington *et al.*, 1982a; Ey, 1954; Garrabé & Barcia, 2002; Neumann & Schulze, 1966; Perris, 1974; Schulze & Neumann, 1966). Les benzodiazépines bien que d'efficacité moindre que dans la forme motrice akinétique doivent être envisagées même dans la forme inhibée. Les antidépresseurs ont un effet variable. Souvent proposés en raison de la tristesse de l'humeur, ils se sont avérés occasionnellement efficaces pour certains (Perris, 1974). Ils peuvent cependant entretenir le trouble, de la même façon que dans la dépression bipolaire. La place des neuroleptiques reste à définir. Parce que la pathologie s'accompagne des troubles du sommeil et en raison de sa clinique onitroïde, l'équipe de Barcia a proposé de traiter ces patients par des substances pro-cholinergiques (anticholinesthérasiques), et aurait obtenu des effets "spectaculaires" (Garrabé & Barcia, 2002).

L'âge moyen de début est de 27.9 ans (de 13 à 52 ans). Le sexe-ratio est proche de 1 (0.84). Le nombre moyen de cycles à la fin de la période d'observation est de 3.2. La durée des épisodes est inférieure à celle qui est observée dans la PMD, puisqu'elle est de 3.1 mois.

Cette forme, selon Leonhard s'accompagne moins fréquemment d'une psychose dans la fratrie en comparaison aux autres (1.75 vs. 3.1 et 3.3 respectivement pour la psychose anxiété-félicité et la psychose motrice). Il pense qu'il est possible de repérer entre les épisodes un tempérament de pensées excitées ou inhibées. Il se manifesterait par des variations de l'attention ou de vitesse d'expression dans la conversation. Enfin à titre anecdotique, on peut rapprocher les troubles de Gérard de Nerval de ce type de tableau (Ey, 1954, p225).

Commentaire

Nous avons vu que pour Leonhard un état stuporeux ne peut s'observer que dans des troubles bipolaires. Mais les causes d'état stuporeux sont légion en neurologie, et doivent autant que possible être éliminés. On pense avant tout à un processus lésionnel (tumeur, AVC, encéphalite...), métabolique, toxique ou épileptique, d'où la réalisation d'un examen clinique (hypertension intracrânienne, signe de focalisation), d'un bilan métabolique et toxique, d'un EEG et d'une imagerie systématique face à cette symptomatologie. A noter en particulier l'hypersomnie idiopathique ou syndrome de Klein-Levin, qui s'accompagne parfois d'une irritabilité confuse lorsque le patient est réveillé. La notion d'une hypersomnie doit entraîner un enregistrement du sommeil durant un épisode (il objectivera un allongement du sommeil normal, et une pauvreté en sommeil lent profond). Enfin la stupeur récurrente idiopathique doit être envisagée, surtout chez le sujet âgé. Il s'agit d'épisodes de stupeur durant quelques heures à quelques jours, survenant de façon inopinée. Durant l'épisode, l'EEG objective un rythme rapide (13-16Hz). L'observation de taux élevé d'endozépine-4 (un ligand endogène du site de régulation benzodiazépinique du Rc GABA) chez ces patients à conduit à leur traitement par flumazenil (ANEXATE®), qui entraîne un éveil. Il ne faudra pas le confondre avec un état de mal non convulsif du sujet âgé, qui survient souvent sur un sevrage aux benzodiazépines. L'injection de benzodiazépine durant l'enregistrement permet la normalisation du tracé et du comportement.

Psychose motrice hyperkinétique-akinétique (*Hyperkinetisch-akinetische Motilitätspsychose – Hyperkinetic-akinetic motility psychosis or hyperkinetic-akinetic psychoses*)

Il s'agit d'une atteinte primaire de la motricité et de la volonté. L'akinésie et l'hyperkinésie ne dépendent pas d'un trouble primaire de la pensée ou des émotions, donc pas de ce que Leonhard nomme un état mental supérieur[99]. Les mouvements atteints sont surtout les mouvements expressifs, qui restent

---

[99] On retrouve cette distinction opérée par Wernicke entre des troubles moteurs primaires (la psychose motrice) ou des troubles moteurs secondaires (PMD, autres psychoses cycloïdes). Ainsi rien n'interdit de rencontrer ces troubles dans les autres formes, simplement ils sont considérés comme secondaires à un trouble émotionnel ou de la pensée.

en rapport avec le contenu de l'état mental supérieur. Si le tableau peut remplir les critères actuels d'une catatonie* tels qu'ils sont définis dans le DSM, Leonhard réserve ce terme aux formes schizophréniques de moins bon pronostic. En effet, pour lui une catatonie doit se manifester par la perturbation <u>qualitative</u> des mouvements. La psychose motrice ne correspond qu'à des variations <u>quantitatives</u> (Pfuhlmann & Stober, 2001).

<u>Phase akinétique</u>

Le pôle akinétique correspond à une inhibition psychomotrice pure, bien reconnaissable par l'<u>atteinte des mouvements involontaires</u> (réactifs et dans une moindre mesure expressifs). Dans les stupeurs* perplexes où il s'agit d'un appauvrissement et d'un ralentissement de la pensée, seuls les mouvements nécessitant une activité préparatoire sont atteints, les mouvements automatiques sont épargnés, et les mouvements expressifs peu diminués. Dans la psychose motrice en phase akinétique, les mouvements automatiques ont disparu et les mouvements expressifs apparaissent rigides, guindés. Ainsi le patient ne va pas réajuster sa position ou en changer spontanément, malgré un inconfort. Le patient n'exécute pas ce qu'on lui demande, alors qu'il comprend ce qu'on attend de lui. Il n'a plus de gestes de retrait à la stimulation nociceptive (pincement de la peau). Le visage et le corps ont perdu toute expression. L'expression émotionnelle, recherchée en abordant un thème chargé affectivement, comme celui de la famille, reste figée. Dans les formes atténuées, les mouvements restent présents, mais sont ralentis avec un temps de réaction allongé et une certaine rigidité. Les mouvements générés par le patient lui-même, qui disparaissent dans la stupeur, peuvent encore se voir dans l'akinésie. On observe parfois un maintien des postures et une résistance au mouvement (*gegenhalten*), mais il n'y a pas de fond d'hypertonie. Dans d'autres cas, l'akinésie se développe sur un fond d'hypotonie : le patient ne peut maintenir une position, mais peut parfois exécuter volontairement un mouvement. S'il y a un négativisme*, il est secondaire à l'angoisse, le patient s'opposant à l'examen en raison de la peur qu'il génère, et cela se lit sur son visage.

<u>Phase hyperkinétique</u>

Dans la phase hyperkinétique, le patient présente des mouvements réactifs ou expressifs exagérés. Des <u>mouvements réactifs</u>, encore appelés mouvements "court circuit" par Kleist découlent directement des stimuli de l'environnement. Cela peut aboutir en une activité motrice incessante liée à une extrême distractibilité à l'environnement, ou "hypermetamorphosis" de

Wernicke. Le plus souvent le patient gesticule[100] : il fait des signes, des gestes de menace, de pardon, d'encouragement, se déshabille etc... Le mouvement ne correspond pas à de l'agitation : les mouvements sont souvent lents et s'ils ne sont pas dirigés vers un but, ils ne sont pas stériles. Les mouvements effectués dépendent de ceux exercés dans le passé : aussi chez les hommes ils prennent souvent l'aspect d'une gymnastique ou d'un sport de combat, chez les femmes souvent celui de la danse. Parfois la tête et le reste du corps exprime un contenu différent (discordance). Le visage exprime colère, joie, tristesse, inquiétude, etc... de façon exacerbée ou théâtrale[101]. Les mouvements "court-circuit" se manifestent par l'empoignement des cheveux, des vêtements, le patient secoue son lit, monte sur une table, frappe à la porte, griffe d'autres patients, court sur place ou en rond etc... Tant que l'excitation est faible, les mouvements gardent un certain naturel et une certaine diversité. Mais avec l'augmentation de l'excitation, les mouvements deviennent exagérés[102], voir distordus et heurtés, mais jamais de la même intensité qu'une catatonie périodique. Les mouvements perdent en diversité et des mouvements similaires peuvent réapparaître. Si l'agitation devient telle qu'elle semble désordonnée, avec grimaces et mouvements incohérents de toutes les parties du corps, le pronostic vital est engagé et correspond à la catatonie fatale de Stauder[103]. On n'observe ni itération*, ni stéréotypie* dans l'hyperkinésie.

L'expression verbale en revanche est peu affectée car elle nécessite une activité préparatoire de haut niveau. En revanche, des cris expressifs sont fréquents. La parole peut être inhibée par l'hyperactivité au point que le patient paraît muet : c'est l'hyperkinésie silencieuse de Wernicke[104]. Parfois de courtes phrases, sans activité préparatoire sont émises sur un mode décousu, sans que l'ensemble ait un sens. Il n'y a pas de logorrhée, qui reste symptomatique de la psychose confusionnelle excitée.

---

[100] Cette agitation n'a pas le caractère asocial des stéréotypies du catatoniques, et n'a pas l'aspect affairé, orienté vers un but (même changeant) de l'agitation du maniaque (Brockington *et al.*, 1982a).
[101] Forme que Leonhard ne reconnaît pas comme un maniérisme (cf. catatonie maniérée).
[102] Ce que nous appelons un maniérisme, nous verrons plus loin que la définition de Leonhard pour ce mot est différente.
[103] Ce que nous appelons une catatonie maligne (ou syndrome confusionnel malin – Ey *et al.*, 1989; p244), autrement dit avec symptômes végétatifs, dont une dérégulation thermique engageant le pronostic vital. Le tableau est suffisamment proche du syndrome malin dû aux neuroleptiques pour que ce dernier soit considéré comme une catatonie maligne induite par les neuroleptiques. La bonne réponse de ce tableau à l'ECT, comme celle des catatonies va dans ce sens.
[104] Il n'y a pas de mouvements anormaux de la bouche, qui ne s'observent que dans les catatonies.

35 psychoses – La classification des psychoses endogènes de Leonhard

On retrouve beaucoup d'éléments émanant des autres psychoses cycloïdes comme les symptômes confusionnels, des erreurs d'identification des personnes, des idées de référence et des hallucinations[105]. L'akinésie peut s'associer à une perplexité, si l'on questionne le patient à distance de l'épisode, il révèle la construction d'idées délirantes en lien avec cette perplexité. Parfois il y a une certaine mixité avec des éléments d'inhibition de la pensée associés à une hyperkinésie, et une akinésie associée à une logorrhée incohérente. De même, des éléments de la psychose anxiété-félicité peuvent se retrouver avec une humeur euphorique ou anxieuse, et des idées de référence anxieuses durant la phase d'hyperkinésie. Dans la phase d'akinésie, l'humeur anxieuse prédomine[106]. Enfin il y a des éléments de la PMD qui peuvent se mêler aux symptômes classiques. Il y a deux différences avec les formes de psychose cycloïdes précédentes. Premièrement les deux <u>pôles akinétiques et hyperkinétiques semblent rester séparés</u>, ils ne fluctuent pas rapidement, mais alternent l'un avec l'autre à un rythme plus lent (cf. plus bas). Deuxièmement, les phases d'hyperkinésie (pôle positif) sont plus fréquentes que les phases d'akinésie (pôle négatif)[107].

Sur le plan thérapeutique, des cas cliniques identifiés comme des psychoses motrices semblent répondre aux benzodiazépines, ou à l'ECT en cas de l'échec de ces dernières (Little, Ungvari & McFarlane, 2000; Varamballi, Velayudhan & Gangadhar, 2003)[108]. Ce traitement se justifie d'autant plus que leur équivalent dans la nosographie internationale (la catatonie de Kahlbaum, cf. commentaire) répond à ces traitements. Comme pour les autres formes, la récidive peut être prévenue par du lithium (Perris, 1978). En revanche les neuroleptiques ne s'envisagent qu'avec précaution, tout particulièrement les typiques en raison du risque de syndrome malin ou de

---

[105] « L'activité devient de plus en plus extérieure au Moi, qui peu à peu va être dominé par des pulsions biologiques. Lorsque le syndrome n'est pas encore trop intense, le sujet peut sentir sa motricité comme extérieure au Moi, ce qui peut se voir aussi dans des formes de psychoses cycloïdes contaminées par la psychose motrice. Un malade souffrant de psychose d'inspiration (félicité) sent qu'on lui lève les bras en prière, et d'autre fois que la force de Dieu le paralyse. Un autre patient a le sentiment de se mouvoir et de parler comme un véritable automate et il se sent obligé de se déplacer contre sa volonté. » (Garrabé & Barcia, 2002)
[106] Une humeur anxieuse a aussi été mise en évidence dans la catatonie telles que définie par le DSM.
[107] Leonhard ne mentionne pas les troubles végétatifs (modification de la taille de la pupille, dérégulation vasomotrice avec extrémités bleues et désoxygénation à l'oxymètrie, dermographisme...) et la paramyotonie dont on retrouve un descriptif détaillé dans le chapitre de Bleuler (Bleuler, 1911; Bleuler, 1993). Sans doute s'observent-ils dans toutes les formes bipolaires.
[108] Pour l'équipe de Würtzburg, les formes hypotonique répondraient mieux aux benzodiazépines que les formes akinétiques rigides. Enfin, la place d'agonistes GABAergiques comme le progabide bien que non définie, mérite d'être discuté (Northoff, 1995).

catatonie maligne essentiellement dans la forme akinétique (seule la Clozapine doit être considérée) (Monchablon Espinosa & Pfuhlmann, 1997). Ainsi, l'école de Würzburg rapporte que sur 9 cas de syndrome malin aux neuroleptiques observés entre 1987 et 1990, 7 correspondent à des psychoses cycloïdes, 2 à des PMD (Franzek, 1997). Mais ces neuroleptiques s'avèrent souvent incontournables lorsque l'excitation est trop importante dans la psychose hyperkinétique.

La durée d'un épisode est généralement courte : quelques semaines pour l'hyperkinésie, quelques (vois plusieurs) mois pour l'akinésie, mais sa répétition est fréquente. Parfois la récidive est mensuelle (chez la femme souvent rythmée par les menstruations). Ainsi la durée des épisodes est inférieure à celle de la PMD, puisqu'elle est de 2.8 mois, et le nombre moyen de cycles à la fin de la période d'observation est de 3.6. L'<u>âge moyen de début est de 27.7</u> ans (de 14 à 44 ans). Le trouble touche 1 homme pour 3 femmes.

On retrouve dans les intervalles libres un tempérament moteur, s'exprimant soit par un grand nombre de mouvements expressifs voir des mouvements de danse, soit à l'inverse par une <u>pauvreté motrice</u>.

Si la fratrie et les parents ne sont pas affectés de façon plus importante que dans les autres formes, il est intéressant de noter que chez 11 paires de jumeaux homozygotes, 9 des paires étaient concordantes pour le diagnostic (Leonhard 1999). Toutes les 11 paires dizygotes étaient discordantes. Il pourrait donc s'agir d'une forme à part parmi les psychoses cycloïdes.

> ***Commentaire***
>
> La définition de la psychose motrice de Leonhard recouvre la définition actuelle de la catatonie*, proche de celle de Kahlbaum : stupeur, mutisme, masque facial, maintien des postures (fixité de postures prises spontanément), catalepsie*, flexibilité cireuse. Ne manquent que l'écholalie et l'échopraxie pour que les critères du DSM soient complets (3 sur 5 étant suffisants pour poser le diagnostic).
>
> Dans le DSM-IV-R, ce tableau est soit associé à une affection médicale générale, soit défini comme un type de schizophrénie, soit sert à qualifier un trouble de l'humeur. En pratique, devant un épisode de ce type, le diagnostic DSM est un trouble bipolaire dans 50 % des cas, une schizophrénie dans 30 % et une affection médicale dans 20 % (Pommepuy & Januel, 2002).

Dans une étude de 45 patients présentant une catatonie selon les termes du DSM4, le diagnostic de trouble de l'humeur est porté dans 36 % des cas, celui de schizophrénie dans 22 % des cas et celui de psychose "autre" dans 42 % des cas. Si le diagnostic est posé selon les critères de Leonhard, 85 % sont des psychoses cycloïdes (psychose motrice dans 2/3 des cas), 11 % sont des PMD et seulement 4 % des schizophrénies (Peralta, Cuesta, Serrano & Martinez-Larrea, 2001).

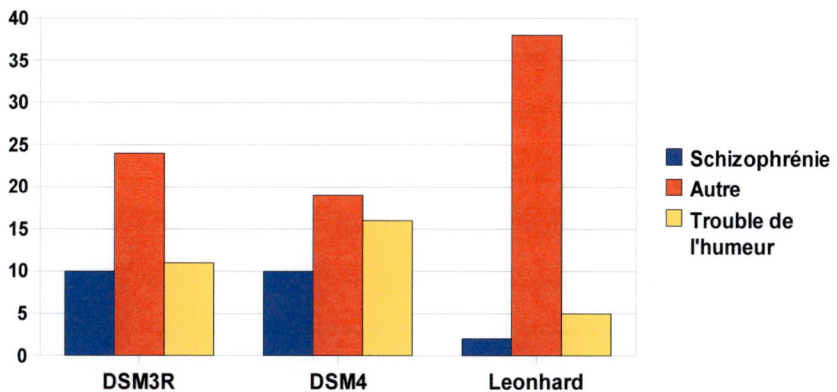

L'amobarbital (0.25 à 0.5g) a été le premier traitement utilisé (Fink & Taylor, 2003; Fish, 1962). Le traitement actuel de ce type de trouble dans la phase aiguë, est l'arrêt des neuroleptiques en raison du risque de catatonie maligne, et un test au LORAZEPAM® (2,5 mg), la médication étant poursuivie si efficace. En l'absence de réponse, on propose une électroconvulsivothérapie (Fink & Taylor, 2003; Mann, Francis & Caroff, 2004; Pommepuy & Januel, 2002). La catatonie définit sur les critères du DSM est de bon pronostic, et d'ailleurs la schizophrénie catatonique du DSM est le sous-type de schizophrénie ayant le meilleur pronostic, devant la forme paranoïde. Les formes chroniques (>5 ans), sont cliniquement différentes et se rapprochent nettement plus de ce que Kraepelin et Leonhard appellent des catatonies (Ungvari, Leung, Wong & Lau, 1994) : non fluctuantes, riches en stéréotypies, maintien des postures[109], maniérisme* et persévérations. Elles sont aussi beaucoup plus rares. Ainsi, non seulement la plupart des catatonies de la littérature suivant les critères

---

[109] Le patient prend et maintient des postures bizarres non imposées par l'examinateur.

du DSM ne sont pas des catatonies au sens de Leonhard, mais l'inverse est aussi vrai : la plupart des catatonies de Leonhard ne répondent pas aux critères du DSM.

Les schizophrénies non systématisées

Les schizophrénies non systématisées sont sans doute la création la plus importante de Leonhard. Elles expliquent en partie la renaissance en Allemagne d'un certain engouement pour sa classification, car le concept de schizophrénies non systématisées offre un moyen d'appréhender de façon plus prédictive sur le plan pronostic et thérapeutique ce que l'on entend actuellement par "troubles schizo-affectifs". Ces pathologies sont trop protéiformes pour qu'il soit possible de les décrire à partir de cas isolés. C'est grâce à la description minutieuse des tableaux survenant dans les mêmes familles que Leonhard a pu les identifier dans leurs différentes présentations cliniques, aidé en cela par leur forte charge génétique.

Les schizophrénies non systématisées sont beaucoup plus proches, sur le plan clinique, des psychoses cycloïdes et de la PMD que des schizophrénies systématisées, au point que leur diagnostic différentiel est délicat. Elles sont elles aussi bipolaires, et à chaque forme cycloïde correspond une forme non systématisée, ce qui les a faits nommer "atypiques" initialement par Kleist et Leonhard. La grande différence est dans l'évolution : chacune va présenter une combinaison particulière de symptômes résiduels, qui n'est pas uniquement sous la forme d'un affaiblissement schizophrénique[110]. Le cours évolutif est, lui aussi, différent des schizophrénies systématisées : ces dernières ont un début insidieux et une évolution progressive, alors que les formes polymorphes peuvent présenter des <u>rémissions</u> voir même une évolution clairement <u>périodique</u> au moins dans la phase initiale de la pathologie. Ainsi la catatonie périodique peut-elle avoir autant de cycles qu'une PMD ainsi qu'une évolution faite d'exacerbations et de rémissions.

---

[110] *Verblödung* = littéralement devenir idiot (*blöd*). Il s'agit d'une évolution caractérisée par un infléchissement psychique, particulièrement marquée sur l'affect et la volonté. Au delà d'une certaine durée d'évolution, il s'agit d'un état permanent et fixe, ce qui le différencie de la démence classique qui poursuit sont évolution. Kraepelin en fait le concept unificateur de sa démence précoce. Ceci l'obligera à inventer la paraphrénie et la paranoïa, qui présentent des symptômes chroniques, mais sans affaiblissement. Alors que dans la 5ème édition de son Lehrbuch il ne reconnaît que trois formes à la schizophrénie (celles que l'on connaît encore aujourd'hui : hébéphrénie, catatonie, dementia paranoïdes), il en reconnaît 11 dans la 8ème et dernière édition de son traité (celles-ci sont généralement peu connues, mais la plupart ont été conservées ou ont servies de base à Kleist et Leonhard pour leur classification).

Historique

Une partie de ces psychoses est de survenue tardive (premier épisode en moyenne après 30 ans pour les paraphrénies affectives cf. p.127, 25 ans pour la cataphasie cf. p. 134). Leur évolution était donc difficile à observer dans une population où l'espérance de vie ne dépassait pas 25 ans, comme c'était le cas au début du 19ème siècle. Avec la révolution hygiénique, l'espérance de vie en Europe passe à 47 ans à la fin du 19ème siècle, et ces formes deviennent ainsi proportionnellement plus fréquentes.

Kraepelin définit une paraphrenia systematica caractérisée par des idées de référence, qui s'aggravent avec des hallucinations, des erreurs de mémoire, et un délire de grandeur, un tableau clinique proche de la paraphrénie affective. Le terme de systematica doit être compris ici sous le sens de systématisé et pour Kraepelin il s'agit simplement de caractériser le délire par une apparence de pseudo-raisonnement logique. Leonhard utilise un terme identique en anglais et en allemand, mais dans son sens neurologique, lié à une atteinte d'un système cérébral (pas nécessairement organique). Le caractère non systématisé des troubles correspond à la variabilité des symptômes entre deux pôles laissant supposer au moins pour la forme initiale, une atteinte fonctionnelle.

Enfin Urstein décrit un tableau clinique qui commence en étant circulaire et se termine avec un déficit schizophrénique, ce qui correspond à ce qui est observé dans les schizophrénies non systématisées (Urstein, 1909).

Évolution

Comme pour les psychoses cycloïdes, il est difficile en début d'évolution de déterminer le type exact du trouble (Leonhard, 1991, p27; Astrup, 1979, p16). En revanche la distinction entre ces deux familles ne pose le plus souvent pas de problème. Néanmoins, il y a un intérêt étiologique et pronostique évident à distinguer les différentes formes. Bien sûr, chacune a un potentiel évolutif, avec la persistance de symptômes que Leonhard appelle souvent déficit même s'il ne s'agit pas forcément de symptômes négatifs. Leur type est variable en fonction du trouble en question : paranoïa, anxiété psychotique, délire chronique pour la paraphrénie affective, trouble du cours de la pensée formelle ou ralentissement dans la cataphasie, apathie, et indifférence prononcées dans la catatonie périodique. La progression est dictée par le rythme des épisodes psychotiques aigus. Plus un épisode est long et plus il se répète, plus le risque d'une symptomatologie résiduelle augmente. Celle-ci est en règle rare après le premier épisode. L'intensité des symptômes chroniques est extrêmement variable : de nulle en cas d'épisode unique bref (surtout dans la catatonie périodique), elle peut être très sévère dans d'autres, la maladie est d'autant plus active et qu'elle débute chez un sujet jeune.

A noter que ces troubles sont à cheval entre les schizophrénies et la PMD. Toutes ces formes peuvent être confondues avec une PMD, et cela est dû en grande partie aux définitions internationales actuelles qui acceptent des composantes psychotiques non congruentes à l'humeur. Mais de toutes, la catatonie périodique est celle qui peut le plus ressembler à une PMD classique.

Bien que Leonhard ne l'inclut pas dans la définition, il faut souligner la grande fréquence des tableaux dépressifs dans la paraphrénie affective (46%) et la catatonie périodique (39%). Elle est plus rare dans la cataphasie (27%) qui est dans la moyenne (29%) de l'ensemble des schizophrénies (systématisées et non systématisées) (Astrup, 1979).

Les schizophrénies non systématisées font partie des formes de bouffées délirantes qui évoluent défavorablement. Si on admet l'équivalence de ce concept avec celui de psychose réactive des scandinaves, Astrup montre que 51% des paraphrénies affectives, 25% des cataphasies et 20% des catatonies périodiques se voient imputer ce diagnostic à la sortie de leur première hospitalisation (Astrup, 1979, p39 et p83).

L'introduction des neuroleptiques a radicalement changé la donne. La plupart de ces formes évoluent à présent favorablement. A noter que de nombreux auteurs qui ont connu la transition entre la période avant et après les neuroleptiques ont vu apparaître ce que Huber a appelé "le syndrome déficitaire pur" (*reine Defektsyndrome*) (Huber, 1966). Il s'agit d'un état déficitaire non caractéristique très éloigné de l'état déficitaire des formes Kraepeliniennes. Pour Astrup cet état correspond pour l'essentiel à des cas de schizophrénies non systématisées ainsi que quelques hébéphrénies. Selon lui, sous traitement neuroleptique chronique, il est parfois difficile de discerner cet état de ceux observés après une PMD ou une psychose réactive (analogue des psychoses cycloïdes) (Astrup, 1979, p29). Ce syndrome déficitaire pur contribue sans doute à l'absence d'amélioration des capacités de travail de ces patients malgré le traitement.

Risque suicidaire

Toutes ces formes (paraphrénie affective et catatonie périodique en particulier), présentent un risque de décès par suicide élevé, que l'on retrouve dans les antécédents familiaux[111]. Ainsi, le chiffre de 10% de décès par suicide avancé le plus souvent dans LA schizophrénie, correspond pour l'essentiel aux formes schizo-affectives qui y sont le plus fréquemment assimilées. Le risque est maximal en début dévolution, le plus souvent dans les suites d'un épisode, i.e. la classique notion de dépression post-psychotique.

Étiologies

Hérédité

Il s'agit de formes comprenant une <u>charge héréditaire forte</u>, même si la répartition entre parents et enfants est variable. Les données de Leonhard et de ses successeurs sont discutées pour chaque forme. Néanmoins, la plupart des auteurs qui se sont focalisés sur les schizophrénies atypiques (~ non systématisées) observent qu'elles ont une plus forte charge héréditaire que les formes typiques (~ systématisées), qu'il s'agisse des japonais (Mitsuda, 1967) ou des russes (Snezhevnsky, 1972). Ce point est également confirmé par l'étude de jumeaux. Leonhard (Leonhard, 1999), puis Astrup (Astrup, 1979, p23) mentionnent la très nette prédominance des formes non systématisées parmi les paires concordantes alors que les formes systématisées prédominent dans les paires discordantes. C'est l'étude de l'équipe de Würzburg qui donne les résultats les plus convaincants (Beckmann & Franzek, 1997; Franzek & Beckmann, 1998; Franzek & Beckmann, 1999). Suivant une méthodologie soignée, elle met en évidence une concordance de 82 % entre des jumeaux monozygotes contre 27 % chez des dizygotes, ce qui est très significatif (p = 0,008)[112]. Ce taux est valable pour une concordance exacte, c.-à-d. pas simplement pour la même famille de pathologies, mais pour la même catégorie diagnostique. Elle souligne de plus, une plus forte hérédité des schizophrénies non

---

[111] Dans la littérature internationale, le risque de décès par suicide est plus important dans les troubles schizo-affectifs et dans les troubles dépressifs avec composante psychotique par rapport à tous les autres troubles psychiatriques, y compris trouble bipolaire et dépression non psychotique. Voir (Vahip, 2007) pour revue.

[112] La concordance est légèrement meilleure en utilisant les critères de Leonhard par rapport à ceux du DSM qui ne donnent qu'une concordance de 67% pour un diagnostic exact, malgré une définition moins contrainte.

systématisées par rapport aux psychoses cycloïdes et aux formes systématisées (p < 0,01). Concernant ces dernières les résultats sont négatifs (chiffres similaires pour les psychoses cycloïdes 36 % vs. 31% , et aucune paire monozygote vs. 6 paires dizygotes toutes discordantes pour les schizophrénies systématisées). De façon cohérente (Beckmann & Franzek, 1997) et reproductible (Leonhard, 1978; Serfling, Lössner & Schreier, 1995) les apparentés au premier degré sont plus atteints dans les formes non systématisées que dans les psychoses cycloïdes (12.3% vs 0 pour une schizophrénie, 33.8% vs 4% si on inclut suicides et troubles psychiatriques non psychotiques). À l'inverse, il n'y a pas une plus grande fréquence de problèmes à l'accouchement dans l'anamnèse du jumeau le plus atteint de schizophrénie non systématisée comme cela s'observe dans les psychoses cycloïdes.

Dans une étude portant sur 1299 patients, l'effet de <u>saisonnalité des naissances</u> non seulement ne se retrouve pas dans ces formes, mais semble en fait inversé : il y a moins de naissance en hiver et au printemps pour les schizophrénies non systématisées (Beckmann & Franzek, 1992). On peut évoquer comme hypothèse le rôle des stress ontogéniques qui provoqueraient sur ce terrain héréditaire un taux plus élevé d'avortements, de morts nés ou de mortalité du nourrisson.

Si en effet, ce sont ces formes qui font la transition entre PMD et schizophrénies (avec les psychoses cycloïdes), et que la véritable schizophrénie n'a qu'une composante héréditaire réduite, voire inexistante (cf. schizophrénies systématisées) on comprend mieux :

- L'observation fréquente d'une augmentation d'apparentés atteints d'une PMD chez des proposants schizophrènes et inversement (Kendler, Karkowski & Walsh, 1998; Tsuang, Winokur & Crowe, 1980).
- Le fait que la plupart des régions chromosomiques, mais aussi des gènes impliqués dans la schizophrénie, sont aussi impliqués dans la bipolarité et vice versa (Kelsoe, 2007).
- Les bipolaires ayant un schizophrène dans leurs apparentés, présentent une composante psychotique plus importante que les bipolaires sans apparentés de schizophrénie (Goes *et al.*, 2007; Potash *et al.*, 2001).

Marqueurs de vulnérabilité

L'imagerie met en évidence une réduction de volume des lobes frontaux de façon bilatérale, et du lobe temporal droit (Serfling *et al.*, 1995). Certaines études n'objectivent aucune dilatation significative des espaces liquidiens (Serfling *et al.*, 1995), alors que d'autres la retrouvent de façon légèrement significative. Les sous-types de schizophrénies non systématisées constituant le groupe, mais aussi la durée de la maladie peuvent contribuer à l'hétérogénéité des résultats. Nous avons déjà mentionné que comparées aux psychoses cycloïdes, les formes non systématisées, présentent moins d'anomalies du système ventriculaire. Lors de comparaison directe avec des formes de schizophrénies systématisées, ces dernières présentent une réduction plus importante du volume des deux lobes temporaux, la réduction du côté gauche étant spécifique de ces formes (Serfling *et al.*, 1995).

Traitement

Pour Leonhard et ses successeurs, ces formes sont les plus accessibles au traitement. Leur évolution étant directement dictée par la durée et le nombre des poussées aiguës, tout traitement les écourtant ou les réduisant permet d'en améliorer le pronostic (Leonhard, 1991, p16; Astrup, 1979, p18).

Rappelons ici encore que pour la majorité de ce qui est rapporté ici, il s'agit plus d'indications fondées sur des us et coutumes que sur des études contrôlées. Mais l'usage est largement compatible avec les recommandations de prescription pour les troubles schizo-affectifs pour lequel les études contrôlées ne sont d'ailleurs guère plus nombreuses[113].

---

113 **Recommandations de prescription pour le trouble schizo-affectif** : (Baethge, 2003; Baethge, 2007)
   Il est très important d'évaluer correctement la psychopathologie. Ainsi on évite un mauvais diagnostic et séparer grâce aux critères la schizophrénie et le trouble bipolaire afin de les traiter selon les recommandations de prescription respectives. Les patients pour lesquels le diagnostic de trouble schizo-affectif est certain devraient encore être sous-catégorisés en fonction de deux pôles : principalement affectif vs principalement schizophrénique et schizo-maniaques versus schizo-déprimés. Pour ce qui est du diagnostic à long terme, il est important de garder à l'esprit que le trouble schizo-affectif est versatile et que la maladie, traitée ou non, peut présenter une évolution extrêmement fluctuante.
Épisode aigu
   Pour les formes principalement affectives de type schizo-maniaque, le lithium et les anti-psychotiques sont d'efficacité bien démontrée et devraient constituer le traitement de première intention. En cas de forme schizo-maniaque avec forte excitation, les anti-psychotiques ont une efficacité supérieure à celle du lithium. Dans les formes principalement schizophréniques de schizo-manie, les anti-psychotiques sont vraisemblablement le meilleur choix, bien qu'il n'existe que peu de données.
   Le syndrome shizo-dépressif est difficile à traiter. Les formes principalement affectives pourraient

Le traitement neuroleptique est efficace dans ces formes non seulement à but curatif des épisodes, mais aussi à but préventif. Bien que la pathologie débute souvent comme un épisode dépressif ou une bouffée délirante, il semble possible de la reconnaître précocement pour mettre en place un traitement préventif efficace de la rechute, et cela non pas pour 2 à 5 ans comme le proposent les recommandations actuelles, mais à vie. Les neuroleptiques ont modifié le pronostic de ces troubles, qui s'est rapproché de celui de certaines psychoses cycloïdes (sans toutefois l'atteindre). De petites doses suffisent parfois, et c'est surtout dans ces formes que la clozapine fait la différence avec les autres neuroleptiques (en particulier pour la catatonie périodique)[114].

La place des thymorégulateurs, bien que largement admise, est plus limitée que dans la PMD. Ils peuvent être des adjuvants intéressants pour hâter le traitement d'un épisode. Ainsi l'addition de lithium à des neuroleptiques est efficace (90% de réponse vs. 0% dans les schizophrénies systématisées), sans entraîner de neurotoxicité comme dans les schizophrénies systématisées (0% vs. 36% des cas) (Ban, 1990; Ban, 2000; Prakash, Kelwala & Ban, 1982). En revanche ni le lithium, ni les antiépileptiques seuls

---

bénéficier d'un traitement antidépresseur ou anti-psychotique. Les effets prometteurs de l'olanzapine, la risperidone et la ziprazidone dans le trouble schizo-affectif, doivent être considérés comme préliminaires. L'ECT n'a pas été suffisamment étudié dans ce sous-groupe. Néanmoins, considérant son efficacité dans le trouble dépressif majeur, il pourrait s'agir d'une option thérapeutique intéressante.

Traitement d'entretien
Pour les patients présentant une forme principalement affective d'un trouble schizo-bipolaire, le traitement de première intention est le lithium. Les travaux sur la carbamazépine restent peu étoffés. Elle s'est révélée aussi efficace que le lithium dans une étude randomisée contrôlée. Une seconde étude est également positive mais manque de puissance statistique. Par ailleurs dans une troisième étude randomisée contrôlée, la carbamazépine s'est avérée supérieure au lithium dans le sous-groupe de patients principalement affectifs et schizo-déprimés (critères RDC). Une histoire familiale de trouble bipolaire et une suicidalité prononcée doivent jouer en faveur du lithium. Ceci n'a cependant été démontré jusqu'à présent que pour le trouble bipolaire et non pour le trouble schizo-affectif.

Chez les patients présentant un trouble schizo-affectif principalement schizophrénique, les anti-psychotiques sont le traitement de première intention, et en l'absence de données suffisantes, le choix de la molécule doit être fait de façon analogue à celui effectué dans la schizophrénie. L'olanzapine est le seul médicament pour lequel nous disposons d'une étude randomisée contrôlée dans le traitement au long cours du trouble schizo-affectif. Des résultats encourageants sont rapportés pour la clozapine mais il ne s'agit que de données d'observation.

La combinaison de traitements est de plus en plus fréquemment utilisée. Pourtant elle n'a pas été correctement étudiée. Aussi ne devrait-elle être envisagée qu'en cas d'échec de la monothérapie. Les associations de lithium et d'halopéridol, et de lithium et de carbamazépine sont considérées sans danger et efficaces.

114 Si on fait le parallèle avec les troubles schizo-affectifs, la clozapine apparaît effectivement comme particulièrement efficace dans ce type de trouble par rapport à la schizophrénie (Banov et al., 1994) voir pour revue (Baethge, 2003; Baethge, 2007). Elle a de plus l'avantage de prévenir le risque suicidaire de façon plus efficace que tous les autres neuroleptiques atypiques (Ernst & Goldberg, 2004; Vahip, 2007).

ne semblent avoir une efficacité importante pour la prévention des récurrences qui, compte tenu du pronostic, repose dans tous les cas sur un neuroleptique[115].

L'intérêt de l'ECT a aussi été montré dans la cadre du traitement des épisodes en conjonction avec les neuroleptiques (Beckmann, Fritze & Franzek, 1992; Little, 2000; Ungvari & Petho, 1982).

A noter enfin qu'à l'inverse de la PMD, les antidépresseurs pourraient ne pas entraîner de risque de "switch" maniaque ou d'entretenir d'état mixte[116]. Ils sont principalement utilisés pour traiter un épisode dépressif d'une paraphrénie affective ou redonner un peu d'énergie à une catatonie périodique[117].

Correspondance avec le DSM et la CIM

La correspondance des schizophrénies non systématisées avec les classifications internationales est donnée dans le tableau ci-après (Pfuhlmann *et al.*, 1999a) :

Schizophrénies non-systémiques (n=31)

DSM III R		CIM 10	
Schizophrénie	65%	Schizophrénie	65%
Trouble schizo-affectif	13%	Trouble schizo-affectif	13%
Trouble schizophréniforme	3%	Psychose aigue polymorphe	3%
Trouble délirant	7%	Trouble délirant	7%

---

[115] La littérature semble claire sur la moins bonne réponse au Lithium des troubles affectifs ayant une composante psychotique non congruente à l'humeur (Maj, Pirozzi, Bartoli & Magliano, 2002). Le lithium seul est moins bon que les neuroleptiques dans les troubles schizo-affectifs, que ce soit pour le traitement de l'épisode (Prien, Caffey & Klett, 1972), ou pour le traitement d'entretien (Küfferle & Lenz, 1983; Maj, 1988a; Mattes & Nayak, 1984). Dans le cas d'un épisode schizo dépressif, les neuroleptiques atypiques (Janicak *et al.*, 2001; Keck, Reeves, Harrigan, 2001; Tohen *et al.*, 2001), au premier rang desquels l'olanzapine (Tran *et al.*, 1997), suivis, en cas d'échec par la clozapine sont les médications de première intention (Baethge, 2007). Le traitement combiné neuroleptique et lithium s'est avéré plus efficace que le traitement par neuroleptique seul, que la thymie soit dépressive ou maniaque (Biederman, Lerner & Belmaker, 1979; Lerner, Mintzer & Schestatzky, 1988; Levinson, Umapathy & Musthaq, 1999). Comme traitement d'entretien, l'ajout du lithium est à envisager en cas d'antécédents ou de risque suicidaire important puisqu'il permet d'en diviser le risque par 13,(Ernst & Goldberg, 2004). En revanche les patients disent se sentir mieux avec un traitement d'entretien par carbamazépine en comparaison avec le lithium (Greil *et al.*, 1997).

[116] Ceci laisse envisager la possibilité de dépressions dont le mécanisme serait différent. D'autres arguments peuvent être avancés. Ainsi dans une étude prospective des dépressions avec composantes psychotiques, seuls 50% des patients présentant une anomalie de l'axe hypothalomo-hypophysaires évoluent à 8 ans vers une psychose chronique vs 85% en son absence (Coryell, 2007).

[117] Les antidépresseurs tricycliques (en "add-on") n'ont pas leur place en première intention dans les troubles schizo-dépressifs car ils semblent qu'ils en ralentissent la guérison (Kramer *et al.*, 1989). En revanche, une certaine efficacité est notée lorsqu'il s'agit de traiter, en ambulatoire, des patients dysphoriques (Levinson *et al.*, 1999; Siris, Bermanzohn, Mason & Shuwall, 1994).

Ce que ce tableau ne reflète pas, c'est que ces formes débutent par un aspect bipolaire, pour terminer comme une schizophrénie avec son aspect déficitaire (les psychoses d'Urstein, 1909). Ces formes de schizophrénies non systématisées avec la paraphrénie affective en tout premier lieu, expliquent en partie la superposition entre troubles affectifs et schizophréniques : dans l'International Pilot Study of Schizophrenia, 8% d'épisodes initialement maniaques évoluent vers une schizophrénie (Sheldrick et al., 1977). Cela contribue à l'évolution péjorative des troubles schizo-affectifs dans 57 à 70% des cas (Angst, Felder & Lohmeyer, 1979; Welner, Croughan, Fishman & Robins, 1977).

Les différentes formes de schizophrénies non systématisées sont résumées dans les annexes 1a-c en comparaison avec les psychoses cycloïdes. Le lecteur peut se rapporter aux seuls critères diagnostiques ayant été énoncés à notre connaissance (annexe 4d) (Schreiber, 1995). Ils ont été validés en pratique clinique, mais n'ont jamais, pour ainsi dire, été utilisés.

La paraphrénie affective (*Affektvolle Paraphrenie* – *Affective paraphrenia*[118] *or affect laden paraphrenia*)

La première description du délire de persécution remonte à Lassègue en 1852. Mais la description du délire chronique à évolution systématique de Valentin Magnan est sans doute la plus proche de la paraphrénie affective (Magan 1998, p.9-82). Il en distingue bien les persécutés persécuteurs (p.83-124 – formes psychopathiques de Leonhard, c.-à-d. un trouble de la personnalité) et l'entité floue des dégénérés dans laquelle se rangent nos schizophrénies, nos retards mentaux et les démences (p125-167). Cependant Magnan, reste prisonnier du concept d'évolution systématique issu du modèle de la paralysie générale telle que décrite par Bayle en décrivant une évolution débutant par une phase soupçonneuse, puis persécutée-hallucinées, puis ambitieuse (idées de grandeur), et enfin démentielle (équivalent en fait de l'évolution fantastique – cf. plus bas).

Plus tard Kraepelin définit une paraphrenia systematica et la paranoïa, Kleist une psychose de référence progressive. Par rapport à leurs définitions, Leonhard insiste sur l'importance de la <u>charge affective</u> (a*ffektvolle*) qui confère à cette forme son unité : le patient parle de ses idées délirantes avec

---

[118] La traduction de 1999 est "affective paraphrenia", Fish le traduit par "affect laden paraphrenia". Ce sens se rapproche plus de celui que lui attribue Leonhard en raison de la présence d'une irritabilité voire d'une colère. On aurait pu traduire : paraphrénie riche ou chargée en affect.

irritation ou enthousiasme, ce qu'on ne retrouve pas dans les formes systématisées. Si cet aspect ne ressort pas de façon évidente, il <u>doit systématiquement être assuré</u>, si besoin, en mettant en doute les idées du patient au cours de l'entretien, avant que les neuroleptiques n'aient entraîné un émoussement trop important des affects.

Phase de début, phase aiguë

Pôle anxieux

Au début, le trouble affectif est évident, et dominé par l'<u>anxiété</u>. Celle-ci s'accompagne d'idées de référence[119] et d'hallucinations. Par rapport aux idées de référence, 4 éléments sont importants à évaluer pour le diagnostic différentiel avec une psychose anxieuse :

- l'intensité de l'angoisse par rapport aux idées délirantes,
- le caractère logique ou non de celles-ci,
- la désignation de persécuteurs
- et une réaction sur un pôle agressif vis à vis de ces derniers[120].

A l'inverse de la psychose anxieuse, l'anxiété ne suffit pas toujours à expliquer les idées de référence, ou plus rarement de jalousie. Ainsi plus l'anxiété est importante par rapport aux idées de référence, plus il y a de chance pour que l'on soit dans le cadre d'une psychose anxieuse. Inversement, moins l'anxiété est importante, moins elle peut expliquer les symptômes, et plus probable est la paraphrénie affective. Les <u>idées de référence</u> sont <u>illogiques</u>, voire <u>absurdes</u>. La conviction d'une influence extérieure est de mauvais pronostic, d'autant quelle s'accompagne de la <u>désignation de persécuteurs</u>. C'est là une autre caractéristique dans la psychose anxieuse le patient imagine un complot diffus, et dans la

---

[119] Les travaux de Astrup mettent en évidence la grande fréquence dans la paraphrénie affective (66%) de ce qu'il nomme un "symbolisme" autrement dit des idées de sens : le sujet va rechercher la signification de choses normalement insignifiantes : il reconnaît un signe cabalistique sur un graffiti, il perçoit et analyse des attitudes ou une gestuelle suspectes chez les autres plutôt que de les percevoir dans leur ensemble. Kappur a proposé le rôle de la dopamine dans cette orientation anormale de l'attention. Elle coderait pour une "saillance" (saliency) anormale de ces stimuli (Kapur, 2003).

[120] Peut-être vaudrait-il mieux dire "réaction affective violente" vis à vis de personnes désignées (encore qu'une colère non dirigée doit aussi être évocatrice). A coté du thème de persécution trop commun pour être évocateur, on peut noter que les thèmes de jalousie, et surtout d'erotomanie sont très indicatifs pour Leonhard d'une paraphrénie affective dès lors qu'ils s'accompagnent de réaction affective intense. Là où la paraphrénie affective dit être aimée d'une personne et réagit violemment lorsqu'on met cet amour en doute, la paraphrénie fantastique ou confabulatoire ne se fâche pas, et la psychose de félicité affirme être habitée par un sentiment d'amour pour la personne en acceptant l'idée de ne pas être aimée en retour.

paraphrénie affective désigne des persécuteurs. Dans l'évolution, l'<u>anxiété devient irritabilité, colère</u>, voire agressivité et les idées de référence perdent leur coloration anxieuse et les réinterprétations hostiles des événements extérieurs deviennent plus fréquentes. Leonhard parle de <u>syndrome de référence irrité</u> ("*gereizten Beziehungssyndrom*"). Le patient ne va pas se retirer sans un mot comme dans la psychose anxieuse, s'il se retire, c'est en menaçant, insultant quand il n'en vient pas à agresser.

Les <u>hallucinations</u> combinent celles à caractère humiliant et menaçant, à celles de <u>contenu neutre</u>. Lorsqu'il y a des hallucinations ou illusions hypochondriaques, à la place d'erreurs perceptives et de mauvaise interprétation, le patient implique une <u>influence extérieure</u>. Cette conviction est là encore de mauvais pronostic, mais le patient peut douter de son interprétation. Enfin des erreurs mnésiques peuvent s'observer, le patient expliquant généralement que les choses bougent en son absence ou durant son sommeil, en mettant en cause une influence extérieure (Fish, 1962, p62).

Pôle exalté

Le trouble peut aussi débuter par une phase d'exaltation. Ainsi naissent de soi-disant inventeurs, guérisseurs ou prophètes. Leonhard pense que le tableau de l'érotomanie selon De Clérambault est caractéristique de ce type de trouble[121]. La différence avec la psychose de félicité est dans l'intensité des symptômes affectifs par rapport aux hallucinations et au caractère logique des convictions délirantes. L'exaltation peut rester comme telle et ne pas évoluer vers l'irritation, mais, comme dans la psychose anxiété-félicité, une alternance entre ces deux états est plus fréquente. Il y a souvent une coloration de l'humeur qui prédomine au moins en début d'évolution.

<u>Évolution</u>

En l'absence de traitement, on observe des rémissions chez 57.4 % des patients. Dans plus de la moitié des cas (56.1 %), les patients présentent un pôle net, le plus souvent anxio-dépressif (25.8 %) ou les deux (24.2 %). Un petit nombre ne présente qu'un pôle excité net (6.1 %).

---

[121] Le tableau d'érotomanie de De Clérambault est typiquement de type paraphrénie affective. Il n'est pas capital que le patient aime, ce qui est important c'est qu'il soit aimé (phase d'espoir). Le fait de ne plus être contacté par l'aimant va entraîner une irritation envers lui, son conjoint ou tout ce que le sujet croit être un obstacle (phase de rancune). C'est très différent de ce qu'on observe dans les psychoses cycloïdes ou certaines euphories durant lesquelles le patient est amoureux. Il peut, dans ces cas, entendre que l'autre ne l'aime pas, car c'est sans importance, il aime pour deux. On retrouve là la différence entre le sentiment égoïste des paraphrénies affectives et le sentiment altruiste des psychoses cycloïdes.

Au cours de l'évolution, la coloration affective tend à disparaître (que la polarité soit dépressive ou maniaque) et les troubles psychotiques tendent à s'autonomiser et à devenir plus fantaisistes. Les <u>hallucinations</u> peuvent prendre <u>toutes les modalités</u> et perturber le patient par des manifestations acoustico-verbales, somatopsychiques, cénesthésiques, visuelles, olfactives voire gustatives. Il peut y avoir des <u>erreurs d'identification</u>, sans qu'il y ait de relation entre l'identité imaginée et la personne en question. Les nouvelles identités sont plus volontiers celles de personnes célèbres ou haut placées. Cela peut amener à des idées de grandeurs. Les <u>déficits de la logique</u> sont alors manifestes, le tableau pouvant ressembler à une schizophrénie systématisée de type fantastique. Cependant un fond affectif persiste, et les <u>idées restent exprimées avec un affect</u>, sans que jamais le patient ne devienne éteint, morne, vide, terne, hébété ou avec des sentiments émoussés. Il n'exprime jamais ses idées sur un ton monocorde et sans affect comme dans la schizophrénie systématisée (type paraphrénie fantastique). Dans ces dernières en effet, les persécutions graves dont le patient est prétendument l'objet, sont supportées avec impassibilité. Cependant dans la paraphrénie affective, en dehors des moments d'expression de ses idées, le patient peut paraître hébété, éteint, morne comme celui présentant une schizophrénie systématisée. S'il est possible de se moquer gentiment des idées de ce dernier, le patient souffrant d'une paraphrénie affective réagit dans le même registre que le paranoïaque. Dans l'évolution normale, les réactions aux stimuli environnants sont émoussées, et la connotation affective des idées pathologiques persiste de façon presque stéréotypée, rigide et sans modulation. Alors que pour Kraepelin le trouble peut ne pas s'accompagner de modification importante de la personnalité[122], Leonhard pense qu'un tel changement est plutôt la règle que l'exception encore qu'il ne soit en rien comparable avec celui observé dans les formes systématisées (Astrup, 1979, p37). Les traitements actuels modifient ce tableau en diminuant significativement la connotation affective et, par exemple une contradiction peut ne plus entraîner de mouvement d'humeur important. Cependant la tension intérieure reste fréquemment perceptible. Les neuroleptiques altèrent le tableau de la paraphrénie affective, et tendent à le rapprocher des schizophrénies systématisées. Les patients conservent une bonne capacité de travail (Astrup, 1979, p37).

---

[122] La personnalité d'un sujet est dite affectée par la pathologie lorsque celle-ci modifie les affects, les activités et/ou l'intelligence du sujet de façon stable et permanente.

Des symptômes issus de la cataphasie et de la catatonie périodique, les deux autres formes de schizophrénie non systématisée, peuvent se mêler aux symptômes classiques, ainsi que des éléments d'une PMD comme une logorrhée ou une fuite des idées. Ces manifestations ne sont pas rares et peuvent survenir à n'importe quelle période du trouble, tant au début qu'en phase finale. En revanche, des éléments mélancoliques n'apparaissent qu'au début.

Une <u>évolution vers un déficit est plus fréquente chez les femmes que chez les hommes</u>, à l'inverse de ce qui est observé dans la schizophrénie prise au sens large. Le cours évolutif est partiellement rémittent, partiellement chronique. Dans le tiers des cas l'évolution spontanée se fait vers une forme fantastique (donc péjorative), dans un autre tiers sous un aspect hybride entre un syndrome de référence et une forme fantastique. Le tiers restant ne progresse pas et reste un syndrome de référence irritatif chronique ou une mégalomanie chronique si le pôle d'exaltation prédomine. Cette évolution est plus fréquente chez l'homme. Si le processus* s'arrête très tôt, le tableau clinique ressemble à celui d'une paranoïa tel que le décrit Kraepelin où le patient se prétend prophète ou guérisseur, mais dont le délire est systématisé, avec une activité, un affect et une intelligence préservés[123]. Comme la paraphrénie affective tend entre les deux pôles anxieux et exalté, des idées de persécution et de grandeur peuvent se manifester simultanément. Ainsi le tableau de paranoïa et de paraphrenia systematica de Kraepelin sont-ils intégrés dans la paraphrénie affective de Leonhard. Cependant ce dernier distingue la forme psychopathique[124] de la paranoïa, concept proche de la conception française en ce sens qu'il est "réactionnel". Il range cette forme parmi les troubles délirants quérulents, une pathologie non intégrée à cette classification uniquement focalisée sur les formes endogènes (on peut se référer à son ouvrage (Leonhard, 1991) pour une couverture plus large de la nosographie incluant ces formes)[125].

---

[123] Cette affirmation peut paraître étrange si on s'arrête à la conception française actuelle qui tend généralement à considérer la paranoïa non pas comme une psychose endogène à l'inverse de ce qu'envisage Kraepelin, mais comme "réactionnelle" (Ey *et al.*, 1989, p456). Pourtant d'une part le trouble débute fréquemment par un épisode aigu dont il a été noté la composante thymique mixte proche de la PMD avec composante anxieuse marquée et distortions perceptives. D'autre part il existe une évolution vers un abrutissement schizophrénique (Barcia Salorio, 2000) dont il faut reconnaître la baisse de fréquence depuis les neuroleptiques.

[124] Dans le littérature allemande, la notion de psychopathie se réfère à tous les types de personnalité qui souffrent de leur mode de fonctionnement psychique, ou qui en font souffrir leur entourage. Cette notion n'a dont pas le caractère restreint, limité aux "sociopathes" tel que nous en avons hérité au travers de la littérature anglo-saxonne (Leonhard, 1991, p45).

[125] Il n'est pas facile de comparer ce concept avec la classification française. Ainsi nous retrouvons les tableaux de psychose hallucinatoire chronique (forme d'évolution péjorative en syndrome de

Avant les possibilités thérapeutiques, un tiers des patients reste hospitalisé après leur première admission (36.8 %). C'est la forme qui s'accompagne du risque le plus élevé d'actes violents menant à un non lieu pour aliénation, tout particulièrement pour l'évolution sur un mode paranoïde (Stompe & Ortwein-Swoboda, 2000). Cette observation est en accord avec la connaissance du risque plus important d'agression en rapport avec des éléments paranoïdes (Boeker & Haefner, 1973; Planansky & Johnston, 1977).

Il s'agit d'une forme particulièrement chargée sur le plan de l'hérédité, Leonhard décrit, en 1950, une famille comportant 18 cas (Leonhard, 1950). En moyenne cependant le nombre de parents atteints est faible (1.5 % pour la première série, 2.2 % pour la seconde), mais le nombre de frères et soeurs atteints est important (10.7 % pour la première série, 13.3 % pour la seconde), donnant à penser qu'une transmission récessive serait en cause. Astrup a confirmé la plus forte hérédité de la paraphrénie affective (19% de parents atteint d'une forme identique) par rapport aux paraphrénies systématisées (8%) (Astrup, 1979, p21). Le trouble se rencontre plus fréquemment en cas de consanguinité (Lange, 1995; von Trostorff, 1986), ce qui supporte l'hypothèse d'une hérédité récessive. Sur le plan anecdotique Leonhard évoque la possibilité qu'il s'agisse du trouble présenté par Ludwig II et son fils Otto de Bavière (Leonhard, 1986), ainsi que par Jean-Jacques Rousseau (Leonhard, 1992, p148).

L'âge moyen de début est de 31.1 ans dans la première série, 36.3 ans dans la seconde, un fait qui a été répliqué (Franzek, Beckmann, 1995). Le trouble touche 1 homme pour 3 femmes et survient plus précocement chez les premiers (33.1 vs 37.1 ans). Cette prédominance féminine dans les paraphrénies affectives (mais aussi systématisées), contribuerait à expliquer l'observation commune d'une évolution plus paranoïde des schizophrénies chez les femmes (Franzek, Beckmann, 1995).

Commentaire

De toutes les formes cliniques décrites par Leonhard, la paraphrénie affective semble être le seul tableau dont la réévaluation à long terme

---

référence irrité prédominant chez la femme), et deux tableaux de délires dits systématisés : la paranoïa (forme dont le processus s'arrêterait tôt, à forte composante mégalomane et prédominant chez l'homme) et le délire érotomaniaque (encore appelé syndrome de de Clérambault par les anglo-saxons, qui dans ses trois phases correspondraient à une évolution où le processus s'arrêterait tôt, à composante affective chargée et prédominant chez la femme). Les quérulents processifs sont classés à part parmi les personnalités anormales (Leonhard, 1991, p54), ainsi que l'a fait Kraepelin (Fish, 1962, p83).

(25-30 ans) montre un passage significatif (40 %) vers d'autres formes : soit vers une catatonie périodique (~20 %), soit vers une paraphrénie systématisée (~20 %) (Tolna et al., 2001). Pour la première, l'apparition tardive des éléments psychomoteurs peut expliquer la confusion initiale. Pour la seconde, dans la phase initiale, seule une bonne évaluation de la charge affective permet de faire le diagnostic.

A l'inverse de sa démarche de "spliter" (découpeur), Leonhard adopte avec la paraphrénie affective une démarche de "lumper" (rassembleur). Aussi nous retrouvons dans ce tableau des éléments de ce que nous appelons la psychose hallucinatoire chronique : âge de début en moyenne tardif, prédominance féminine, absence de trouble du cours de la pensée. Ce rapprochement est à nuancer, car certaines de nos psychoses hallucinatoires chroniques seraient classées parmi les paraphrénies systématisées faiblement déficitaires (paraphrénie phonémique et hypocondriaque) qui partagent un grand nombre de ces caractéristiques[126]. Quoiqu'il en soit, il semble bien y avoir aussi une charge héréditaire non négligeable dans ces formes à début tardif (Brodaty et al., 1999). Ce tableau regroupe encore celui de paranoïa dont la charge héréditaire est décrite comme appréciable (Kolle, 1931)[127], bien que les auteurs ne soient pas tous d'accord sur la prédominance dans les apparentés des bipolaires ou des schizophrènes (cité dans Ey et al., 1989, p457). Pourquoi Leonhard a exceptionnellement réuni des tableaux dont l'évolution est aussi différente sous une même entité ? La réponse est simple : il les a trouvés associés dans une même famille. Il se trouve que parmi mes patients, l'un est issu d'une famille multiplexe (plusieurs cas atteints) dont la clinique corrobore parfaitement le descriptif de Leonhard : la mère a présenté des états aigus très colorés sur le pan affectif qui n'ont jamais mené à une hospitalisation. Il persiste actuellement une paranoïa modérée. Le second fils a présenté un premier épisode

---

[126] Sur 23 troubles psychotiques étant apparus après l'age de 40 ans, Fish a retrouvé 3 cas (13%) de paraphrénies affectives, et 17 cas de paraphrénies systématisées (74%), dont 6 étaient des paraphrénies phonémiques (26% du total) (Fish, 1962, p89). Les formes tardives ne semblent pas différentes des formes plus précoces.

[127] Pourtant actuellement l'hérédité des troubles délirants est plutôt considérée comme faible et non lié à la schizophrénie (Kendler & Hays, 1981; Kendler, Gruenberg & Strauss, 1981). Il est malheureusement parfois difficile de se faire une idée sur la réalité de l'hérédité de la paranoïa dans la littérature actuelle, qui sur la base des classifications internationales la range avec des délires hypocondriaques et dysmorphophobiques essentiellement parmi les troubles délirants. En revanche, dès lors qu'une symptomatologie thymique devient conséquente, le qualificatif devient trouble psychotique non spécifié, ou elle rejoint des formes hallucinatoires pures (paraphrénie phonémiques) ou certaines psychoses du post-partum (psychoses cycloïdes pour une part)...

dépressif à 15 ans, puis deux épisodes débutant par un état d'excitation maniaque très marqué évoluant au bout d'une semaine à 10 jours vers état psychotique évoluant sur plus de 6 mois à 21 et 25 ans. Il s'était complètement remis du premier, mais après le second s'est développé un état de vécu délirant chronique à thématique persécutive bien critiqué. Enfin le premier frère a développé à 29 ans un premier épisode schizophréniforme avec idées de référence sous tendues par une méfiance irritée. Les symptômes ont été rapidement jugulés par le traitement. Après un an d'arrêt du neuroleptique, un nouvel épisode quasi identique a émergé à 32 ans. La réintroduction immédiate du traitement a permis de le juguler en une semaine, mais persiste une méfiance irritée. Le descriptif de cette famille est une belle illustration de la pertinence de la démarche de Leonhard.

Mentionnons enfin que dans un travail récent, un sous-groupe de patients catégorisé comme bipolaire, partageant un grand nombre de caractéristiques de la paraphrénie affective est isolé (Azorin, Akiskal & Hantouche, 2006). Ce sous-groupe présente une symptomatologie mixte et fluctuante, avec une forte composante anxieuse et des éléments psychotiques non congruents à l'humeur lors des épisodes. Bien que l'intervalle soit dit "libre", une symptomatologie résiduelle à type de tempérament irritable y est noté, et il existe une forte prédominance féminine (2 femmes pour 1 homme).

Cataphasie (schizophasie) (*Kataphasie – Cataphasia or schizophasia*)

La schizophasie, initialement décrite par Kraepelin, est reprise par Kleist. Le premier met en avant une désorganisation sévère du discours, alors que le second insiste sur l'importance des néologismes* (mots nouveaux) et des paralogismes* (mots normaux utilisés dans un sens différent). La description de Kraepelin est considérée comme trop étroite par Leonhard, qui en élargit le concept après avoir été confronté à des cas familiaux qui présentent des tableaux cliniquement variables. Il s'agit donc d'un point de vue plus large plus proche de celui de Kleist. Il faut attendre la reconnaissance du pôle inhibé en 1961 par Leonhard, confirmé par son élève Otremba (Otremba, 1963), pour que le tableau clinique se complète sous sa forme actuelle. L'évolution défavorable de la folie à double forme de Jules Baillarger (1854) pourrait en être rapprochée tant la cataphasie est confondue avec une bipolarité tout en entraînant avec le temps un véritable affaiblissement intellectuel.

Le terme de schizophasie se rapporte essentiellement à la forme excitée du trouble. Aussi préfère-t-il le terme de cataphasie pour mettre en évidence la bipolarité du trouble, même en cas de prédominance d'un pôle sur l'autre en cours d'évolution. Celle-ci conduit à une symptomatologie déficitaire. Enfin, à l'inverse de Kleist et Kraepelin, il ne fait pas l'hypothèse d'une atteinte isolée du langage avec épargne de la pensée. En effet, il ne retient pas comme significatif, le fait que les patients se comportent de façon appropriée dans la vie de tous les jours. Il considère ces activités comme trop habituelles pour démasquer le trouble. De plus, les comportements affectifs sont aussi préservés. Mais il y a une perturbation de la pensée de haut niveau, d'où le parallèle avec la psychose confusionnelle. La distinction entre les deux peut être rendue difficile car des phases d'agitation confuse et d'inhibition perplexe sont parfois présentes au début du trouble. Mais dès ce moment, on peut constater qu'en plus de l'incohérence, il y a des erreurs logiques, et durant les phases inhibées, il y a un émoussement de la réactivité qui ne correspond pas à une simple perplexité.

Phase de début, phase aiguë

Pôle inhibé

Lorsqu'il s'agit d'une phase d'inhibition, le discours s'appauvrit au point que les troubles de la pensée ne sont plus observables. Lors d'un ralentissement extrême, le patient devient mutique et le diagnostic différentiel avec la perplexité confuse de la psychose confusionnelle est difficile. Les mouvements automatiques restent présents. À l'inverse l'expression du visage n'exprime pas une perplexité ("*Ratlosigkeit*"), mais une hébétude ("*Abstrumpfung der Reaktionsbereischaft*", littéralement : abrutissement de l'état d'alerte qui permet d'être prêt à réagir), un vide d'expression. Parfois le patient observe ce qui se passe autour de lui, mais le plus souvent il reste indifférent. Lorsqu'on lui adresse la parole, il ne répond pas, et regarde fixement l'examinateur. Parfois il fronce les sourcils, comme pour retrouver ce qu'il veut dire, et reste ainsi indéfiniment. Même si les mouvements sont lents, il n'y a pas d'élément de catatonie, c.-à-d. il n'y a pas de symptômes psychomoteurs. Le maintien pendant quelques secondes d'une position avant de revenir lentement à la situation initiale (*Haltungsverharren*) reste aspécifique et ne doit pas être confondu avec une véritable catatonie. Lorsque le ralentissement est moins important, on observe des troubles du langage principalement des néologismes. On retrouve des idées de référence prédominantes dans cette phase, voisines de celles de la psychose confusionnelle inhibée.

Pôle excité

La phase excitée du trouble est caractérisée par une logorrhée confuse, sans agitation psycho-motrice. Le débit verbal est vif et le patient se comporte comme s'il a des choses importantes à dire à son interlocuteur. Il est impossible de comprendre le sens du discours qui est désorganisé à un triple niveau. Au niveau de son organisation tout d'abord, il n'y a plus de thématique qui ordonne le cours de la pensée, tout est illogique, on suit beaucoup plus difficilement les changements thématiques, Leonhard parle d'enchaînement incongru des idées ("*logische Entgleisungen*", littéralement : déraillement logique) alors que dans la psychose confusionnelle excitée, il parle d'incohérence ("*Inkohärenz*"). Le second niveau de désorganisation est syntaxique, avec agrammatisme et paragrammatisme. L'ordre grammatical et les conjugaisons ne sont plus respectés, les phrases sont incomplètes, et leur découpage est obscur. Cela se rencontre tant dans la forme excitée au début du trouble, qu'en fin d'évolution. Au maximum, il s'agit d'une véritable "salade" de mots : bien que les sons paraissent appartenir à la langue, il est impossible de reconnaître les mots. Le troisième niveau de désorganisation, le niveau sémantique, n'est pas détaillé par Leonhard. Les paralogismes et les néologismes lui paraissent totalement aspécifiques, car souvent confondus avec des néologismes techniques (utilisés pour décrire une expérience psychotique pour laquelle le mot n'existe pas). Cependant, Kleist (Kleist, 1960), mais aussi l'école de Würzburg le mentionne (Stöber *et al.*, 2007). Leonhard considère que ces néologismes sont plus fréquents ou apparaissent plus marqués dans la phase inhibée[128].

Lors des phases d'exacerbation, Leonhard remarque la monotonie, l'uniformité de l'expression verbale, le caractère presque stéréotypé que prend occasionnellement le discours avec les répétitions de mots, presque comme une verbigération. Il envisage dans ce cas la co-occurrence d'une stimulation et d'une inhibition de la pensée, autrement dit une véritable mixité. Dans la phase aiguë, il peut y avoir une confusion au cours de laquelle le patient n'a plus d'activité sensée. Mais le reste du temps, en revanche, et malgré une désorganisation importante du langage, il se comporte de façon ordonnée au moins tant que les tâches restent simples. D'ailleurs le discours est beaucoup plus sensé lorsque le patient parle de choses concrètes que dans une conversation libre. Ainsi il peut parler

---

[128] En allemand, un nouveau mot se construit par agrégation de deux mots ou plus. Un équivalent français ou anglais serait une périphrase. Il n'y a pas de travaux à notre connaissance qui se soit penché sur l'impact de ces différences linguistiques sur la fréquence des néologismes en fonction des pays.

clairement de son activité journalière, mais devient <u>incompréhensible dès qu'il veut exprimer ses idées</u>. Cette sensibilité au contenu est une caractéristique des troubles de la pensée de la cataphasie. Parfois le trouble n'apparaît pas lors d'une conversation normale, et comme le comportement n'est pas affecté dans ce cas, un bon <u>nombre de ces patients ne sont pas hospitalisés lors de ces épisodes</u>. Il faut alors tester le patient avec des questions sur les différences, sur les proverbes, ce que Leonhard appelle le <u>test psychique expérimental</u>. Il s'agit d'une série de questions brèves proches de celles que l'on utilise pour coter l'item pensée abstraite de la PANSS que Leonhard utilise de manière standardisée (cf. annexe 3)[129].

Ce trouble du discours est authentifié par ses successeurs de façon rigoureuse, par l'étude d'enregistrements. La désorganisation est plus sévère et qualitativement différente de celle qui est observée dans la psychose confusionnelle : on ne comprend ni les concepts, ni les idées ni même le thème de l'énoncé qui, par ailleurs est émaillé d'erreurs grammaticales (Pfuhlmann *et al.*, 1997a; Pfuhlmann, Franzek & Stober, 1998a). Il y a dans la cataphasie, un bouleversement à la fois de la sémantique et de la syntaxe du discours.

> À titre d'exemple, Leonhard explique à un patient qu'il veut lui faire écrire une dictée : "Je ne veux pas jouer le dictateur. J'ai été renvoyé de l'usine Hoechst pour la troisième fois et renvoyé un menu qui n'a pas été remboursé. Je vois beaucoup d'argent et j'essaie de l'attraper. À cause de son revenu d'un gros travail il était bien. Il avait deux tickets. Un Allemand de l'est demande cent millions de Marks, propriétaire d'une usine de briques. Nous devons payer maître Luzius, nous perdons souvent. Que serait-ce une séparation. Le revenu, le revenu étranger perd beaucoup, demandez la compagnie d'impression Wagner, 10 pfennigs petit et peut-être 30 ans. Deux abonnés ont des temps difficiles. J'ai des hommes ici, racialement purs, Wolf à l'exhibition perd l'argent du ménage. Le test de la race et la main de la femme va être un animal noble."

Le patient peut présenter des <u>confabulations</u>[130] durant cette phase : avoir piloté un avion atomique durant la 1ère guerre mondiale, bouté les Américains au delà de la Méditerranée, marché sur l'eau comme Jésus etc...

---

129 Fish rapporte que Leonhard envisage deux formes, non distinctes sur le plan héréditaires (les deux pouvant survenir dans la même famille) : la première proche de la schizophasie de Kraepelin avec logorrhée, confusion sévère, agrammatisme, mais peu de néologismes, la seconde étant un trouble de la parole plus riche en néologisme et associé à une symptomatologie catatonique avec aboulie (Fish, 1962, p 63).
130 Idées délirantes pour lesquelles le psychiatre français aurait retenu un mécanisme imaginatif.

Un délire et des hallucinations peuvent être présents. Curieusement Leonhard est très discret sur le sujet, alors que tous les autres auteurs en rapportent, toujours lors des phases d'exacerbation, rarement de façon chronique (Astrup, 1979, p38). Notre habitude des classifications internationales fait que nous avons plus tendance à les mettre en avant, alors que Leonhard pense qu'il s'agit là de symptômes accessoires, ou alors de symptômes de la paraphrénie affective qui contaminent le tableau de la cataphasie.

Évolution

Après la phase initiale, la phase déficitaire se caractérise par la persistance des troubles de la parole et de la pensée en l'absence d'une logorrhée. Cette phase se caractérise en plus par un appauvrissement des affects. Pourtant ceux-ci paraissent bien préservés lors d'une conversation superficielle, où le patient se montre plutôt ouvert et amical. Mais il n'existe plus d'émotion profonde, par exemple le patient exprime sa satisfaction de façon plate. Lorsqu'il est plutôt de mauvaise humeur, c'est là encore sans profondeur affective.

Sur le plan des activités, le patient présentant la forme excitée est généralement actif de façon adaptée. Mais plus la forme devient inhibée, plus les activités et les affects diminuent. Le contraste marqué entre la profondeur de l'altération du langage et celle du comportement est caractéristique de la cataphasie. Des symptômes venant des autres formes peuvent se voir : composante catatonique avec mouvements parakinétiques incessants ou état akinétique, éléments d'anxiété-félicité. L'évolution est similaire à celle de la paraphrénie affective, encore que des évolutions avec rémissions ou lentement progressive soient fréquentes. Hors traitement, on observe une rémission chez 71.2 % des patients. Parfois les rémissions sont suffisantes pour que les patients puissent retourner au travail. Chez 2 sujets sur 3 (70.1 %), on observe au moins une fluctuation nette vers l'un des pôles, soit positif (12.3 %) soit négatif (17.5 %) mais le plus souvent les deux pôles sont présents (40.4 %). Même avant l'ère des traitements, seuls 15 % des patients restent hospitalisés après leur première admission. Dans des formes où l'évolution est particulièrement bénigne, le trouble peut ressembler à une PMD.

La charge héréditaire est forte avec une atteinte de 12.4 % (série 1), 15.3 % (série 2) des parents et 8.4 % (série 1), 14.8 % (série 2) des frères et soeurs. Astrup confirme cette notion avec 19% d'apparentés atteint (Astrup, 1979, p21). Concernant l'éventualité du rôle de facteurs environnementaux,

Leonhard mentionne une fréquence supérieure chez les enfants élevés à la ville par rapport à ceux de la campagne (32.5 % à la campagne vs. 37.9 % dans les grandes villes, à comparer avec les 49.5 % vs. 25.2 % pour la paraphrénie affective et les 43.7 % vs. 27.4 % pour la catatonie périodique). Il interprète ces données comme un effet d'une plus grande sollicitation de la pensée abstraite dans une éducation citadine. Il constate aussi que parmi la fratrie, le risque de développer la pathologie augmente si l'un des parents est affecté par le trouble (26.8 % vs. 11.3 %). Il n'explique pas ce résultat comme un effet de l'hérédité, mais comme celui de l'environnement. Dans le contexte actuel, ce résultat très significatif (p < 0.005), suggère une hérédité polygénique à effet de seuil (Lange, 1995).

L'âge de début du trouble est en moyenne de 29.5 ans dans la première série, 25.4 dans la seconde. Il touche 3 hommes pour 1 femme, avec une petite différence quant à l'âge de début (hommes : 24.3 ans, femmes : 28.5 ans dans la deuxième série).

Sur le plan thérapeutique, les neuroleptiques sont efficaces sur les phénomènes hallucinatoires, ils améliorent notablement la désorganisation du discours, avec une réduction des coq à l'âne, mais ils n'ont aucun effet sur les erreurs grammaticales et sémantiques (Pfuhlmann *et al.*, 1998a; Stöber *et al.*, 2007). Actuellement, les neuroleptiques permettent des récupérations de bonnes qualité. Déjà à l'époque où il n'existaient pas, de nombreux patients pouvaient retrouver leur activité passée au moins dans la phase de début. Les neuroleptiques permettent de franchir plus d'épisodes sans que l'aspect déficitaire ne se développe trop largement.

La catatonie périodique (*Periodische Katatonie – Periodic catatonia*)

Leonhard l'isole de la psychose motrice et démontre la charge héréditaire importante du trouble (Leonhard 1941). On y retrouve en partie des tableaux comme la catatonie akinétique de Kleist. Le trouble partage avec la paraphrénie affective et la cataphasie un caractère bipolaire encore plus marqué et alternant avec une plus grande fréquence. Il s'agit du trouble le plus facile à confondre avec une PMD.

La proportion de catatonie selon Leonhard dans une population non sélectionnée de patients hospitalisés est de 18,6 % (ce chiffre exclut les psychoses motrices et donc les formes de Kahlbaum). Sur cette même population, 11,2 % sont des formes périodiques (soit 60 % des catatonies de

Leonhard) (Stober, 2001). Une équipe différente, retrouve le chiffre très proche de 10.3% sur un autre bassin de population (Krüger & Bräunig, 1995).

Commentaire

Au risque de se répéter il est important d'insister sur le fait que Leonhard ne définit absolument pas la catatonie comme Kahlbaum. On a vu que la majorité des catatonies de Kahlbaum seraient rangées parmi les psychoses cycloïdes (principalement la psychose motrice). D'autre part, le terme de catatonie périodique a été utilisé par Gjessing pour désigner un tableau de psychose motrice à récidives fréquentes survenant à un rythme régulier (Gjessing, 1974). Enfin, les critères du DSM ne peuvent en aucun cas être appliqués avec rigueur ici, et ils ne sont que rarement remplis. Catatonie signifie pour Leonhard désorganisation ou atteinte qualitative de la fonction psychomotrice (volonté et mouvement). Il y a, certes, des phases d'hyperkinésie et d'akinésie, mais ce qui est important pour le diagnostic, ce sont les déformations des mouvements expressifs et réactifs, les expressions faciales grimaçantes (surtout de la partie haute du visage pour éviter la confusion avec les dyskinésies induites par les neuroleptiques), les parakinésies* bizarres, les stéréotypies*, la maladresse et la raideur. Ces signes sont présents (à des degrés variables) non seulement dans les phases actives de la maladie, mais aussi durant les phases déficitaires. Il devient logique qu'un tel trouble ne réponde pas aux mêmes thérapeutiques que les catatonies définies par le DSM. Malgré l'absence d'une étude d'équivalence, on peut supposer que certains patients sont classés comme schizophrènes, d'autres comme bipolaires (non spécifié le plus souvent), au moins en début de maladie. À noter que la distinction entre deux formes de schizophrénie est familière aux psychiatres français, puisque Henry Ey sépare la catatonie vraie, ou hébéphrénie-catatonie à pronostic défavorable, de la catatonie symptomatique de bon pronostic (Ey, 1950). Mais le descriptif clinique qu'il en fait n'est pas cohérent avec celui de Leonhard, pas plus qu'il ne l'est avec les formes chroniques (Ungvari, Kau, Wai-Kwong & Shing, 2001).

Phase de début, phase aiguë

Des éléments dépressifs ou neurasthéniques précèdent fréquemment (34%) les premiers accès de catatonie périodique (Astrup, 1979, p88).

Le diagnostic différentiel avec la psychose motrice est difficile dans une phase aiguë en début d'évolution. On y retrouve des phases d'hyperkinésie et d'akinésie, comme dans la psychose motrice, des éléments de stupeur* perplexe et d'excitation confuse, comme dans la psychose confusionnelle, ainsi que des traits de paraphrénie affective et de cataphasie[131]. Moins fréquemment des états anxieux et extatiques peuvent être présents. On se souvient que dans les psychoses cycloïdes, le patient présente soit des éléments d'inhibition, soit des éléments d'excitation pour une modalité psychique, sans jamais manifester simultanément les deux. Ainsi par exemple aucun patient n'a à la fois une akinésie du tronc et une hyperkinésie des membres, ou n'agite la main droite alors que la main gauche semble figée dans une posture bizarre. C'est justement ce que l'on observe fréquemment dans la catatonie périodique. Un tel morcellement des symptômes va au-delà de la notion classique d'état mixte. Ainsi il ne s'agit pas d'un mélange inhibition excitation sur différentes modalités psychiques, mais un mélange des deux dans une même modalité psychique, ce que Leonhard dénomme une <u>mixité au sens strict</u>. La catatonie périodique est donc un processus qualitativement différent de la psychose motrice, même si au début, les deux troubles se ressemblent à les confondre. L'évolution montre aussi une différence marquée, car il s'agit d'un trouble destructeur, aboutissant à un état ou des éléments akinétiques comme une rigidité, un aspect guindé, sont associés à une agitation motrice. Les phases hyperkinétiques s'estompent en général en quelques semaines voir quelques mois. Les états akinétiques par contre persistent plus longtemps, parfois pendant des années[132].

Phase akinétique

Les <u>mouvements sont réduits</u>, le facies est impassible, le patient tend à se mettre toujours dans la même posture (posture stéréotypée). On retrouve aussi des <u>stéréotypies</u>* et des itérations* ainsi que des <u>actions impulsives</u> sur un fond d'akinésie : le patient saute soudain du lit, court à travers la pièce, renverse des objets, devient agressif, pousse tout à coup un cri et retourne à un état akinétique. Une grande agressivité indique généralement une tension affective importante, que ce soit de coloration anxieuse ou extatique. On

---

[131] Selon Astrup les premiers accès de cataphasie peuvent aussi présenter des perturbations psychomotrices marquées (Astrup, 1979, p79).

[132] Il semble que la définition même d'une période soit difficile. En effet, des périodes d'excitation brèves (de quelques secondes à quelques heures) interrompent une période d'akinésie (ou l'inverse). La question demeure de savoir s'il faut comptabiliser cela comme un véritable changement de polarité.

retrouve ces explosions d'agressivité dans certaines schizophrénies systématisées comme la catatonie négativiste. Les persévérations sont fréquentes au niveau du langage où des mots ou des phrases sont répétés.

On objective parfois une flexibilité cireuse avec maintien des postures (ou catalepsie), ainsi qu'un négativisme* (*gegenhalten*) avec résistance active aux mouvements passifs. Les attitudes sont souvent non-naturelles. Dans la psychose motrice s'il y a une résistance, elle s'accompagne d'un facies anxieux, c'est un mode de défense[133], ce n'est pas le cas dans la catatonie périodique.

Phase hyperkinétique

À l'inverse, l'hyperkinésie prédomine avec quelques éléments akinétiques. L'excitation comporte des éléments d'impulsivité. Les mouvements sont raides et saccadés sans caractère expressif, et le patient est agité. Leonhard appelle cela des parakinésies*. Les expressions faciales ressemblent à des grimaces et perdent leur caractère émotionnel. Les gestes automatiques sont moins touchés. Il existe parfois des rires explosifs, excessifs, non motivés, mais généralement ils se limitent à une mimique, sans qu'aucun son ne soit émis. Cet élément peut être retrouvé de façon isolée chez des apparentés. Les grimaces impliquent aussi la partie haute du visage, à l'inverse des dyskinésies tardives post-neuroleptiques qui siègent à la partie inférieure[134]. Des mouvements ressemblant à des tics peuvent apparaître à n'importe quel endroit du corps. Lorsqu'on leur pose des questions, certains patients vont répondre de façon explosive, impulsive, sans réfléchir à ce qu'ils vont dire, et donc répondre à côté de la question (*Vorbeireden**). Quelles que soient les anomalies, il convient de demander au patient pourquoi il fait tel ou tel geste. Normalement, soit il n'en a pas conscience, soit il ne peut en donner de raison. Ceci élimine des gestes de nervosité.

Évolution

Avec l'évolution, le tableau combine toujours des éléments hyperkinétiques et akinétiques. On assiste à une diminution de la motivation, et une augmentation de l'impulsivité. Si les premières phases aiguës ne laissent aucune trace, les suivantes sont suivies de symptômes résiduels. Tous les patients présentent une ou des rémissions. Une grande majorité des patients

---

[133] Donc un symptôme secondaire dans le cas de la psychose motrice.
[134] Les dyskinésies tardives ont d'autre part un caractère bref, désorganisant l'activité motrice de façon impromptue que n'ont pas les parakinésies. Celles-ci sont souvent intégrées dans la mimique qui prend alors un aspect surchargé.

fluctue entre un pôle excité et inhibé (83.6 %), plus rarement, la fluctuation ne se fait que vers un pôle négatif (10.5 %) ou positif (4.5 %). Avant les traitements, un quart des patients (23.4 %) restent hospitalisés après leur première admission. Il est rare que la catatonie périodique progresse vers un état final grave et le pronostic reste relativement bon si les poussées ne s'accumulent pas. Il y a souvent des années de rémission entre chaque attaque, et il n'est pas rare que tout le processus* s'arrête après la première poussée ne laissant qu'une faiblesse. Cela correspond à certains tableaux de "syndrome déficitaire pur" de Huber (Huber, 1966). Astrup mentionne que 10 patients souffrant d'une catatonie périodique et ne présentant plus de phase d'exacerbation sous traitement, ne présentent plus ce déficit après 10 ans (Astrup, 1979, p80).

L'état déficitaire n'appairait que progressivement au fur et à mesure de la répétition des épisodes : le patient <u>perd son dynamisme</u> ('*drive*' des anglosaxons) et sa <u>motivation</u>[135]. Cela va jusqu'à une incurie. Les phases akinétiques semblent entraîner un état déficitaire plus rapidement que l'hyperkinésie. Dans cette dernière forme, plusieurs épisodes peuvent se répéter sans déficit permanent, alors qu'après une forme akinétique un seul épisode peut être suffisant pour entraîner cet état. Cependant, une akinésie ne correspond pas en soi à un état déficitaire résiduel et est susceptible de s'améliorer. L'état déficitaire peut n'être qu'une légère apathie. L'entrain s'amenuise, les mouvements s'initient avec difficulté et se réalisent lentement, l'absence d'initiative peut aller jusqu'à l'incurie, l'<u>affect s'émousse de façon importante</u>[136], le patient semble indifférent, la pensée se ralentit et tend à être de type "court-circuit". Ainsi l'expression verbale peut-elle consister en des réponses à côté (*Vorbeireden**) comme dans la catatonie prompte à parler, voire peut se réduire à des réponses monosyllabiques. Il persiste certains symptômes catatoniques mixtes, une réduction de l'harmonie des mouvements et une perte de la mimique avec des grimaces comme des mouvements itératifs de la bouche[137]. Ou encore par exemple,

---

[135] En fait certains patients particulièrement conscients de leur trouble décrivent cet état plus comme un "manque de force" ou un manque d'énergie. Ce n'est pas qu'ils n'ont plus la volonté, mais ils n'ont plus la force pour faire les choses.

[136] Le patient décrit l'impossibilité de ressentir une joie ou une tristesse. La prise de conscience de son état réduit sa souffrance. Aussi, le risque suicidaire, élevé en début de trouble est-il beaucoup plus faible après quelques années d'évolution.

[137] On s'interroge sur la possibilité que certains de ces mouvements passent pour des dyskinésies liées aux neuroleptiques. Comme ces patients sont souvent pris en début d'évolution pour des troubles bipolaires, cela pourrait expliquer la grande fréquence de ces dyskinésies rapportées dans ce groupe et le fait qu'elles soient corrélées avec de moins bonnes performances cognitives.

un patient, bien que raide dans son lit, tente de frapper avec un bras. Un autre reste assis immobile et seul son visage grimace. L'état déficitaire se poursuit jusqu'à un état d'hébétude. Enfin tous ces symptômes peuvent s'accompagner d'une <u>irritabilité</u>. En raison de leur impulsivité susceptible de se muer en décharges d'agressivité, les patients sont généralement maintenus sous traitement neuroleptique continu, ce qui accentue la perte des expressions émotionnelles, au point de les faire ressembler à des hébéphrènes.

DSM-III-R	Bipolaire	17%
	Atypique / schizo-affectif	33%
	Schizophrénie	50%
	Sains	0%
RDC	Schizophrénie au sens large	17%
	Sains	83%
Feigner	Schizophrénies certaines	8%
	Sains	92%
Pichot (1984)	BDA	50%
	Schizophrénie chronique probable	33%
	Sains	17%
Crow (1980)	Type I	8%
	Type II	33%
	Sains	59%
Schneider (symptômes de 1er rang)	Définition complète	25%
	Partielle	63%
	Sains	17%

A titre de comparaison, voici comment sont classés les patients souffrant de catatonie périodique familiale selon diverse classifications. Notons l'inclusion de patients dans les bipolaires et autres troubles affectifs avec composante psychotique pour le DSM-III-R. On relève un nombre parfois important de patients qui ne sont pas reconnus comme schizophrènes dans plusieurs classifications. Enfin, les auteurs ont aussi utilisé une classification dite française proposé par Pichot, dans laquelle 50% des patients répondent à la définition de bouffée délirante aiguë (Neumärker et al., 1995).

L'affection débute en moyenne à 22.6 ans (série 1), et 24.8 ans (série 2). Le trouble affecte les deux sexes de façon à peu près équivalente (8 hommes pour 10 femmes, une légère prédominance masculine néanmoins est présente dans toutes les études – Krüger & Bräunig, 1995), avec une apparition à peine plus tardive chez la femme (femmes : 26.5 ans, hommes : 23 ans). Ces chiffres ont été confirmés par d'autres auteurs. Sur l'age de début, et la distribution selon le sexe, la catatonie périodique se distingue significativement des catatonies systématisées (Stöber, 2000). L'échelle de fonctionnement globale est en moyenne de 60, mais avec un écart-type conséquent (±20), ce qui signe une symptomatologie moyenne à légère, avec certaines difficultés dans le fonctionnement social, tout en préservant généralement une ou deux relations de bonne qualité (Stober et al., 2001). Le nombre moyen de cycles est de 0.53 par an (Krüger & Bräunig, 1995).

La charge héréditaire est extrêmement élevée, avec atteinte de 22.3 % (série 1), 22 % (série 2) des parents et 16.7 % (série 1), 21.2 % (série 2) des frères et soeurs. Astrup donne un chiffre de 41% d'apparentés atteints (vs. 8% pour les catatonies systématisées) (Astrup, 1979, p21). Ces observations sont confirmées par les successeurs de Leonhard montrant la fréquence des familles où le trouble est transmis de parents à enfants sur 3, voir 4 générations (Beckmann & Franzek, 1997; Neumärker et al., 1995; Stöber, 2000; von Trostorff, 1981), avec un risque morbide cumulatif de 26,9 % soit des proportions d'atteinte assez similaires des parents (20,5 %) et de la fratrie (16,5 %) (Beckmann & Franzek, 1997; Krüger & Bräunig, 1995; Stober, 2001; Stober et al., 1998a; Stöber, 2000). Si on inclut les apparentés du premier degré présentant une forme atténuée (trouble dysphorique principalement, mais parfois aussi troubles moteurs a minima), la proportion non corrigée passe de 23.7% à 32.3% chez les parents et de 13.8% à 18.4% dans la fratrie (Krüger & Bräunig, 1995)[138]. Il est même démontré que les patients présentant une catatonie périodique ont une proportion d'atteinte chez les apparentés du premier degré supérieure à celle des catatonies systématisées : le risque morbide cumulatif pour les parents (24,8 % vs 4.4 %) et pour la fratrie (24,4 % vs 3,9 %) est significativement différent (p = 0,001) (Beckmann & Franzek, 1997; Stober, 2001; Stöber, 2000). On serait face à une hérédité autosomique dominante à pénétrance incomplète (~40%), clairement différente de ce que l'on observe dans les catatonies systématisées (Stober et al., 2001; Stober, Franzek, Beckmann & Schmidtke, 2002a). Il s'agit de la forme dont l'hérédité est la plus marquée parmi toutes les recherches génétiques de l'école de Wernicke-Kleist-Leonhard. Ces premières recherches se sont orientées vers une maladie par amplification de triplet (Bengel et al., 1998) en raison d'un phénomène d'anticipation très significatif ($p < 0.001$) (Beckmann & Franzek, 1997; Stober, Franzek, Lesch & Beckmann, 1995; Stober, Haubitz, Franzek & Beckmann, 1998b; Stöber, 2000), mais des résultats négatifs ont conduit à abandonner cette piste (Lesch et al., 1994). Deux études retrouvent un déséquilibre de liaison significatif (LOD* > 3) pour la région 15q15 sur un total de 16 familles (Stober et al., 2001; Stober et al., 2002b). Ce déséquilibre intéresse la moitié des

---

[138] Il faut être attentif au fait que deux terminologies sont employées : la "*proportion*" de parents atteints, qui correspond au pourcentage de parents souffrant de la pathologie rapporté à l'ensemble de la population de parents, et le "*risque morbide cumulatif*", qui prend en compte le fait que certains apparentés n'ont pas encore développé la maladie au moment du relevé. Ainsi le lecteur constatera que la plus faible proportion de sujets atteints dans la fratrie disparaît dès lors que les résultats sont donnés en terme de risque morbide cumulatif. Ce calcul permet de prendre en compte les frères et sœurs n'ayant pas encore développé la maladie au moment de l'examen.

familles étudiées et le segment isolé couvre une région de 11 cM comprenant 70 gènes annotés. Mais le gène en cause n'a pas encore été identifié malgré nombre d'investigations (Kury, Rubie, Moisan & Stober, 2003; McKeane et al., 2005; Meyer et al., 2002)[139]. Un déséquilibre de liaison en 22q13 signalé dans une étude, n'est pas confirmé par un travail ultérieur (Stober et al., 2000b; Stober et al., 2001)[140]. Ce locus semble correspondre à des familles différentes de celles chez lesquelles la région 15q15 est impliquée. Ce site 22q13 (Selch et al., 2007; Stober et al., 2000a; Stober et al., 2005) continue à être l'objet d'investigation. En 22q13.33 une mutation Leu309Met d'un gène inconnu surnommé WKL1 (Wernicke-Kleist-Leonhard 1) est trouvée chez 7 sujets atteints d'une même famille (Meyer et al., 2001). Il s'agirait d'une protéine trans-membranaire inconnue exprimée spécifiquement dans le cerveau, présentant des analogies avec les canaux cationiques. Dans une étude subséquente, cette anomalie n'est présente ni dans d'autres familles, ni dans d'autres formes de schizophrénies (Devaney et al., 2002). Pour résumer les données actuelles, l'hérédité est de type autosomique dominante à pénétrance incomplète, mais malgré la cohérence du tableau clinique (phénotype), le génotype serait hétérogène. Toutes les données proviennent de la même équipe et méritent donc d'être répliquées. Mais il est curieux de constater que, ce qui peut être considéré, à l'heure actuelle, comme l'une des plus belles promesses de la génétique dans la schizophrénie n'ait pas séduit d'autres chercheurs.

De la même façon qu'il le note dans les catatonies systématisées, Leonhard constate que les patients souffrant de catatonie périodique ont moins de frères et soeurs que les autres formes de schizophrénies non systématisées (1.79 en moyenne vs. 2). Plus la fratrie d'un patient est grande, plus la proportion d'individus atteints est faible (17.6 % pour les grandes fratries, 29.4 % pour les petites). Il interprète cela comme l'effet de la stimulation par l'entourage, qui diminuerait le risque de ce type de trouble. Ces observations n'ont pas été reproduites par d'autres (Stöber, Franzek & Beckmann, 2000).

Il ne semble pas y avoir, par ailleurs, d'événements ontogéniques plus fréquents dans les catatonies périodiques et il y a significativement moins

---

[139] Le gène de la sous-unité α7 du récepteur nicotinique, qui se trouve en 15q13, présente un déséquilibre de liaison avec la schizophrénie. En accord avec l'observation de l'équipe de Zurich selon laquelle cette anomalie concerne principalement les formes schizo-affectives (Stassen et al., 2007), on se demande si cela ne serait pas en fait restreint aux formes de catatonies périodiques.

[140] Un déséquilibre de liaison concernant les régions 22q11-13 est retrouvé aussi bien dans les schizophrénies que dans les troubles bipolaires (Berrettini, 2000), d'autant plus que le trouble bipolaire a une composante psychotique (Potash et al., 2003).

d'infection maternelle au 2ème trimestre de la grossesse que dans les catatonies systématisées : 8 % vs 36 % (p = 0,008) (Stober, 2001; Stober et al., 2002a; Stöber, 2000).

Les explorations neuropsychologiques mettent en évidence un déficit marqué des fonctions exécutives (Heidrich & Franzek, 1995 et observation personnelle).

Sur le plan des examens complémentaires[141], l'EEG peut mettre en évidence pendant l'épisode soit une réduction alpha ou une parenrhythmie béta et dans ses suites une activité lente à prédominance bi-frontale ou bi-temporale (Dormann, 1995; Morinigo Escalante, 2000; Sengoku & Takagi, 1998) (observation personnelle). Ces ondes lentes correspondent à un trouble fonctionnel, car elles disparaissent à distance d'un épisode. Leur présence seraient un marqueur d'une meilleure réponse à la thérapeutique (62% vs 16% en leur absence) (Morinigo Escalante, 2000).

Le traitement n'est défini que par l'usage, et n'est guidé que par les quelques cas rapportés dans la littérature qui font plus souvent référence à la catatonie périodique de Gjessing (forme de psychose motrice à récurrences fréquentes) qu'à celle de Karl Leonhard. Les neuroleptiques sont intéressants (Duggal & Gandotra, 2005), ne serait-ce que pour éviter les explosions motrices (Leonhard, 1999). La prudence voudrait que l'on favorise les neuroleptiques atypiques et tout particulièrement la clozapine qui pourrait se révéler particulièrement efficace sur ce tableau (Stöber, 2000)[142]. Les quelques cas cliniques dans lesquels le tableau est stabilisé par du lithium ne sont sans doute pas des catatonies périodiques au sens de Leonhard (Petursson, 1976; Sovner & McHugh, 1974; Wald & Lerner, 1978)[143]. Les benzodiazépines (lorazépam – TEMESTA®) sont modérément efficaces, mais permettent parfois une réductions de l'agitation et des parakinésies. Ni le benzhexol (ARTANE®), ni l'amineptine (ex SURVECTOR®), ni le

---

[141] Les publications qui se réfèrent à la catatonie périodique de Gjessing mettent en évidence une succession de stades en rapport avec la clinique : réduction de l'activité de base et des ondes alpha durant la phase catatonique, puis ré-émergence des ondes alpha accompagnées d'ondes lentes à prédominance frontale suite à l'épisode (Ando & Ito, 1959; Bonkalo, Doust & Stokes, 1955; Gunne & Holmberg, 1957; Gjessing, Harding, Jenner & Johannessen, 1967a; Gjessing, Harding, Jenner & Johannessen, 1967b; Rowntree & Kay, 1952). Des modifications hormonales intéressant le système thyroïdien et adrénergique sont aussi décrites (Gemzell & Gunne, 1956), ainsi que des anomalies des catécholamines intracérébrales (Gjessing, 1967b).

[142] Néanmoins le seul article rapportant des aggravations sous neuroleptiques typiques se réfèrent à la forme de Gjessing et donc aux psychoses motrices (Kruse, 1957).

[143] Il s'agit plus vraisemblablement de la forme de Gjessing (Gjessing, 1967a). Dans cette forme, bien que l'efficacité des hormones thyroïdiennes seules soit réduite (Gjessing, 1967b), leur couplage avec de la réserpine (en France l'équivalent serait la tétrabénazine - XENAZINE®) s'est avérée efficace dans un cas clinique (Komori et al., 1997).

citalopram (SEROPRAM®) ne se révèlent efficaces dans les formes chroniques de catatonie (Ungvari *et al.*, 2001), encore que l'amineptine entraîne une réduction statistiquement significative mais cliniquement peu pertinente de la symptomatologie. L'efficacité de l'ECT n'est pas rapportée, mais en pratique elle semble être efficace, cependant le nombre de séances avant la réponse est souvent élevée.

Les schizophrénies systématisées

Cette famille correspond au coeur de ce que nous nommons schizophrénie (*Kerngruppe* = groupe noyau). En effet, la symptomatologie est acquise et s'aggrave progressivement au cours d'une phase processuelle durant laquelle des manifestations psychotiques et thymiques classiques peuvent s'observer. Elles tendent vers un état stable très caractéristique comprenant des éléments déficitaires marqués dans la plupart des cas à l'exception de certaines paraphrénies. En conséquence, elles correspondent à toutes nos formes progressives de la maladie (<10%), ainsi qu'à une minorité des formes débutant par un accès aigu et évoluant ultérieurement de façon chronique (en tout 20%) (Ey *et al.*, 1989, p540).

Comme cela est déjà mentionné, l'adjectif "systématisée" ("*systematisch*") accolé à ce groupe de schizophrénies signifie que pour Leonhard, elles devraient correspondre à l'atteinte d'un système cérébral défini, ce qu'il ne faut pas confondre avec une localisation[144]. De façon générale les schizophrénies systématisées sont classées comme des schizophrénies dans les deux classifications internationales (Pfuhlmann *et al.*, 1999a), à quelques exceptions près, comme les paraphrénies phonémiques qui sont rangées dans les troubles psychotiques non spécifiés.

Stabilité du tableau clinique

La netteté de leur symptomatologie les différencie clairement des formes non systématisées. Alors que dans ces dernières, l'accent est mis sur leur polymorphisme donnant à leur description des limites floues, il en va différemment des schizophrénies systématisées qui se manifestent par des tableaux cliniques précis. Par ailleurs alors que les autres psychoses ne sont pas irréversibles, les schizophrénies systématisées présentent un mode d'entrée progressif avec l'apparition de déficits permanents <u>irréversibles</u>. En effet, à 25-30 ans, seulement 2 % des sujets présentant une schizophrénie systématisée sortent de cette catégorie (pour être classés comme normaux, autrement dit en rémission ou guéris). Entre les différentes catégories de schizophrénies systématisées, les échanges sont rares, seules certaines

---
[144] On parle d'atteinte de système par exemple pour la sclérose latérale amyotrophique lésant le système moteur pyramidal (le motoneurone au niveau médullaire, et le neurone pyramidal du cortex moteur primaire). Ainsi l'atteinte est diffuse sur le plan spatial, mais concerne un système défini (Leonhard, 1991, p15).

catatonies peuvent se transformer en hébéphrénies (~25 %) et certaines paraphrénies en catatonies (~15 %) (Tolna et al., 2001).

Théorie des formes systématisées et principe de classification

Les schizophrénies impliquent les pensées supérieures et la volonté. Ainsi, l'aplatissement des affects de l'hébéphrénie ne suggère pas une atteinte des systèmes émotionnels de bas niveau, puisque les ressentis corporels et les motivations instinctuelles sont préservées. Dans les schizophrénies, ce sont les fonctions supérieures, phylogénétiquement les plus récentes, qui sont atteintes.

Ces fonctions supérieures chez l'homme étant très variées, les formes de schizophrénies pouvant atteindre l'un et l'autre système doivent être très variées aussi. Il y aurait donc une atteinte identifiable d'un ou de plusieurs systèmes neurologiques précis dans les schizophrénies systématisées (cf. annexe 10) (Leonhard, 1970). Dans les formes non systématisées, l'atteinte ne se situerait pas au niveau de la région elle-même, mais ailleurs, dans une structure de contrôle par exemple.

Les schizophrénies systématisées sont classées en 3 catégories correspondant aux trois grandes fonctions mentales définies par Wernicke :

Catatonies : désorganisation de la psychomotricité (volonté et motricité, 6 formes simples)

Hébéphrénie : désorganisation des émotions (4 formes simples)

Paraphrénie : désorganisation de la pensée (6 formes simples)

Les formes simples correspondent à des tableaux cliniques purs pour lesquels Leonhard suppose qu'il existe l'atteinte d'un système neuronal spécifique. À côté des formes simples, il distingue les schizophrénies systématisées combinées, qui associent 2 formes simples (jamais plus), appartenant toujours à la même famille (les catatonies avec les catatonies, les hébéphrénies avec les hébéphrénies, mais jamais une catatonie avec une paraphrénie par exemple). Il utilise là encore le modèle de la sclérose latérale amyotrophique correspondant à l'association (la combinaison) d'un syndrome d'atrophie musculaire spinale (atteinte du second motoneurone c.-à-d. au niveau médullaire) et d'un syndrome de paralysie spinale spastique (atteinte du premier motoneurone, c.-à-d. au niveau cortical) (Leonhard, 1991, p16). Les formes combinées sont moins fréquentes que les formes simples (28.8 % du total). Cette apparente spécificité ne doit pas, cependant, faire oublier que certains signes présents dans une famille puissent se retrouver dans une autre : le maniérisme* par exemple se manifeste tant dans un tableau de catatonie que dans celui d'hébéphrénie. Enfin, les formes combinées étant nombreuses (36), et ne représentant que le tiers environ des schizophrénies systématisées, le nombre de sujets par groupe devient suffisamment faible pour risquer de laisser place à l'erreur. Pour cette raison elles ne seront pas détaillées. Selon Leonhard, une forme combinée ne correspond pas simplement à l'addition des symptômes des formes de base qui la constitue, car il existe une interaction. Selon Astrup et Fish, même lors de combinaisons, une forme est le plus souvent prédominante et peut servir de classement (Astrup, 1979; Fish, 1962).

Enfin, bien que la classification de Kleist serve de base à celle de Leonhard et paraisse assez proche, Astrup (Astrup, 1957) et Fish (Fish, 1958) utilisant les deux pour classer des patients chroniques ont noté la supériorité de celle de Leonhard (Fish, 1962, p74). Astrup propose une orientation diagnostique rapide pour les formes terminales des schizophrénies, systématisées et non systématisées détaillée dans l'annexe 6bis (Astrup, 1979, p18).

La phase initiale, phase processuelle

La clarté des tableaux des schizophrénies systématisées n'apparaît qu'avec l'évolution du trouble, au terme d'une phase processuelle dont la durée est classiquement de 2 à 5 ans (Beckmann & Franzek, 1999), mais pouvant aller jusqu'à 8 ans (Finger, 1995). Rarement, dans certaines formes de schizophrénies systématisées, le processus* peut s'arrêter à un stade plus précoce. Le patient présente alors une clinique déficitaire frustre, qui ne l'amène en règle jamais à consulter un psychiatre. Leonhard parle de "schizophrénies latentes". Cette forme peu fréquente, n'est pas favorisée par l'utilisation des neuroleptiques (Leonhard, 1991, p16). Dans les phases initiales, des symptômes accessoires sont observés : hallucinations que l'on retrouve fréquemment, humeur anxieuse ou euphorique, et idées de référence. Enfin des illusions, surtout cénesthésiques, voire des pseudo-hallucinations* peuvent s'observer. Rappelons que dans une étude rétrospective, un trouble dépressif ou plutôt dysthymique au sens du DSM est noté dans une proportion qui atteint jusqu'à 70% des cas (Häfner *et al.*, 2004). Leonhard parle d'humeur "discordante", pour signifier que cette dépression manque de profondeur, qu'elle n'affecte pas le niveau "vital". Certaines des formes schizo-affectives de type dépressif de la littérature internationale correspondent à ces schizophrénies systématisées avec phase processuelle dépressive. Cela expliquerait que les formes dépressives aient un plus mauvais pronostic que les formes schizo-affectives de type bipolaire, plus proches des formes non systématisées (Reinares, Vieta, Benabarre & Marneros, 2007). Par ailleurs en début d'évolution une <u>fluctuation</u> nette vers un pôle négatif ou positif est notable <u>1 fois sur 4</u>, toutes formes -simples et combinées- confondues (24.3 %). La fluctuation vers le pôle <u>négatif</u> est de loin <u>la plus fréquente</u> (20.1 %), peut-être en réaction à la pathologie, la bipolarité (1.6 %) et la fluctuation positive pure restant exceptionnelles (2.6 %). Pour Leonhard, ces symptômes processuels seraient un peu comme la marque d'un processus "encéphalitique" durant une phase aiguë, suivie, avec le temps, d'un déficit ou de symptômes résiduels répondant à des lésions qui selon lui devraient être observables. Les symptômes accessoires (troubles thymiques et psychotiques d'intensité modérée) de cette phase "processuelle" sont aspécifiques, il n'y a quasiment aucune corrélation entre symptômes accessoires et les tableaux en phase d'état (Fish, 1962, p74).

S'ajoutant à ces symptômes "primaires", on remarque des <u>symptômes psychologiques secondaires</u>, en réponse aux distorsions du vécu, tels l'impression de catastrophe imminente, l'abattement, ou la rationalisation. Avec l'évolution, la pathologie envahit la personnalité du sujet (affect, activité, intelligence) et ces symptômes disparaissent. Parfois les aspects caractéristiques de la pathologie peuvent se retrouver avant même l'éclosion de la psychose. Les formes systématisées peuvent être déterminées parfois dès le premier contact avec le patient sur la base d'un début insidieux avec peu ou pas de symptômes liés au "processus*" (sous-entendu lésionnel). Dans ce qui va suivre, ces derniers seront peu détaillés puisqu'ils ne contribuent pas au diagnostic différentiel (Astrup, 1979; Fish, 1962).

Le caractère déficitaire et chronique est illustré par le nombre conséquent de cas qui restent hospitalisés après leur première admission (37.5 %), et surtout par la grande majorité des évolutions progressives simples (71.5 %) par rapport aux formes avec une (22 %) où plusieurs phases (6.5 %) aiguë dont la polarité est dépressive 9 fois sur 10. Le pronostic fonctionnel n'est en rien lié au sexe, mais à la forme de schizophrénie. Ainsi ce n'est pas que le pronostic soit meilleur chez la femme de façon générale, mais que les formes à prédominance féminine (paraphrénie) sont généralement moins pénalisantes sur le plan fonctionnel que celles qui prédominent chez l'homme (catatonies) (Franzek, Beckmann, 1995).

Épidémiologie

La prévalence du trouble a été estimée à 0.7% (Lange, 1995). Mais il semble que ces formes soient moins fréquentes aujourd'hui qu'au début du 20ème siècle (Astrup, 1979). Non seulement les chiffres absolus sont en baisse, mais aussi les chiffres relatifs par rapport aux schizophrénies non systématisées. Deux équipes indépendantes relèvent qu'alors que les schizophrénies systématisées sont, avant 1938, 5 à 6 fois plus nombreuses que les formes non systématisées, ce rapport s'équilibre dans les années 1960-1970 (Astrup, 1979, p24; Leonhard, 1979). Toutes les formes ne semblent pas également affectées puisque cette diminution prédomine sur les formes catatoniques et hébéphréniques sévères (Astrup, 1979, p28, p91). Dans les paraphrénies, seules les formes paranoïdes sévères (incohérentes, fantastiques, confabulatoire et expansives) sont en régression (Astrup, 1979, p77). La diminution s'est donc produite bien avant l'introduction des neuroleptiques et leur usage généralisé vers 1955, suggérant plutôt un effet de l'amélioration des conditions de vie, d'hygiène et de nutrition.

Étiologies

Les schizophrénies systématisées se caractérisent par la rareté des formes héréditaires, les pourcentages étant à peine au-dessus de ce qui est observé dans la population normale. Formes simples et combinées confondues, seuls sont atteints 2.2 % (série 1), 2.1 % (série 2) des parents et 2.4 % (série 1), 2.1 % (série 2) des frères et soeurs. Les formes combinées sont deux fois plus souvent partagées (~4 %), mais ce faible chiffre fait plutôt penser à une vulnérabilité commune plutôt qu'à une transmission héréditaire. Si cette <u>faible charge héréditaire</u> est l'apanage des schizophrénies systématisées en général, une <u>exception</u> mérite d'être rapportée : la <u>catatonie parakinétique</u>, qui semble plus chargée en antécédents familiaux de psychoses que les autres formes. Cela démontre combien il est prudent de ne pas considérer tous ces tableaux comme des formes équivalentes. Cette distinction entre schizophrénies systématisées et non systématisées n'a malheureusement pas été retenue dans les études génétiques actuelles. À noter cependant que Mitsuda publie des résultats voisins de ceux pré-cités en distinguant des formes de schizophrénies typiques (schizophrénies systématisées) et atypiques (proche des schizophrénies non systématisées, mais incluant sans doute aussi les psychoses cycloïdes) (Mitsuda, 1967; Mitsuda & Sakai, 1968).

Si la charge héréditaire est faible, cela ne signifie pas pour autant qu'il n'y ait pas de facteur de risque héréditaire. Le canal GABAA est étudié dans une série de travaux incluant psychoses cycloïdes, schizophrénies non systématisées et schizophrénies systématisées. L'analyse des polymorphismes de nucléotides uniques (single nucleotide polymorphism SNP) situés autour du gène de la sous-unité béta2 du canal GABAA met en évidence que l'association n'est présente que dans les formes systématisées (Lo *et al.*, 2007). Elle reste marginale dans les psychoses cycloïdes (Yu *et al.*, 2006) et inexistante dans les formes non systématisées (Lo *et al.*, 2007). Néanmoins il n'y a pas eu de test direct entre les différentes formes. Quoiqu'il en soit l'odd ratio est faible, ce qui signifie qu'il s'agit d'un gène de modulation (*modifier*) et non du gène de la maladie, autrement dit il contribue faiblement à une prédisposition du terrain.

Dans son étude sur les jumeaux, Leonhard ne cache pas sa surprise de n'avoir pu trouver une seule paire de jumeaux monozygotes dont l'un ou les deux membres sont atteints, alors qu'il trouve 12 paires de dizygotes (tous discordants pour la maladie). Son étude approfondie de la littérature l'amène à conclure qu'il n'existe aucun cas publié de jumeaux monozygotes avec au moins l'un de ses membres atteint d'une schizophrénie systématisée. Cette curieuse observation aurait pu s'expliquer par l'absence de recueil systématique de toutes les paires de jumeaux d'une région définie. Un complément d'enquête, effectué par ses successeurs sur la région de la basse Franconie (Bavière) étudie toutes les paires de jumeaux du même sexe né après 1930 dont l'un des membres est atteint de trouble psychotique. Les auteurs confirment avoir collecté 6 paires de dizygotes (toutes discordantes), sans avoir trouvé une seule paire de monozygote (Franzek & Beckmann, 1998; Franzek & Beckmann, 1999; Pfuhlmann *et al.*, 1999a). Leonhard propose une hypothèse originale pour expliquer cette bizarrerie. Il s'inspire en cela de travaux ayant montré que la maturation corticale nécessite la stimulation par l'environnement à une période critique du développement. Par exemple, le cortex visuel doit être stimulé par une vision correcte avant l'âge de 2 ans chez l'homme pour que l'élagage synaptique se fasse correctement. Si cette stimulation n'est pas faite, le cortex ne sera jamais capable d'interpréter les messages en provenance de la vision. Leonhard fait l'hypothèse qu'il pourrait en être de même pour d'autres régions, pour lesquelles le stimulus critique serait la communication. En effet, plusieurs études font état d'échanges plus intenses entre les vrais jumeaux par comparaison aux faux jumeaux, protégeant ainsi les premiers contre les formes systématisées. Certaines régions du cortex présenteraient un déficit de maturation par manque de stimulation, entre autres par manque de communication. Mais ce facteur isolé ne suffit pas à entraîner la maladie. Celle-ci n'apparaîtrait que si le manque de communication se joint à la faiblesse d'un système spécifique soit par lésion partielle durant l'ontogénèse (Leonhard, 1999; Pfuhlmann et al., 1999a) soit par terrain génétique défaillant -en cas par exemple d'un type particulier de canaux GABAA (Ungvari, Goggins, Leung & Gerevich, 2007).

Il implique tout particulièrement ce déficit de communication dans la genèse des catatonies. En effet il remarque une plus grande proportion d'enfants uniques -aux interactions sociales plus limitées- dans chez les catatonies systématisées. Cet effet serait tout particulièrement marqué dans la catatonie systématisée de l'enfant (début entre 3 et 15 ans), où la proportion d'enfants uniques est significativement plus importante que dans la population enfantine de schizophrénies non systématisées et de psychoses cycloïdes (45.9 % dans la catatonie de l'enfant vs. 23.3 %, ce dernier chiffre étant équivalent à la proportion de 21.8 % d'enfants uniques de la population bavaroise)[145]. Parmi les formes de l'adulte la proportion d'enfants uniques reste significativement plus élevée parmi les catatonies systématisées (27.6 %) vs. les autres formes (14.3 % pour les paraphrénies, 18.3 % pour les hébéphrénies).

Le facteur somatique peut être suspecté sur l'effet de saisonnalité des naissances que l'on ne retrouve que pour les schizophrénies systématisées et les psychoses cycloïdes (cf. ce chapitre) sur une population de 1299 patients examinés par Leonhard lui-même (Beckmann & Franzek, 1992; Franzek & Beckmann, 1992). Ces résultats sont partiellement corroborés par des études où cet excédent n'est mis en évidence que dans les formes non héréditaires de schizophrénie telles que définies par la CIM ou le DSM (O'Callaghan et al., 1991; Zipursky & Schulz, 1987). De façon plus directe, il est démontré que durant la grossesse, les mères des patients présentant une schizophrénie systématisée ont plus fréquemment souffert d'une infection fébrile durant le 2ème semestre (36%) que ce soit par rapport aux mères des patients atteints de schizophrénies non systématisées (7%) ou

---

[145] Mais les psychoses cycloïdes survenant plus tardivement (> 8 ans vs. dès 3 ans), on peut se questionner sur la validité d'une telle comparaison. Une partie des catatonies de l'enfant rentrent dans la définition de l'autismes, d'autres dans celle de trouble envahissant du développement. Sur le plan symptomatique, les catatonies de l'enfant sont comparables aux formes de l'adulte et ne seront donc pas détaillées séparément.

aux contrôles (13% - p < 0.001)[146] (Stober et al., 1997; Stöber, 1997; Stöber et al., 1995). Elles se différencient en cela de ce qui est mentionné pour les psychoses cycloïdes ou l'excès d'infection a lieu durant le 1er semestre (Stober et al., 1997). Enfin le nombre de complications obstétricales est plus élevée dans les schizophrénies systématisées que dans le groupe des contrôles (p < 0.05) et la différence est marginale par rapport aux schizophrénies non systématisées (p < 0.1) (Stöber, 1997).

Marqueurs et facteurs de vulnérabilité

Il y a peu d'études en imagerie sans doute en raison de la grande difficulté à intégrer ces patients dans des études (à l'exception de certaines paraphrénies). De façon générale, il semble y a voir une augmentation des espaces liquidiens, par atrophie au niveau cortical avec (Sallet et al., 2003; Suga, Hayashi, Hotta & Ando, 2000) ou sans (Falkai et al., 1995; Serfling et al., 1995) dilatation ventriculaire. Cette atrophie pourrait prédominer chez les hommes (Falkai et al., 1997) et s'accompagne d'une réduction frontale bilatérale du débit sanguin (Suga et al., 2000). A noter un élargissement plus important de la vallée sylvienne droite dans les formes chroniques par rapport aux sujets contrôles, non retrouvé dans les psychoses cycloïdes, en lien avec une atrophie des régions temporales externes (cf. ci-après) (Falkai et al., 1995). Mais la comparaison directe avec les psychoses cycloïdes est non significative. En revanche, la comparaison directe des formes systématisées et non systématisées, met en évidence une réduction du volumes des 2 lobes temporaux, la réduction du côté gauche ne se retrouvant que dans les formes systématisées (Serfling et al., 1995). Cette réduction temporale externe est attendue dans le cadre de certaines paraphrénies, car quasi constamment retrouvée en lien avec les phénomènes hallucinatoires. Or les paraphrénies sont plus faciles à imager que les catatonies et les hébéphrénies. Malheureusement les auteurs ne disent pas si ces patients constituent effectivement la majorité des participants à leur étude (Serfling et al., 1995). Dans une étude que nous menons sur les hallucinations réfractaires, les régions temporales externes sont atrophiées (<3 DS) dans les 4 formes de paraphrénies systématisées, alors que les différences par rapport aux sujets normaux sont plutôt situées en frontal dans les 4 formes non systématisées (observations personnelles).

---

146 Dans cette même étude, l'utilisation du critère DSM-III-R pour la schizophrénie, et la comparaison des formes familiales et non familiales ne donne pas de résultat significatif (Stöber et al., 1995).

Enfin, la réduction du volume temporal gauche, explique en partie le basculement de l'asymétrie hémisphérique de la gauche vers la droite dans les schizophrénies systématisées : ces patients présentent un hémisphère droit plus volumineux que le gauche, à l'inverse des sujets sains (Sallet et al., 2003). Cette différence ne s'explique pas par une différence de préférence manuelle.

En électrophysiologie, la composante P300 est fortement anormale par rapport à des sujets contrôles en amplitude et position (Fallgatter, 2000). Mais de façon plus intéressante encore, la composante P300 est d'amplitude très significativement réduite en comparaison à des schizophrénies non systématisées (p<0.0001) (Iwanami et al., 2000). Ceci est à mettre en rapport avec l'atrophie temporale externe en imagerie, qui participe de façon importante à l'amplitude de ce potentiel (Egan et al., 1994; McCarley et al., 1993).

Traitement et évolution

En ce qui concerne le traitement, Leonhard est pessimiste. Il souligne que ces formes n'ont pas perdu leur sévérité avec l'arrivée des neuroleptiques et que l'ECT n'est guère plus efficace (p. 274). Pour lui, le traitement neuroleptique n'amène qu'une sédation des symptômes accessoires ou processuels, sans permettre d'amélioration du pronostic. Le seul traitement à envisager pour l'immense majorité de ces troubles sont les thérapies qui visent le maintien d'activités de routine permettant l'autonomie, par un soutien régulier, ainsi que la préservation de liens sociaux. Elles permettent d'influencer non pas les symptômes primaires, mais les symptômes liés au fait que les patients ne se stimulent pas assez intellectuellement par manque d'occupation. Elles corrigent aussi, en partie, les habitudes asociales qui ne découlent pas directement de la maladie elle-même (Leonhard, 1991, p15).

Cette opinion doit être tempérée par les trop rares études publiées sur le sujet. La résistance au traitement est en effet importante dans toutes les formes, sauf les paraphrénies phonémiques et hypocondriaques, ainsi que les hébéphrénies bizarres et autistiques. Quant aux catatoniques la réponse thérapeutique est quasi inexistante (Astrup, 1979, p29).

Bien que ces formes soient véritablement chroniques, avec le temps, certains symptômes s'atténuent et deviennent moins gênants (Astrup, 1979, p25). C'est le cas des symptômes catatoniques qui tendent à se réduire

(Gross & Huber, 1995) ou des hallucinations dans la paraphrénie phonémique, qui sans disparaître, ne focalisent plus toute l'attention du sujet (Astrup, 1979, p49).

Formes simples catatoniques

Dans ces formes, le caractère systématisée est le plus caractéristique. Il peut y avoir des manifestations proches de ce que l'on observe dans la maladie de Parkinson et la chorée, mais le niveau d'atteinte se situe toujours à un niveau "supérieur" sur le plan neurologique : il y a une composante psychologique. La coexistence de symptômes opposés signe aussi pour Leonhard le caractère systématisée car il imagine que tout système neuronal est constitué de deux systèmes opposés qui se trouvent normalement en équilibre. Dans la pathologie cet équilibre serait rompu.

On retrouve dans le découpage des catatonies systématisées une construction basée sur la symétrie. Il existe 3 paires de catatonies, chacune des paires intéressant une fonction particulière, mais de façon antagoniste par rapport à la volonté :

	Facilitation excessive	Inhibition excessive
Mouvements spontanés excessifs / déficitaires	*Catatonie parakinétique*	*Catatonie maniérée*
Adhésion-opposition à l'environnement	*Catatonie proskinétique*	*Catatonie négativiste*
Réponse rapide/inertie	*Catatonie à réponses précipitées*	*Catatonie inertielle*

Il y a peu d'éléments psychotiques dans la phase processuelle en général. Ces formes correspondent pour l'essentiel à ce que Henri Ey a décrit sous l'appellation d'hébéphréno-catatonie (Ey *et al.*, 1989, p528), un label qui rappelle que dans leurs formes initiales, ces schizophrénies comprennent des éléments hébéphréniques (émoussement des affects observé dans 72% des premières hospitalisations) (Astrup, 1979, p84).

Si on associe les formes simples et combinées (1 sur 3), les catatonies <u>débutent jeune</u>, en moyenne à 24.7 ans (23.0 pour la seconde série) (24.5 et 24.9 respectivement pour les formes simples et combinées) et touchent <u>3 hommes pour 2 femmes</u>. Les femmes ont en moyenne un début plus tardif que l'homme (4 ans d'écart : 25.7 ans vs. 21.5 ans) (Astrup, 1979; Leonhard, 2003).

La charge héréditaire est faible : le risque morbide cumulatif est de 4,5 % pour les parents et 3,9 % pour la fratrie (soit une atteinte de 3,7 % des parents et 2,7 % de la fratrie)[147], ce qui est significativement différent de ce qui est observé dans la catatonie périodique (Stober, 2001). Mais ce chiffre inclut la catatonie parakinétique, une forme systématisée dont la charge héréditaire est supérieure à la moyenne. En revanche, il y a une proportion d'événements ontogéniques plus importante dans les catatonies systématisées : il y a significativement plus d'infections maternelles au 2ème trimestre de la grossesse que dans les catatonies périodiques : 36 % vs 8 % (p = 0,008), majoritairement des infections des voies aériennes supérieures. Leur survenue au 2ème trimestre de la grossesse semble caractéristique (p = 0,025) (Stober, 2001; Stöber, 2000).

La proportion de catatonies selon Leonhard dans une population non sélectionnée de patients hospitalisés est de 18,6 % (ce chiffre exclut les psychoses motrices et donc les formes de Kahlbaum). Sur cette même population, 7,4 % sont des formes systématisées (soit 40 % des catatonies) (Stober, 2001).

Sur le plan thérapeutique, de façon générale, les neuroleptiques n'ont qu'une efficacité très limitée. Ils sont utiles dans les phases d'exacerbation processuelle de la maladie, mais leur effet est très limité car ils n'entravent pas l'évolution (Astrup, 1979; Astrup & Fish, 1964; Ban, 1990; Ban, 2004; Beckmann et al., 1992; Fish, 1964b; Neumärker, 1997). Même la clozapine se montre peu efficace (Ungvari et al., 1997). Le taux de réponses thérapeutiques, qu'elles soient marquées ou même modérées est le plus faible de toutes les formes cliniques décrites par Leonhard avec 0.9% (Astrup & Fish, 1964; Fish, 1964b). De plus, le taux de dyskinésies tardives observé dans la catatonie maniérée est 2 fois plus élevé que dans la population globale de schizophrènes au sens du DSM (28% vs. 13.6%) et 6 fois plus que dans les schizophrénies non systématisées (28% vs. 4.5%) (Ban, 1990; Ban, 2000; Guy, Ban & Wilson, 1985). Dans une étude portant sur 18 patients présentant une catatonie systématisée, les traitements suivant sont essayés sans résultat dans une étude en croisé vs. placebo : amineptine, Benzhexol, lorazepam. Tout au plus l'amineptine entraîne-t-elle

---

[147] Astrup retrouve les mêmes résultats, sauf pour les paraphrénie systématisées. Mais la simplification de son mode de classification fait qu'une partie des paraphrénies affectives (à forte charge héréditaire) s'y trouvent mêlées (Astrup, 1979).

une réduction significative des scores de la SANS, sans que cet effet soit cliniquement pertinent (Ungvari et al., 1997). De même l'addition de lithium à des neuroleptiques est non seulement inefficace (0% de réponse, vs 90% dans les schizophrénies non systématisées), mais entraîne une fréquente neurotoxicité (36% des cas vs. 0% dans les schizophrénies non systématisées) (Ban, 1990; Ban, 2000; Prakash et al., 1982).

A noter que prises dans leur ensemble, les catatonies systématisées sont après les paraphrénies affectives d'évolution paranoïde, les formes exposant le plus au risque d'agression avec non-lieu pour aliénation (Stompe & Ortwein-Swoboda, 2000). Ce sont aussi les formes pour lesquelles le pronostic est le plus défavorable car la détérioration est souvent prononcée : le patient a besoin d'aide pour les activités quotidiennes (manger, s'habiller, se laver), la communication verbale est pauvre voire inexistante, et la capacité de travail pratiquement inexistante. Dans ces cas, la prise en charge ergothérapique doit veiller au maintien des habiletés.

La clinique des différentes formes de catatonies systématisées est résumée dans l'annexe 4.

La catatonie parakinétique (*Parakinetische Katatonie – Parakinetic catatonia*)

Cette catatonie se caractérise par une désorganisation parakinétique progressive de la psychomotricité et d'un trouble caractéristique du discours qui devient court, agrammatique et comprend des digressions illogiques.

Rappelons qu'une parakinésie* est définie comme un mouvement volontaire normal accompagné de secousses, à l'aspect, haché, maladroit pouvant revêtir une apparence choréique. La coordination fluide des mouvements entre eux, est remplacée par des arrêts renforçant l'aspect saccadé.

Kleist utilise ce terme pour toutes les catatonies présentant des parakinésies comme élément principal, mais pour cette forme, il parle de "*Faxenhafte Katatonie*", pour décrire le caractère saccadé des mouvements, à la manière d'une marionnette en bois. Leonhard distingue la catatonie périodique où les parakinésies peuvent s'observer, de la catatonie parakinétique. Kraepelin isole lui aussi cette forme sous l'appellation de démence maniérée, qui correspond à la phase finale de la catatonie parakinétique.

Dans cette forme les parakinésies durant les phases d'excitation sont identiques à celles de la catatonie périodique, tout au plus sont-elles plus amples, mais l'important est de repérer celles qui <u>apparaissent</u> de façon insidieuse <u>en dehors</u> des phases processuelles[148], ou y sont mêlées : une grimace passagère, un haussement d'épaule, une rotation du tronc pouvant passer de prime abord pour un simple signe d'embarras. Les parakinésies augmentant avec les mouvements, elles doivent être provoquées au cours d'un examen neurologique en demandant au patient de réaliser un certain nombre de gestes et de maintenir des postures en augmentant le niveau de stress par du calcul mental, par exemple. Avec le temps cela s'aggrave en intéressant fréquemment le visage avec des mouvements mimant une expression, des secousses des doigts, des épaules, des jambes ou du tronc. A première vue, les mouvements peuvent simplement paraître variés, mais un examen attentif met en évidence leur caractère répétitif. Les mouvements ne sont ni véritablement stéréotypés ni maniérés : le patient tient sa cuillère du bout des doigts en se contorsionnant pour la mettre dans sa bouche, salue le médecin avec grimaces d'étonnement et gesticulations répétitives, ne cesse de faire des compliments étranges, ou ricane de façon répétée avec une agitation parakinétique des mains. Une stimulation peut entraîner une vive agitation parakinétique pouvant aller jusqu'à une cavalcade dans le service à la vue des médecins, ce que Leonhard nomme les "parakinésies réactives". Ces mouvements prédominent dans un environnement inconnu. Dans un environnement familier, les mouvements pseudo-expressifs sont dominants donnant un aspect de bizarrerie, de "folie" : gestes de menace, étonnement, amour, supériorité ou autres sont déformés de façon grotesque. Plus le mouvement est complexe, plus il est affecté.

Avec le temps, les parakinésies deviennent de plus en plus uniformes, répétitives et finissent par donner une impression de stéréotypie* bizarre, ou parfois de maniérisme*, dont les parakinésies diffèrent par leur caractère inharmonieux. On peut observer en fin d'évolution un état d'agitation parakinétique stable ("*parakinetisch Unruhe*"), qui rappelle celle que l'on observe dans les chorées, en particulier celle de la maladie de Huntington. Lors d'une stimulation extérieure, apparaît une agitation faite de mouvements distordus. Il s'agit d'une combinaison de séquences de mouvements à la fois volontaires, réactifs brusques, et expressifs distordus. Mis dans un

---

148. Il faut être attentif au fait que les parakinésies peuvent aussi persister en dehors des phases d'exacerbation dans la catatonie périodique. Ce qui en revanche ne devrait pas se produire, c'est l'apparition des parakinésies en dehors de toute phase d'exacerbation. Si c'est le cas, cela signe une catatonie parakinétique.

environnement inconnu, par exemple la chambre d'examen, le sujet présente surtout des mouvements réactifs. Il se consacre aux nouveautés qu'ils voit autour de lui, les observe, les saisit et les manipule. Si à l'inverse, il n'a rien de nouveau alentour, les mouvements expressifs déformés s'extériorisent de façon dominante et prennent souvent l'aspect d'un amusement. Chaque incitation affective fait ressortir les parakinésies plus intensément.

Au stade précoce, les <u>expressions verbales</u> sont soudaines et <u>saccadées</u> émises <u>sans modulation</u> (absence de prosodie). Le patient fait une pause après chaque phrase pour reprendre de façon soudaine. Le plus souvent il s'agit d'explosions verbales courtes souvent agrammatiques. On note des remarques appropriées à la situation, par exemple au cours de tests d'intelligence, qui démontrent que le patient reste bien orienté et que le trouble de la pensée logique est limité. Mais à côté il y a de <u>brusques digressions illogiques car dépourvues de sens par rapport au contexte ou au thème</u> ("*abspingenden Bemerkungen / Absprigendes Denken**", remarques / pensée décalées), une forme particulière de passage du coq-à-l'âne, de la même façon que les mouvements sont interrompus pour être remplacés par un autre. Ainsi un patient s'exprime subitement avant même de saluer : "les combats de la guerre mondiale", un autre lance subitement dans la conversation : "n'avez-vous pas de chien ?". Cet élément est facile à mettre en évidence chez ces patients qui souvent aiment parler. Il est d'importance puisque son absence doit faire douter du diagnostic. Il est précoce et caractéristique car il ne s'observe pas dans la catatonie périodique où les parakinésies sont également présentes. La tendance à la brièveté est aussi notable dans l'expression écrite, où on observe au fur et à mesure une tendance à la digression, aux coq-à-l'âne.

Sur le plan <u>affectif</u>, les patients semblent avoir un fonctionnement correct. Les femmes en raison d'une désinhibition et des mouvements exagérés ont une attitude érotisée. Le contact avec la famille est mieux préservé que dans les autres formes de catatonie, et une certaine joie s'exprime lors des visites. Les émotions sont manifestées de façon particulièrement forte par des gestes expressifs parakinétiques. En revanche, la motivation est aussi inconsistante que les gestes et la parole : l'intérêt reste très général, sans tendance à approfondir.

Il n'y a <u>ni hallucinations ni délire</u>.

35 psychoses – La classification des psychoses endogènes de Leonhard

Le diagnostic différentiel avec la catatonie périodique repose sur :
- L'évolution lentement progressive, les premières parakinésies étant discrètes au début.
- L'absence de phase d'hyperkinésie ou d'akinésie. S'il y a une hyperkinésie, elle est stable et continue, liée à des parakinésies constantes.
- La présence du trouble caractéristique du discours, bref, souvent agrammatique et émaillé de remarques décalées par rapport au thème principal. Celui-ci, nous l'avons souligné, est précoce, précédant parfois les premiers éléments moteurs.

La charge héréditaire est plus fréquente que dans toutes les autres formes de catatonies ou de schizophrénies systématisées, puisque sont aussi atteints de psychose 8.3 % (série 1), 4.9 % (série 2) des parents, et 13.2 % (série 1), 7.2 % (série 2) de la fratrie. On retrouve une distribution évoquant une forme de transmission récessive.

La catatonie maniérée (*Manirierte Katatonie – Manneristic or affected catatonia*)

Cette catatonie se caractérise par un maniérisme* (sorte de rituel) de commission (positif), et d'omission (négatif) avec une expression indifférente. Les patients peuvent rappeler ce qu'on observe dans les suite d'une encéphalite. L'engourdissement saisit avant tout la motricité d'expression, la posture, l'attitude, la gestuelle et la mimique. Les mouvements volontaires sont touchés, mais plus discrètement. Ils sont de plus en plus remplacés au cours de l'évolution par des mouvements rodés, i.e. le maniérisme.

Leonhard les appelle d'abord catatonies rigides, mais cela ne fait référence qu'à la phase déficitaire du trouble. De plus le terme de rigide peut laisser penser qu'il s'agit d'une akinésie, ce qui n'est pas le cas. Cette catégorie est nommée par Kleist : catatonie stéréotypée ou catatonie maniérée. Elle débute par un maniérisme qui peut initialement prendre l'aspect d'obsession et d'actions compulsives (en fait une forme de rituels[149]) et se transforme peu à peu en rigidité par appauvrissement des mouvements involontaires. Faust (1953) pense avoir observé une tendance à un maniérisme latent dans la famille des patients.

---
[149] La différence entre un TOC et un maniérisme compulsif se voit en pressant le patient de réaliser certaines actions. Dans la catatonie maniérée, le patient présente une résistance irritée, ou ennuyée sans formuler d'explication. Dans les TOC le patient va exprimer ses appréhensions, ses tensions intérieures (Finger, 1995).

Leonhard donne quelques exemples de ce qu'il considère comme un maniérisme, dont sa définition semble proche de celle de "rituels automatiques" : s'agenouiller, toucher le sol, toucher d'autres patients, faire un tour sur soi-même avant de passer une porte, tenir une cuillère de façon spéciale, remettre la fourchette à côté de l'assiette après chaque bouchée, collectionner divers objets, dégager les cailloux et les papiers des allées, refuser certains aliments (ce qui peut conduire à une alimentation forcée), ne plus se brosser les dents ou se laver, refuser de parler en s'exprimant uniquement par gestes[150]. Le maniérisme peut donc aussi bien s'exprimer de façon positive, i.e. mouvement maniéré (*Bewegungsmanieren*), que de façon négative, i.e. omission maniérée (*Unterlassungsmanieren*, exemple : ne pas parler, ne plus se laver ...). Il n'y a aucune obsession, aucun délire, aucune hallucination sous tendant le maniérisme. A l'inverse des TOC, on n'observe ni critique, ni angoisse. Les gestes réalisés de façon quotidienne sont généralement préservés, mais le parasitage par le maniérisme ralentit toute activité. Seules des incitations extérieures permettent au patient de dépasser ses rituels, en particulier les omissions maniérées qui nécessitent pour être annihilées des sollicitations soutenues de la part de l'entourage. Elles doivent être réduites par une prise en charge occupationnelle car une fois perdus, les gestes semblent ne plus pouvoir être récupérés. Il ne faut donc pas respecter le symptôme, sinon, au fur et à mesure les actions se réduisent pour devenir de plus en plus stéréotypées et l'aspect de plus en plus rigide, immobile. La prise en charge en ergothérapie ne permet pas toujours de prévenir ce stade ultime. Cette rigidité est moins due à la disparition des gestes volontaires qu'à celle des gestes involontaires, importants dans l'expression, particulièrement au niveau du visage qui, en leur absence, prend un aspect indifférent. La posture et l'expression du visage sont figées. Il y a une réduction de la motricité expressive. Malgré cette perte d'expression faciale, les émotions que l'on peut y déchiffrer restent compréhensibles et non bizarres. Les gestes volontaires sont rigides, comme "robotisés" ("*hölzern-steife Bewegungsabläufe*", c.-à-d. déroulement du mouvement raide comme du bois), mais réalisés à une vitesse normale. Aussi cette forme de catatonie est-elle très différente de la maladie de Parkinson qui atteint tous les mouvements y compris les mouvements volontaires. En fin d'évolution même les tâches simples ne sont plus réalisées et le patient s'il n'est pas stimulé, se tient assis comme statufié[151]. A ce stade, on peut observer des actions

---

150 Il s'agit donc d'une définition différente de la nôtre, caractérisant les moyens de communication (langage, gestes, mimiques) empreints d'affectation et de surcharge qui les rendent discordants.
151 Ce tableau terminal où le patient ne semble plus capable de générer ses propres mouvements au

impulsives, un signe de "l'oreiller psychique", un *Gegenhalten*, mais le maintien des postures ne tient que quelques secondes (*Haltungsverharren*) et ne constitue donc pas une véritable catalepsie. Dans les formes évoluées, alors que le patient conserve la même position durant des heures, on observerait fréquemment un oppositionnisme, mentionné par Astrup, mais pas par Leonhard (Astrup, 1979, p81).

L'expression verbale est monotone, non modulée, aprosodique sans qu'il y ait nécessairement un ralentissement ou une aphémie (manque d'intensité sonore). En cas d'évolution entraînant un déficit marqué, en revanche, le patient peut devenir mutique.

L'affectivité des patients est relativement bien préservée, même si, dès le début, les affects sont réduits dû au maniérisme. Dans les formes mineures, la pensée est relativement bien préservée, quoique rigide et improductive. La logique est conservée, le patient pouvant répondre aux questions d'un test d'intelligence de façon relativement appropriée. L'activité intellectuelle tend à se réduire généralement avec la réduction des mouvements, le patient ne parvenant plus à aller au bout de ses pensées. Cependant même dans les formes les plus sévères, il n'y a pas de paralogisme*, pas de bizarrerie et le patient semble comprendre tout ce qui se passe autour de lui autant qu'il soit possible d'en juger par les expressions résiduelles du visage ou les réponses écrites.

Sur le plan thérapeutique, la pharmacothérapie n'est utile que pour gérer les symptômes accessoires. Les neuroleptiques ne sont d'aucun intérêt sur les troubles déficitaires, pas plus que les benzodiazépines. La véritable prise en charge repose sur la sociothérapie et l'ergothérapie. Cette prise en charge doit s'axer sur l'autonomie en aidant le sujet à ritualiser sa journée de façon efficace par des incitations soutenues ("*prompting*", ou stimuler le patient). Celles-ci sont à répéter régulièrement pour maintenir la routine.

---

point d'être statufié, mais démontre une capacité à les réaliser lors des sollicitations extérieures est dénommé par Laplane la "perte de l'auto-activation psychique". L'école de Marseille étend ce tableau sous l'appellation "d'athymormie" qui inclut des ruminations obsessionnelles. Le plus souvent il s'agit d'un syndrome post-intervalaire suite à une intoxication au monoxyde de carbone (CO). Le patient se réveille de son coma, fonctionne efficacement quelques temps (plusieurs semaines à plusieurs mois, voir années), et les symptômes s'installent insidieusement en même temps qu'apparaissent les lésions bipallidales à l'IRM.

La catatonie proskinétique (*Proskinetische Katatonie* – *Proskinetic catatonia*)

Cette catatonie se caractérise par l'apparition de mouvements automatiques tournés vers l'extérieur alors que l'initiative se réduit (proskinésie*). Lorsqu'on lui parle, le patient se tourne et présente une verbigération murmurée.

Au début on peut noter quelques idées de référence et la voix est éteinte mais compréhensible. Avec l'évolution l'initiative diminue progressivement. En phase déficitaire on observe une tendance anormale à présenter des mouvements automatiques tournés vers des stimuli extérieurs (proskinétiques*, "*Anstoßautomatie**" ou impulsion automatique), à commencer par une orientation vers l'examinateur lorsque celui-ci s'approche. Le comportement proskinétique doit être mis en évidence par un certain nombre de tests.

On peut également observer un comportement de manipulation sans but, le patient s'emparant d'objets et les triturant[152] (*Nesteln* en anglais *handling* et *intertwining*). Un tel comportement se manifeste surtout lorsque le patient se sent sous pression, questionné, mis au défi : il triture alors un bouton de veste, tire sur un fil etc... Le plus simple pour mettre ce comportement en évidence, est de placer, sans rien dire, un objet devant le patient. Il s'en saisit et le manipule.

On relève aussi une tendance à la réaction motrice orientée vers l'autre ("*Bereitschaft zu motorischen Zuwendungsreaktionen*") ou en réponse à l'autre avec les impulsions automatiques ("*Anstoßautomatie*"). C'est ce que Leonhard nomme *Gegengreifen*, une sorte de "grasping de réponse" ou comportement de saisissement de la main tendue. Si ce geste paraît normal la première fois, sa répétition sans que la réponse ne varie est pathologique. Si on demande au patient de ne pas le faire, en général, après hésitation ou sitôt que l'attention est détournée, le patient saisit de nouveau la main. Mais

---

[152] Leonhard ne semble pas décrire de comportement d'utilisation : *nesteln*, triturer, comportement dévié pour dégager de l'énergie. Bien que le comportement soit bilatéral, on peut en rapprocher le comportement de "main capricieuse" décrit par Michel Poncet (Etcharry-Bouyx, Barbeau & Poncet, 2004) : manipulation d'objet par la main non-dominante, réalisée sans raison, que l'on observe dans les lésions calleuses et cingulaires antérieures en association avec une apraxie diagonistique (ce que les anglo-saxons nomment "alien hand", dont la traduction littérale en français signifie autre chose). Ces mouvements correspondraient à une libération des mouvements orientés vers les stimuli extérieurs gérés par le cortex frontal latéral en raison de la lésion des structures médianes impliquées dans les mouvements auto-générés qui maintiennent normalement une inhibition sur les mouvements en réponse aux stimulations extérieures. On retrouve ainsi la diminution de l'initiative et une exagération des mouvements induits par l'environnement. Cette interprétation "neurologique" n'est pas acceptée par l'école de Leonhard qui y voit un comportement de "plus haut niveau".

si le patient a les yeux bandés, le fait de toucher ses mains n'entraîne pas de grasping[153], et le patient n'a pas tendance à garder la main qu'il a saisie. Leonhard en déduit qu'il doit s'agir d'une sorte de grasping différent du grasping neurologique : il s'agirait d'un mouvement automatique et non d'un réflexe. Il pense pouvoir le démontrer en créant une ambitendance* consistant à tendre la main tout en demandant de ne pas la saisir : les deux tendances semblent se manifester chez le patient qui d'abord garde sa main près du corps puis s'empare de la main de l'examinateur dès que l'attention est détournée.

Un autre signe d'orientation vers l'autre est l'obéissance passive (*Mitgehen**) : l'examinateur met passivement le corps, la main ou le bras du patient dans n'importe quelle position, sans résistance de sa part, même si cette position est inconfortable[154]. Ce comportement persiste malgré une forte suggestion de ne pas le faire. De même un appui léger dans le dos entraîne une rotation du patient sur lui-même, ou une pression continue sur l'occiput est suivie d'une flexion du tronc jusqu'à ce que le patient touche le sol de ses mains. Leonhard décrit un cas d'obéissance automatique où un malade hospitalisé s'amuse à faire faire tout ce qu'il veut à un patient catatonique qui ne résiste pas à ses ordres (hypersuggestibilité)[155]. Ces symptômes "frontaux" ne sont pas spécifiques de la catatonie proskinétique, et se retrouvent aussi dans la catatonie négativiste, ainsi qu'à un moindre degré dans les catatonies avec impulsions verbales et inertielles. En revanche leur présence est utile au diagnostic différentiel avec les catatonies tant parakinétiques que maniérées et périodiques où, s'il existe un grasping de réponse et une obéissance passive, ces symptômes disparaissent aussitôt que la consigne de résister est donnée[156].

---

[153] Le grasping neurologique s'évoque en exerçant une pression de la main en se déplaçant de proximal en distal sur la paume du patient. Cette stimulation tactile entraîne la fermeture forcée de la main sur celle de l'examinateur (contraction des fléchisseurs et des adducteurs). Une fois établie, le patient ne peut relâcher la prise permettant à l'examinateur de tirer le bras vers lui. Il fait partie des signes de relâchement de l'inhibition frontale (ou libération, "*release*").

[154] Le signe classique est nommé en français "signe de la lampe d'angle suspendue" : le patient lève le bras suite à un faible appui sur les doigts malgré l'instruction de résister.

[155] Leonhard ne va pas jusqu'à tester l'obéissance à des ordres saugrenus comme de tirer la langue pour y planter une grande aiguille ostensiblement tenue dans la main etc... Il se pose toujours la question du niveau de compréhension qu'à véritablement le patient. Ainsi s'il paraît perdu, perplexe et obéit un peu sans comprendre, cela ne correspond pas à un élément catatonique mais à un trouble de la pensée.

[156] En France ces symptômes seraient rangés parmi ceux de suggestibilité psychomotrice dans laquelle le patient obéit de façon déconcertante à ce qui lui est demandé (tirer la langue pour y planter une grande aiguille par exemple).

Les phénomènes d'échopraxie, écholalie et catalepsie peuvent apparaître. Ils ne sont pas spécifiques puisqu'ils apparaîtraient lorsque le manque d'initiative est important. Ils n'ont pas d'intérêt dans la distinction des différentes formes de catatonies.

La notion de tendance à l'orientation vers l'autre prend tout son sens dans l'attitude générale du patient envers l'examinateur. Lorsqu'on s'adresse au patient, il a un mouvement d'orientation et se tourne vers son interlocuteur. Son visage bien que peu expressif garde un aspect amical, mais ne reflète en général pas d'autres émotions. Lorsqu'il est encore capable de converser, il répond <u>sans fatigue</u> à de longs entretiens (discours proskinétique). Son expression verbale est un <u>marmonnement monotone, faible ou chuchoté</u> pas toujours bien compréhensible. Tant que l'examinateur fait mine de l'écouter, il continue à parler. En cas d'arrêt, un simple hochement de tête suffit à le relancer. Le patient ne cesse de regarder l'examinateur comme s'il avait des choses importantes à lui dire. Le contenu du discours peut parfois être compris en écoutant avec attention mais il est souvent dépourvu de sens (verbigérations). Il est essentiellement stéréotypé avec répétition de certaines expressions ou de courtes phrases concernant son entourage. La pensée est certainement mieux préservée que ne le laisseraient croire les verbigérations. Ainsi, lorsqu'une tâche est demandée, il s'en acquitte de façon relativement correcte, même lorsqu'il s'agit de répondre à une question. La réponse peut être donnée et parfois de façon plus audible et suffisamment différenciée du marmonnement. Le discours se détériore parallèlement aux troubles moteurs.

Même en l'absence de trouble moteur, le patient ne fait que <u>peu de mouvements</u> sans doute par manque d'initiative. Sur le plan <u>émotionnel</u>, il paraît distant, détaché des problèmes du monde et ne semble <u>pas manifester d'émotions profondes</u>. Il garde un air de contentement sans souci, qui tranche avec l'irritabilité des patients souffrant d'une catatonie négativiste. Les excitations sont rares dans ce type de catatonie.

La catatonie négativiste (*Negativistische Katatonie – Negativistic catatonia*)

Elle se caractérise par un refus de contact avec quelques mouvements automatiques de dépendance à l'environnement.

La catatonie négativiste s'oppose à la catatonie proskinétique dans le fait que plutôt que d'aller dans le sens de ce qui est demandé, le patient fait précisément l'inverse. Cela commence par l'attitude générale du patient qui tend à ignorer, voire à tourner le dos lorsqu'il est approché. Le symptôme central, décrit par Kraepelin et Kleist est ici le négativisme*. Bien qu'au début, le patient réponde et exécute les ordres encore correctement, on sent poindre une tendance à résister. La tendance à regarder dans le sens opposé à l'orientation générale du corps en est un exemple. Dans un état d'irritation, le patient devient clairement négativiste. Des états d'excitation se développent précocement, et leur sévérité et leur caractère impulsif orientent vers le diagnostic de catatonie négativiste.

Au décours de l'évolution, lorsqu'on s'approche du patient, celui-ci regarde à peine et par exemple ne semble pas remarquer la main tendue. Si on attrape sa main pour la serrer, il ne réagit pas. Lorsqu'on lui donne un ordre, il ne bouge pas. Les questions restent sans réponse. L'expression du faciès est impassible ou exprime un sourire embarrassé. Ce dernier apparaît surtout lorsque quelqu'un a été particulièrement gentil avec lui. Cela ne fait pas disparaître le négativisme, mais ce sourire embarrassé laisse penser qu'il ne s'identifie pas totalement à son comportement. Il s'agit d'une forme d'ambivalence comportementale qui est peut-être plus caractéristique encore que la résistance[157]. Lorsque le patient est ambivalent, il est moins négativiste. Autrement, lorsque le contact est établi sans aménité, ou lorsque le patient est irrité, il résiste : retire sa main lorsqu'on la lui tend, il se détourne à l'approche, peut même s'enfuir ou faire front de façon menaçante. L'irritation peut être provoquée en demandant au patient de réaliser quelque chose qui le contrarie. Devant toute insistance il peut présenter une excitation négativiste : une patiente qui ne veut pas aller dans le jardin va tenter de fuir, si elle est rattrapée, et entraînée, elle va se débattre jusqu'à essayer de griffer, de mordre etc... Des actions impulsives peuvent émerger : cris soudains, claques, claquement d'une porte, suivies de calme. Des impulsions agressives peuvent même apparaître sans cause déclenchante apparente, mais si aucune résistance ne leur est opposée, le calme revient rapidement.

Les postures "incohérentes" sont aussi caractéristiques : la tête, le tronc et les membres inférieurs sont orientés différemment les uns des autres formant des angles curieux. Cela est peut-être dû à l'arrêt de mouvements en cours d'exécution. En effet, souvent, lorsqu'un mouvement est déclenché par

---

[157] Pour Gerald Stöber, l'ambivalence permet de dévoiler LE véritable négativisme psychomoteur : le patient veut faire ce que l'examinateur demande, mais il est bloqué par sa motricité qui ne suit pas, voire il fait l'inverse de ce qu'il souhaiterait lui-même faire.

un événement extérieur, il s'arrête en cours sans doute en raison du négativisme.

On retrouve un <u>comportement de saisissement de la main tendue</u> ("*Gegengreifens*") non fatigable et une <u>obéissance passive</u> avec quelques nuances par rapport à la catatonie proskinétique. Ainsi lorsqu'une légère poussée est donnée sur l'épaule, le patient continu à tourner sur lui-même, alors que dans la catatonie proskinétique, il faut entretenir le mouvement pour éviter qu'il s'arrête. Lorsqu'on appuie sur l'occiput, seule la tête se penche sans entraîner une flexion du tronc. La répétition de ces appuis entraîne une irritation du patient qui peut finir par ne plus obéir passivement.

Les phénomènes d'échopraxie, écholalie et catalepsie peuvent apparaître en lien avec la disparition de la motivation.

L'affect a disparu, à l'exception des conduites instinctuelles : nourriture, parfois chapardée à un autre patient et dévorée avec appétit, comportement érotique.

Le traitement neuroleptique a tout son intérêt pour réduire les phases d'excitation négativiste (Beckmann & Franzek, 1999).

La catatonie à réponses précipitées (*Sprechbereite*[158] *Katatonie* – *Speech-prompt or talkative, voluble or logophilic catatonia*)

Elle se caractérise par des réponses rapides, le patient disant la première chose qui lui passe par la tête, avec un visage indifférent. Les réponses à côté sont augmentées par l'émotion.

Il <u>se tourne vers l'examinateur</u> et répond aux questions lorsqu'on s'adresse à lui. Le qualificatif pourrait faire croire qu'il parle beaucoup de façon spontanée, au contraire, il <u>ne parle pratiquement pas spontanément</u>, il manque d'initiative et n'est jamais logorrhéique. En fait, il a besoin d'être stimulé pour parler, et en l'absence d'une telle stimulation, il peut rester des mois sans dire un mot. En début d'entretien, le manque de motivation fait que les premières réponses sont hésitantes, il est parfois nécessaire de beaucoup motiver le patient pour qu'il ne s'enferme pas dans son mutisme. Mais une fois qu'il prend le rythme de l'entretien, il répond rapidement sans réfléchir sous la forme de réponses dites "précipitées" qui sont

---

[158] Littéralement "prêt à parler". Les traductions anglaises sont peu cohérentes avec le tableau qui est décrit.

agrammatiques de par leur brièveté. A une question simple pour laquelle la réponse est automatique, de type "court-circuit", la réponse est correcte. En revanche, une question qui nécessite une réflexion reçoit une réponse vague, imprécise, fausse (par exemple affirmé qu'il est hospitalisé depuis 80 ans alors qu'il vient de répondre qu'il est âgé de 50 ans) ou à côté du sujet donnant l'impression d'un dialogue de sourd (*Vorbeireden**). Les réponses à côté sont provoquées en parlant au patient de façon rapide et concise. Les réponses deviennent ainsi courtes, hors propos et perdent tout sens. Il est peu probable d'obtenir une réponse plus juste en reposant une question qui a reçu une réponse fausse. Il ne faut pas considérer cela comme du négativisme. Les questions guident anormalement les réponses : si on demande à un patient ce qu'il préfère, le football ou le rugby, il peut répondre le rugby, mais si on inverse la proposition (rugby ou football), il répond le football (phénomène de contamination). Parfois il répète la question sous une forme un peu différente. Un phénomène assez proche de l'écholalie. Dans d'autres cas les réponses sont toutes identiques, c'est un phénomène de persévération. Leonhard fait l'hypothèse qu'il s'agit de réponse à côté d'un type particulier, le patient répondant la première chose qui est prête à être vocalisée.

Il y a un manque d'initiative. Lorsque le patient parle, les gestes paraverbaux et les expressions du visage sont absentes ou bizarres et donnent à l'ensemble une impression d'étrangeté. Il ne semble pas concerné par l'environnement auquel il reste indifférent, ou au moins inattentif. Il ne se sent absolument pas concerné par les conversations qui se passent alentour, et ne réagit que si l'on s'adresse directement à lui. Lorsqu'il marche, il ne prête pas attention aux autres et les contourne sans les regarder. Parfois il ronchonne tout seul, sans raison. S'il présente des phases d'agitation, ce qui reste rare, il n'y a pas d'explosion comme dans la catatonie inertielle.

La pensée si on la juge sur le comportement du sujet lors d'une tâche ne semble pas sévèrement perturbée.

La catatonie inertielle (*Sprachträge[159] Katatonie – Sluggish catatonia, speech inactive, untalkative or logophobic catatonia*)

Elle se caractérise par une orientation de l'attention vers une vie psychique interne (hallucinations), entraînant une faible réactivité à l'environnement, et

---

[159] Littéralement "peu enclin ou paresseuse à parler"

un air absent. Il existe des phases d'excitation essentiellement verbales en rapport avec les hallucinations.

Contrairement à la catatonie à réponses précipitées, les réponses sont ici ralenties, se transforment en chuchotement incompréhensible pour disparaître en fin d'évolution. Cette forme est aussi caractérisée par une distractibilité importante. Il y a un manque d'initiative comme dans la catatonie prompte à répondre. Kleist l'inclut dans sa catatonie sans motivation, qui comprend aussi la catatonie prompte à répondre et une partie de la catatonie proskinétique. Kraepelin considère que l'alternance entre des phases taciturnes et d'excitation verbale avec hallucinations, qui sont une caractéristique de ce type de catatonie, sont un trait de sa catatonie négativiste.

Dans la phase initiale du trouble, le patient peut soit être déjà ralenti, et c'est fréquemment le cas, soit parler beaucoup et présenter des idées délirantes fantastiques : l'un a fait un voyage jusqu'à Jupiter, une autre explique qu'elle a été embrassée électriquement et que ça l'a mise enceinte, et que des souris et des chiens ont été mis dans son corps. La plupart des histoires ont un caractère confabulatoire (imaginatif), rappelant des expériences visuelles durant un rêve. Il y a des hallucinations acoustico-verbales dès le début du trouble expliquant que l'attention puisse se porter vers ces phénomènes internes. Cet élément est intéressant pour un diagnostic précoce. On constate souvent que les lèvres bougent, comme s'ils parlent avec leur voix[160]. Ces hallucinations semblent être continues.

Lorsque le trouble est avancé, dans la phase de ralentissement, le patient a l'air absent lorsqu'on s'adresse à lui, et ne répond pratiquement pas. Il commence à se tourner vers l'examinateur, mais s'arrête en chemin comme épuisé et retourne à sa position d'origine, i.e. une obstruction*. Parfois il fait mine de vouloir parler, ouvre la bouche mais s'arrête avant d'avoir prononcé un son. Si le questionnement se poursuit avec insistance, il est possible d'obtenir une sorte de réponse, le facies restant inexpressif et le sujet retournant rapidement à son état de base. Ainsi ce n'est pas par négativisme que le patient ne répond pas, mais il semble falloir une stimulation très importante pour entraîner une réponse verbale qualifiée de paresseuse : il lâche quelques mots avant de redevenir silencieux. En dehors de cela il n'y a

---

[160] L'équipe de Buenos Aires pense qu'il pourrait s'agir d'hallucinations verbales motrices de Séglas, encore appelées hallucinations musculaires de Carter (Meda, Martinez & Meda, 2000). Le patient dit percevoir une hallucination, mais en fait il est possible de mettre en rapport ce qu'il dit percevoir lorsqu'on l'interroge et ce qu'il marmonne grâce à l'enregistrement par laryngophone. Leonhard n'évoque pas cette possibilité.

pas de problème moteur, encore qu'une lenteur puisse être observée. On ne retrouve pas de tendances opposées coexistantes (pas d'ambivalence) comme dans la catatonie négativiste. Le patient n'a plus d'initiative, il ne bouge plus que sur incitation, et encore faut-il qu'elle soit maintenue. Les réactions à l'entourage sont incomplètes et il n'y a pas d'affect perceptible.

Les phases d'excitation surviennent occasionnellement. La cause en est rarement une sollicitation externe comme dans la catatonie négativiste, mais plutôt une stimulation intérieure (les voix). Elles surviennent une fois toutes les quelques semaines. La manifestation de ces phases est essentiellement verbale, le patient semblant parler à ses voix, sans lien avec l'extérieur. Dans ce cas, il n'y a aucune lenteur. S'il peut y avoir des attaques contre l'entourage, elles sont plus rares que dans la catatonie négativiste. Parfois encore, le patient frappe le sol, tambourine sur les portes, gesticule, crie, crache, menace etc... Ces phases durent de un à plusieurs jours. Parfois la différence entre les deux phases n'est pas aussi marquée et correspond seulement à des réponses plus fortes aux voix. Il est clair que tous les propos que l'on recueille de ce patient sont aussi déconnectés de la réalité que l'est son comportement. Ses propos sont incohérents, ses réponses variables d'un instant à l'autre.

Le traitement neuroleptique semble avoir un intérêt dans cette forme en réduisant les excitations hallucinatoires (Beckmann & Franzek, 1999).

Les hébéphrénies simples

Le trouble central des hébéphrénies est la désintégration de l'affect[161], comme proposé en partie par Hecker et plus tard par Kleist. Les différents troubles décrits se rangeraient dans la dementia simplex de Diem, Bleuler et Kraepelin (p.90) (et non dans sa définition de l'hébéphrénie). Bien que le caractère insidieux soit classiquement retenu pour cette forme dans l'approche internationale, ça n'est pas un signe distinctif dans la classification

---

[161] Pour être plus précis, Leonhard pense que seules les émotions indirectes (*mittlbare Gefühle*) sont affectées dans les hébéphrénies. Les émotions directes (*unmittlebare Gefühle*) comme les émotions des sens (*Sinnesgefühle*) ou les émotions instinctuelles (*Triebgefühle*) sont normales. Ces dernières ne durent que tant que le stimulus chargé émotionnellement est présent. A l'inverse, les émotions indirectes peuvent être expérimentées en l'absence du stimulus, en se représentant ce dernier. La représentation de ce stimuli peut ne pas être directement pertinente dans le contexte présent, mais pourrait le devenir dans l'avenir. Ainsi les émotions indirectes génèrent-elles l'orientation de la volonté vers le futur plutôt que le présent (expérience subjective de tension). La disparition des émotions indirectes fait de l'hébéphrène un patient uniquement orienté vers l'assouvissement de besoins immédiats, sans considération pour les autres expliquant la perte de toute éthique (Pfuhlmann, 2000).

de Leonhard, puisque cette caractéristique s'applique à l'ensemble des schizophrénies systématisées. Mais aucune forme d'évolution périodique ou rémittente ne ressemble aux hébéphrénies de Leonhard, à l'inverse des autres formes. Il faut donc bien différencier l'hébéphrénie de Leonhard, de celle de Bleuler qui y inclut ce que Leonhard range dans les schizophrénies non systématisées ou polymorphes. Il en résulte que Bleuler, avec sa définition de l'hébéphrénie, retrouve une charge héréditaire conséquente qui n'est pas retrouvée par Leonhard. Au contraire ce dernier la considère comme particulièrement faible (cf. plus bas). La CIM-10 s'étant inspirée de la définition Bleulérienne, il n'est pas surprenant que la superposition avec la forme de Leonhard soit quasi inexistante (Stompe & Ortwein-Swoboda, 2000).

Il n'est pas rare que le trouble survienne sur un sur un terrain de retard mental (Leonhard, 1991, p21).

Au début on retrouve des symptômes processuels non spécifiques : une humeur dépressive ou euphorique, des périodes d'excitation ou d'inhibition qui peuvent passer pour une catatonie, mais surtout un changement de personnalité de façon significativement plus fréquente que dans les autres formes (53 à 80 % des cas selon la forme vs. 35 %, $p < 0.001$) (Astrup, 1979, p99, p108). L'émoussement affectif et éthique est souvent marqué dès la premières hospitalisation (60 à 93 % en fonction de la forme vs. 25 % toutes autres schizophrénies confondues) (Astrup, 1979, p103). Les périodes d'excitation sévère avec agressivité sont de type irrité et non catatonique. De façon générale, on retrouve d'importantes fluctuations thymiques durant la phase processuelle (phases dépressives, irritées, plus rarement euphoriques) contrastant avec l'émoussement toujours très important des affects. Elles débutent précocement, et se poursuivent dans la phase déficitaire.

L'émoussement des affects est observé par l'entourage ou les soignants et se teste au cours de l'entretien avec le sujet en lui faisant raconter du matériel normalement pénible (décès d'un proche etc...), ses projets, ses ambitions... De même l'immoralité qui accompagne souvent ces formes doit être recherchée sur les conduites rapportées, en s'assurant que les principes de moralité sont connus sur le plan théorique. Il n'y a pas de trouble du cours de la pensée. Ainsi les patients peuvent-ils garder un emploi parfois assez longtemps avant que la pathologie ne les en empêche, en moyenne jusqu'autour de la quarantaine (Finger, 1995).

Astrup propose de classer les hébéphrénies en formes peu détériorées (autistiques et bizarres) et en formes dans lesquelles la détérioration est en règle prononcée (niaises et superficielles) (Astrup, 1979). Les hébéphrénies niaises et superficielles présentent une humeur indifférente alors que les hébéphrénies bizarres et autistiques ont l'humeur triste. Il y a des fluctuations de l'humeur surtout vers un pôle irritable qui s'accompagnent de pseudo-hallucinations* dans les formes superficielles et autistiques. Les sourires et rires inappropriés sont caractéristiques de la forme niaise. L'aprosodie caractérise la forme bizarre.

Sur le plan thérapeutique, les neuroleptiques améliorent la dysphorie (Beckmann & Franzek, 1999), expliquant que 23% des patients sont dit améliorés de façon marquée ou modérée (Astrup & Fish, 1964; Fish, 1964b). Cependant dans l'hébéphrénie superficielle les neuroleptiques typiques sont contre-indiqués, et l'usage des atypiques est préféré en raison de la très grande fréquence d'induction de dyskinésies tardives (53.9% vs 13.6% pour l'ensemble des schizophrénies ou 4.5% pour les formes non systématisées) (Ban, 1990; Ban, 2000; Guy et al., 1985). Si tout le monde s'accorde quant à leur relative inefficacité sur le trouble institué, Astrup observe une réduction de la symptomatologie dans 23 % à 33 % des formes autistiques, et un rallongement de la période d'installation processuelle, qui pourrait être lié à l'utilisation des neuroleptiques (Astrup, 1979, p101). La rééducation de ces patients donne de bons résultats, mais ceux-ci s'évanouissent en l'absence de suivi thérapeutique (Finger, 1986). Enfin, alors que Leonhard pense que la symptomatologie déficitaire est irréversible, Astrup observe qu'avec un recul de 10 ans, elle tend à se réduire chez certains patients souffrant de formes autistiques et bizarres (Astrup, 1979, p100).

Les hébéphrénies débutent jeune, à 22,2 ans pour les formes simples, et 26,2 ans pour les formes combinées (qui ne représentent qu'une forme sur 5). Dans la seconde série Leonhard retrouve des chiffres identiques (moyenne pour les deux formes de 23,2 ans), et observe un écart entre les femmes et les hommes (26,9 pour les femmes vs. 21,3 pour les hommes). A noter que la forme autistique représente peut-être une exception avec un début survenant fréquemment au delà de 30 ans (Astrup, 1979, p97). Il n'y a pas de prépondérance d'un sexe par rapport à l'autre.

La clinique des différentes formes d'hébéphrénies systématisées est résumée dans l'annexe 5.

L'hébéphrénie niaise (*Läppische Hebephrenie – Foolish hebephrenia, silly or fatuous hebephrenia*)

Le tableau est caractérisé par un émoussement des affects sévère, une humeur plutôt gaie, et un sourire niais.

L'hébéphrénie niaise de Leonhard est quasi similaire à la démence précoce niaise ou hébéphrénique de Kraepelin. C'est une forme qui comprend des traits typiques qui rappellent ceux que l'on observe dans la puberté normale. Comme le trouble débute souvent dans l'adolescence, le diagnostic différentiel avec une puberté normale n'est pas aisé, encore que l'aplatissement des affects puisse alarmer le clinicien. Au début le sujet a un <u>comportement puéril</u>, il fait des gamineries, des farces enfantines, présente un comportement obstiné, buté. Mais avec l'<u>aplatissement des affects</u>, les blagues deviennent plus méchantes (perte du sens moral). Il y a des <u>phases d'euphorie</u>, <u>des phases dépressives</u>, des <u>hallucinations</u> et parfois des <u>états stuporeux</u> en <u>début</u> d'évolution. Le patient se comporte de plus en plus mal avec ses parents et ses frères et soeurs. À l'hôpital, le patient retire la chaise sur laquelle un patient veut s'asseoir, crache sur un patient sans défense, fait du bruit quand les autres cherchent le sommeil. Le patient peut se conduire correctement en présence du médecin, ou d'autres patients plus fort qu'eux, mais profite de la première occasion pour recommencer. Les tentatives d'éducation s'avèrent vaines, et accroissent même parfois les comportements défendus avec une forme d'obstination infantile.

Avec la progression du trouble et la <u>perte de l'initiative</u>, les farces enfantines disparaissent. Les réponses aux questions peuvent être hors propos (réponses à côté). Elles sont toutefois différentes de celles de la catatonie à réponses précipitées (*Vorbeireden**) : elles ne sont pas données du tac au tac, elles sont souvent proches de la véritable réponse, ce qui correspond plutôt à un comportement puéril ou blagueur. Il y a une tendance à sourire ou à <u>rire de façon immotivée</u>, en réaction à des stimulations extérieures (et non intérieures), non risibles. Il y a cependant des thèmes récurrents qui entraînent ces rires, par exemple chez une patiente chaque fois qu'elle pense être approchée par un homme à des fins érotiques. Il y a souvent dans ce rire un élément de gêne. Dans les cas sévères, ces sourires, souvent sous-tendus par une <u>humeur gaie</u>, sont un point qui permet de faire le diagnostic.

L'<u>émoussement des affects et de la motivation est considérable</u>, tout intérêt est perdu. La vie du patient est morne, il ne prête guère d'intérêt à sa famille dont il ne recherche pas plus la présence que celle d'autres personnes. À l'inverse, les émotions instinctuelles semblent plus proéminentes. Ainsi la demande de nourriture et de sexe est souvent affirmée sans complexe, et exprimée d'autant plus clairement que le sujet perd tout sens moral ou éthique et cela très tôt[162]. Tout est bon pour parvenir à ses fins : mentir, tricher, voler. La femme s'offre sans complexe à un partenaire masculin. Mais il n'y a pas de criminalité organisée par manque de motivation.

La pensée semble aussi souffrir d'un appauvrissement. Elle n'est pas déformée, mais simplement insuffisante, i.e. alogie. Les patients donnent des réponses ternes, mornes ou imbéciles aux questions du test. En phase déficitaire, il n'y a ni symptôme catatonique ni paranoïde, même si l'activité devient tellement réduite qu'on pourrait évoquer une catatonie (mais ils gardent un sourire niais).

Hébéphrénie bizarre (*Verschrobene*[163] *Hebephrenie – Eccentric or odd hebephrenia*)

Le tableau est caractérisé par un maniérisme* et une attitude grognon. Les patients se soucient peu d'eux-mêmes, n'ont aucun intérêt pour leur famille et manquent d'initiative.

À l'inverse de la forme niaise, le tempérament est morose, sans joie. Kleist la classe dans ses hébéphrénies dépressives, et Kraepelin dans ses formes dépressives de la schizophrénie. Dès la phase de début, les états euphoriques sont nettement moins fréquents que les états dépressifs ou anxieux. Comme dans la catatonie maniérée, on peut observer dès ce stade des éléments compulsifs. Ici aussi, le maniérisme* apparaît avec des stéréotypies*. On est donc à l'inverse de l'adage qui veut que les compulsions remplissent le vide. En fait le vide fait suite aux compulsions. Le maniérisme peut ne pas sembler évident, car le patient n'en parle pas comme dans la catatonie maniérée. Il faut donc être attentif à ce que rapporte l'entourage. Le collectionnisme, parfois d'objets de valeurs, est une forme assez fréquente de maniérisme dans cette schizophrénie. Parfois le maniérisme se retrouve dans les rouspétances : le patient peut faire la même demande (sortir) ou plainte (hypochondriaque), jour après jour, souvent avec

---

[162] Ces éléments ne sont pas sans rappeler ce qu'on observe dans les atteintes des régions orbito-frontales médianes et latérales : perte des intérêts, apathie, desinhibition sociale avec éléments sociopathiques, libération instinctuelle, impulsivité et humeur plutôt gaie sans hyperactivité avec cette note de niaiserie qui rappelle le tableau de moria.
[163] Bizarre, biscornue ou excentrique.

les mêmes mots de façon monotone, et l'absence de réponse ne semble pas le décourager. Si on engage une conversation et qu'il en vienne à parler, le patient peut être presque <u>logorrhéique</u>. Mais le discours est <u>monotone</u> car les <u>thématiques sont pauvres</u>. S'il persiste une apparente diversité au début, on peut d'ores et déjà mettre en évidence la pauvreté des thèmes en encourageant ou simplement en laissant parler le patient qui ne changera de sujet que si l'examinateur en impose un autre .

Le qualificatif de bizarre ou d'excentrique de cette hébéphrénie tient surtout au discours, avec des propos largement en décalage par rapport au thème ou à la question. Le discours reste sur un <u>ton</u> généralement <u>ronchon, rouspéteur</u> : il se plaint de sa famille, des infirmières, de la nourriture, explique qu'il est intelligent et travailleur, mais que les autres sont responsables de son hospitalisation etc... Il y a aussi de fréquentes <u>plaintes hypocondriaques</u> peut-être en rapport avec des éléments hallucinatoires : il se lamente des courants électriques qui lui traverse le corps, d'une insuffisance de sang dans le cerveau, d'un déplacement du coeur. Ces éléments n'apparaissent plus aussi précisément dans la phase déficitaire où il peut encore parfois se plaindre de problèmes pulmonaires, ou se sentir faible etc... Toutes ces plaintes sont en accord avec l'humeur morne, sans joie, voire dépressive, de la phase processuelle et correspondent sans doute à une forme de maniérisme. Ces lamentations sont émises sur un ton morne et sans affect, même s'il semble y avoir des traits dépressifs. Le patient manifeste <u>peu d'énergie même lorsque le ton est grognon</u>, une caractéristique qui est gommée par les neuroleptiques qui nivellent les patients en ce qui concerne le manque d'énergie. Le patient ne devient jamais irrité ou excité, même lorsqu'il est ostensiblement mis à l'écart, voire offensé évitant toute confusion avec les paraphrénies. L'absence d'intérêt est évidente tant pour les activités que pour l'entourage et la famille. <u>L'émoussement des valeurs morales</u>, se dévoile par l'absence d'égard, voire la rudesse avec laquelle il traite toute personne qui l'ennuie, allant jusqu'à des comportements antisociaux, une mendicité, un vagabondage, une prostitution. Bien que les <u>capacités intellectuelles</u> semblent mieux préservées que dans l'hébéphrénie niaise, elles restent néanmoins <u>appauvries</u>.

C'est une forme très pauvre en symptômes psychotiques : le délire est en règle absent, et les hallucinations rares en phase déficitaire. Réévalués à 10 ans, un très faible pourcentage de patients (4%) ne présente plus de symptômes significatifs (Astrup, 1979, p94). Cela va peut-être de paire avec un maintien de relations et une insertion socio-professionnelle, possible dans un tiers des cas (Astrup, 1979, p94).

L'hébéphrénie superficielle (*Flache[164] Hebephrenie – Shallow, emotionally flat, excentric or insipid hebephrenia*)

Le tableau est caractérisé par un émoussement des affects très important et des exacerbations périodiques avec hallucinations, agressivité, irritabilité, agitation.

Kleist délimite une hébéphrénie improductive ou apathique qu'il lie à la dementia simplex de Bleuler. On observe une <u>humeur fluctuante</u>, parfois <u>maussade</u>, parfois <u>irritable</u>, qui garde une coloration <u>anxieuse</u> et s'accompagne d'hallucinations, ou plutôt de <u>pseudo-hallucinations</u>*, car le patient a souvent conscience (a posteriori) que les voix n'existent que dans son esprit. Il n'en prend parfois conscience qu'à distance de l'épisode thymique. Des <u>idées de référence</u> sont possibles, surtout dans une phase d'irritabilité. Ces troubles de l'humeur durent quelques jours, et réapparaissent après quelques semaines ou mois. Ces épisodes d'agitation, d'irritabilité et plus rarement d'agressivité justifient le maintien d'un traitement neuroleptique, avec une préférence pour les atypiques en raison du risque semble-t-il très élevé (54%) de développement de dyskinésies tardives (Ban, 1990; Ban, 2000; Guy *et al.*, 1985). Néanmoins malgré les neuroleptiques, ces exacerbations sont souvent la cause du maintien en hospitalisation de ces patients.

Certes, on retrouve l'aplatissement affectif caractéristique des hébéphrénies, mais dans la forme superficielle, tout se passe comme si toutes les fonctions psychiques opèrent normalement, mais de façon insipide, vide de sens et d'affect. L'individu <u>se comporte quasi normalement</u>, sauf qu'il est <u>émotionnellement vide</u>[165]. Au premier abord, le patient tient des propos cohérents, il n'y a <u>pas de perte d'intelligence</u>, il répond correctement aux questions simples, exprime ses opinions, appréhende objectivement une situation, mais il n'y a pas de participation affective. Il parle de façon neutre de ses années d'hospitalisation, de la mort de ses proches, de tout ce qui normalement devrait l'émouvoir. Il y a un <u>manque d'initiative</u>, le patient suit docilement le programme qu'on lui donne pour la journée, en restant, en cela, plus actif que dans les hébéphrénies niaises. Il n'a pas de plan d'avenir, pas de souhait. Une éventuelle demande de sortie du service est formulée sans motivation réelle.

---

164 Flach : plat, sans profondeur.
165 C'est sans doute avec des tableaux comme celui-ci qu'il peut exister une confusion avec une dépersonnalisation en phase de début. Le patient "dépersonnalisé" se plaint justement de la disparition du ressenti des émotions. En fait l'hébéphrène ne s'en plaint pas véritablement, c'est plutôt un constat du psychiatre.

L'humeur peut être euphorique, ou plus souvent insouciante, et sans émotion.

L'hébéphrénie autistique (*Autistische Hebephrenie* – *Autistic hebephrenia*)

Le tableau est caractérisé par l'émoussement des affects et un autisme. Il s'agit d'une attitude de retrait actif non sous-tendue par un délire, des hallucinations ou un négativisme* catatonique. On retrouve là encore des périodes d'excitations.

Leonhard pense initialement que ce tableau appartient aux formes paranoïdes de la schizophrénie et non aux hébéphrénies en raison des périodes d'excitation. Il les réinterprète secondairement comme des fluctuations de l'humeur. L'humeur de base est triste, mais elle est interrompue parfois par des périodes d'irritabilité comme pour l'hébéphrénie superficielle. Le patient est alors d'humeur sombre, en état d'excitation, exprimant du ressentiment, voire accusant, menaçant, ou agressant sans raison apparente une personne de son entourage. Par rapport à l'hébéphrénie superficielle, les agressions sont plus fréquentes, et plutôt dirigées vers des personnes spécifiques (particulièrement celles qui tentent de les approcher). L'irritabilité passe souvent inaperçue en raison du comportement réservé et du faciès inexpressif, mais elle peut aller jusqu'au meurtre. Comme pour la forme superficielle, des pseudo-hallucinations* accompagnent des périodes d'irritabilité.

On retrouve l'émoussement des affects qui se caractérise par l'absence de recherche de contact avec la famille, ou du maintien de relations familiales, l'absence de réaction à des thèmes émotionnels ou à une provocation. Cela s'accompagne d'un manque d'initiative ce qui donne à sa vie un aspect appauvri. Il ne demande pas à quitter l'hôpital.

Le terme d'autisme est galvaudé dans la schizophrénie. Seule la catatonie à réponses précipitées pourrait avoir quelques ressemblances avec ce tableau. C'est une caractéristique de l'hébéphrénie autistique. Cet autisme se manifeste sous de nombreux aspects : si le patient n'est pas approché, il semble se suffire à lui-même, il ne va pas vers les autres (patients ou personnel soignant dont médecins), ne leur parle pas. Si on s'adresse à lui, il répond de façon évasive et désintéressée. Ainsi, à des questions pour lesquelles il a une réponse, il dit qu'il ne sait pas. S'il est de mauvaise humeur, il refuse ouvertement de répondre ou de faire ce qui est demandé. En dehors de ces épisodes, il peut répondre apparemment de façon amicale, mais il y a toujours une réserve. L'<u>expression faciale paraît figée</u>, ne reflétant pas particulièrement les affects attendus ou exprimés. Cela donne cette bizarrerie, cette étrangeté que l'on attribue à la schizophrénie, et qui fait que l'on n'a pas confiance.

Si on donne une tâche au patient, il l'effectue, souvent correctement pour des tâches parfois complexes mais tout en parlant un minimum. Cela montre que la pensée n'est pas sévèrement perturbée, en tout cas moins que les réponses incomplètes ou évasives pourraient le laisser penser. D'ailleurs lorsqu'il accepte de répondre au test d'intelligence, le trouble n'apparait pas important. En dehors de sa solitude volontaire et des épisodes d'agressivité, le patient a un comportement ordonné et des capacités de travail préservées.

Cette forme tend à survenir significativement plus tard que les autres, puisque plus de la moitié des cas apparaît après 30 ans (Astrup, 1979, p97).

Les paraphrénies simples (formes paranoïdes)

Le terme de paraphrénie n'a pas le même sens que celui que Kraepelin entend ni celui communément admis[166]. Ici le terme est utilisé comme le fait Oswald Bumke, pour désigner des formes de schizophrénies où prédomine un trouble de la pensée, sous-tendant des <u>hallucinations et des délires</u> qui prennent le devant de la scène[167]. Il s'agit le plus souvent de véritables hallucinations, les paraphrènes ne reniant généralement pas la réalité des phénomènes. Dans la phase processuelle, on retrouve des symptômes accessoires comme les <u>troubles de l'humeur, surtout à tonalité anxieuse</u>, parfois une <u>perplexité</u> ainsi que des <u>idées de référence</u>. Ces éléments accessoires sont susceptibles de masquer les symptômes spécifiques en début de trouble. Cependant des fluctuations affectives plus importantes ou

---

[166] Kraepelin parle d'un groupe incertain de tableaux cliniques "situés entre la paranoïa et la démence précoce" qui se caractérisent par l'absence de détérioration de la personnalité. Rien d'étonnant donc à ce que le tableau de psychose hallucinatoire chronique soit appelé "paraphrénie tardive" par les auteurs Anglais. En France, son sens est différent : les paraphrénies sont rangées parmi les psychoses chroniques non dissociatives. Il s'agit d'un état délirant chronique qui se différencie des autres psychoses chroniques (schizophrénie, psychose hallucinatoire chronique, psychose paranoïaque) par la coexistence d'une intense activité délirante limitée à certains domaines de la vie intellectuelle. Le patient reste bien adapté au réel, le délire est simplement à la vie réelle.

[167] Leonhard croit qu'un trouble de la pensée logique est un prérequis pour qu'une partie de la propre activité mentale du sujet émerge sous la forme d'hallucinations. Pour lui la sévérité du trouble de la pensée est parallèle à la sévérité des symptômes paranoïdes (Fish, 1962, p69).

un début par une psychose orageuse doivent orienter vers une paraphrénie affective. Généralement le cours évolutif est graduel dès le départ et les symptômes processuels peu importants, à l'inverse de ce qui est observé dans la paraphrénie affective. Leonhard ne parvient pas à organiser les paraphrénies en paires comme il a pu le faire avec les catatonies et les hébéphrénies.

Les paraphrénies hypochondriaques, phonémique et incohérentes sont principalement des formes hallucinatoires pour Leonhard. Astrup préfère ne rassembler sous l'épithète d'hallucinatoire que les formes hypocondriaques et phonémiques qui correspondent au mieux à ce que nous nommons en France la psychose hallucinatoire chronique (Astrup, 1979, p33). Cela a pour avantage d'isoler ces formes peu détériorées des autres plus sévèrement atteintes. La forme fantastique comprend à la fois des éléments hallucinatoires et délirants. La paraphrénie expansive est quasi exclusivement délirante.

Ces formes de schizophrénie systématisée débutent beaucoup plus tardivement que les deux autres formes : 35.8 ans pour les formes simples, 34.3 ans pour les formes combinées. La seconde série confirme ces données, la moyenne étant de 35.5 ans, avec un début plus jeune chez les hommes (31.8 ans) que chez les femmes (38 ans). Elle affecte plus volontiers les femmes, puisque 3 femmes sont affectées pour 2 hommes.

Les neuroleptiques n'ont qu'un effet limité pour contrôler la symptomatologie, avec 40% d'amélioration marquée à modérée, sans jamais atteindre la disparition des symptômes (Astrup & Fish, 1964; Fish, 1964b). En revanche ils n'ont aucune influence sur le cours de l'évolution (Beckmann & Franzek, 1999).

La clinique des différentes formes de paraphrénies systématisées est résumée dans l'annexe 6.

La paraphrénie hypocondriaque (*Hypochondrische Paraphrenie* – *Hypochondriacal paraphrenia*)

Cette paraphrénie se caractérise par des hallucinations corporelles absurdes et acoustico-verbales que le patient a des difficultés à répéter ou se remémorer, ainsi que par une humeur d'insatisfaction. Ces trois éléments doivent être réunis pour poser le diagnostic.

35 psychoses – La classification des psychoses endogènes de Leonhard

La névrose hypochondriaque, la dépression et l'euphorie hypochondriaque, se construisent à partir des sensations corporelles normales ou hallucinatoires. Les sensations corporelles dans la paraphrénie hypochondriaque ont un caractère hallucinatoire différent dans le sens où elles sont <u>ressenties comme étant d'origine extérieure</u> ayant un caractère de torture, de vexation, d'insulte. Ces hallucinations apparaissent dès le début parfois avec une humeur dépressive. La plupart du temps les organes qui sont le siège des sensations anormales sont internes et n'entraînent aucune prise de conscience. De plus elles sont décrites non pas comme des sensations normales (brûlure, piqûre), mais en usant de <u>comparaisons curieuses</u> : une piqûre est comparée à une aiguille qui traverse la tête, une brûlure à une contraction de la peau[168]. Parfois le patient réalise que les sensations sont trop éloignées d'une expérience normale, et utilise l'expression "comme si", dans ses descriptions, ou invente des néologismes* / paralogismes* techniques. Questionné plus avant, ils ne peut donner de précisions. Le descriptif a souvent un caractère <u>grotesque</u>[169], rendant difficile pour une personne normale, de se représenter le ressenti du patient :

C'est comme si mes doigts de pied se rétrécissaient lorsque je marche. Une autre patiente ressent des courants électriques dans ses organes sexuels qui les élèvent et changent tout son corps. Une autre patiente dit qu'une machine à rayon X a été pressée contre son cerveau et qu'elle a été agressée sexuellement durant une séance d'hypnose. Un autre patient a un "obélisque"[170] dans le corps et un "disque" dans la tête qui est responsable de ce qu'il entend.

Dans d'autres cas le patient ne peut décrire la sensation de façon exacte, et dit simplement que son corps est influencé. Un tel syndrome d'influence "blanc" doit faire songer en premier à une paraphrénie affective. C'est surtout devant des idées d'influence, notamment lorsqu'elles sont marquées qu'il faut penser à une schizophrénie hypocondriaque.

Les patients souffrant de paraphrénie hypochondriaque souffrent quasi constamment d'<u>hallucinations acoustico-verbales</u> (de phonèmes*) comme dans la paraphrénie phonémique. Leur absence irait à l'encontre d'une paraphrénie hypochondriaque ; tout type de remarques est possible, et il peut

---
[168] Bien que Leonhard ne semble pas le relever et parle pudiquement de sensation dans le bas-ventre, il existe une grande fréquence (16%) des hallucinations sexuelles dans la paraphrénie hypochondriaque (Astrup, 1979, p50 et p55).
[169] Leonhard veut signifier par là le caractère absurde des plaintes, allant au delà de toute possibilités physiques ou logiques.
[170] Paralogisme technique.

s'agir d'ordres auxquels le patient obéit. Un écho de la pensée (*Gedankenlautwerden*), est plus rare sauf en phase initiale. <u>Le patient a du mal à répéter mot-à-mot ce qu'il entend</u>, même après incitation insistante. Ce que disent les voix n'est pas si important que cela pour le sujet, qui avoue souvent que tout est embrouillé, voulant peut-être signifier par là que tout ce qu'il entend n'a pas forcément de sens. Quoi qu'il en soit il n'en a souvent pas grand chose à dire. Il entend généralement des insultes, en rapport ou non avec ce qu'il est en train de faire, mais rarement avec ce qu'il pense. Les hallucinations corporelles ou auditives peuvent être "<u>réflexes</u>" : un patient dit ressentir des sensations de coupure au niveau de l'abdomen lorsque l'infirmière coupe une saucisse, ou sentir des aiguilles lorsque quelqu'un coud à côté de lui, ou présenter des douleurs abdominales lors de l'apparition de certaines personnes. Concernant ses hallucinations corporelles et auditives, le patient met plus fréquemment en cause, des machines (électricité, rayonnement) qui opèrent à distance sur lui, que des gens de son entourage. Le <u>délire</u> n'est là que comme <u>explication de ses hallucinations</u>.

Il existe aussi des hallucinations du goût et de l'odorat, voire parfois de la vision. Ces dernières sont le plus souvent simples (images horribles, organes génitaux masculins, masques d'animaux, têtes hideuses) et tendent à disparaître avec le temps. Des hallucinations visuelles importantes vont à l'encontre du diagnostic de paraphrénie hypocondriaque.

L'<u>humeur est plutôt maussade</u>, insatisfaite, et peut se transformer en <u>irritation</u>, par exemple <u>lorsque ses désirs sont contrecarrés</u> (expl : sortir de l'hôpital). Si le patient est grognon, il reste intéressé et lié, au besoin par correspondance, à sa famille, sa maison et ceci même après une longue période d'hospitalisation. Sa personnalité reste donc bien préservée. On retrouve souvent des antécédents suicidaires dans la famille.

Le <u>trouble de la pensée</u> est mineur : la concentration est limitée, le discours est émaillé de digressions, un type de pensée que Leonhard caractérise comme <u>non concentrée</u>, distraite (proche de ce que nous entendons par pensée circonstanciée, la pensée n'est pas véritablement tangentielle[171] et rarement diffluente). Après un long entretien, le patient peut cesser de donner des réponses satisfaisantes, des néologismes peuvent apparaître.

---

[171] Pensée circonstanciée (*circumstantiality*) : incapacité à aller droit au but en raison d'un luxe de détails et de remarques "en passant". Pensée tangentielle (*tangentiality*) incapacité de réaliser les associations de pensée nécessaires pour aller d'un point à un autre, le patient se perd en chemin.

Leonhard ne considère pas que des néologismes soient la manifestation d'un trouble de la pensée s'ils ont été créés pour décrire les phénomènes hallucinatoires (néologismes techniques).

Sur le plan thérapeutique, les neuroleptiques sont efficaces, mais dans une moindre mesure que dans la forme phonémique (Astrup, 1979, p51).

La paraphrénie phonémique* ou hallucinatoire verbale (*Phonemische Paraphrenie* – *Phonemic paraphrenia*)

C'est la forme la plus légère des schizophrénies systématisées, qui ne se caractérise que par des hallucinations acoustico-verbales d'un type particulier. Un tableau proche est décrit par Kraepelin sous l'appellation de "dementia paranoides mitis" (Kraepelin, édition anglaise de 2002c, p165). Kleist la dénomme "l'hallucinose progressive" alors que seulement 50% des cas ont un début insidieux et 29% un début aigu (Astrup, 1979, p58). Ce caractère insidieux explique qu'un nombre non négligeable de sujets sont méconnus ou découverts incidemment, chez des personnes insérées socialement. Parfois le début est plus aigu avec dépression, anxiété, ou exceptionnellement humeur euphorique (cf. commentaire plus bas).

Les hallucinations acoustico-verbales sont le symptôme prédominant. Il n'y a ni hallucination hypocondriaque, ni hallucination olfactive ou gustative. Leur absence doit être assurée par une recherche systématique et leur présence doit conduire à reconsidérer le diagnostic. Les voix sont de nature différente de celles de la paraphrénie hypochondriaque : elles ont un contenu, souvent en lien avec la pensée du sujet. Généralement il s'agit de phrases complètes et non de quelques mots. Si le paraphrénique hypochondriaque ne parle jamais *avec* ses voix, mais simplement *de* ses voix, le paraphrène phonémique converse avec elles comme avec des personnes réelles, parfois en chuchotant. Il est cependant rare de le surprendre durant cette conversation, car contrairement à ce qui se passe dans la paraphrénie incohérente il est généralement conscient de la différence entre ses voix et des voix réelles : elles sont moins fortes, comme provenant de loin. D'autres fois le sujet note qu'elles ressemblent plus à une pensée et n'ont donc pas de caractère sensoriel net. Il parle de pensées suggérées[172]. Mais le plus souvent les voix ont un caractère sensible net. Il les attribue alors à des personnes de l'entourage qu'il accuse d'avoir tenu tel ou tel propos, ou pense

---

[172] Ce que nous appelons des hallucinations intrapsychiques.

que tout le monde est au courant de ses propres pensées. On peut observer un phénomène d'écho de la pensée (*Gedankenlautwerden*). Une des autres caractéristiques des hallucinations acoustico-verbales est leur contenu émotionnel. Elles se différencient de celles aspécifiques (insultes) de la paraphrénie hypocondriaque, car elles évoquent précisément des éléments <u>douloureux, embarrassants ou effrayants</u>. Là où le paraphrène hypocondriaque est traité de voleur sans raison, le paraphrène phonémique est accusé d'avoir volé un objet du service qui a bien disparu. Autant dire que le contenu n'est qu'exceptionnellement plaisant. Les voix commentent, confirment ou contredisent ce que la personne pense.

L'interprétation que le sujet fait de ses voix est rarement liée à une machine comme dans la forme hypocondriaque, à l'exception d'une radio. Il pense qu'elles proviennent de son entourage (télépathie), de fantômes ou de l'intérieur de son corps.

Il peut y avoir des hallucinations visuelles, mais celles-ci ne jouent pas un rôle important. Le patient voit des visages, des formes fantomatiques.

Son humeur reste équilibrée et l'<u>affect préservé</u> ce qui explique qu'un grand nombre de sujets ne sont pas hospitalisés. S'il présente une réaction d'agacement par rapport aux voix, il semble s'y habituer avec le temps, ce qui ne se produit pas dans la paraphrénie hypochondriaque.

Si au premier abord il ne semble pas y avoir de trouble de la pensée, des questions qui nécessitent une réflexion entraînent souvent des réponses vagues. Le problème n'est surtout manifeste que devant un problème suffisamment compliqué. Le patient en parle sans parvenir à l'aborder vraiment et à aboutir à une décision après une analyse logique (Fish, 1962, p71). Les réponses au test d'intelligence s'approchent de la réponse correcte sans avoir un caractère strictement logique.

> Exemple : à la question sur ce que signifie la pauvreté, la patiente répond "*C'est quand quelqu'un est pauvre, pauvre est un concept vaste, il y a des gens qui sont pauvres et ceux qui se disent pauvres, mais qui ne le sont pas*".

Leonhard parle de <u>pensée floue</u> ("*verschwommenen Denken*") pour caractériser cette pensée manquant de logique[173]. Peut-être ce trouble de la logique explique-t-il que le patient ne cherche guère d'explications à ses voix.

---

[173] Ce trouble existe peut-être, mais il est discret, et sa description par Leonhard tient peut-être plus à une raison théorique qu'à un intérêt diagnostic. En effet Leonhard considère qu'il n'est pas possible d'avoir des hallucinations sans trouble de la pensée.

Une symptomatologie paranoïde particulièrement avec des idées de référence, n'est pas en faveur du diagnostic et plaide plutôt pour une paraphrénie affective. Les <u>idées de référence</u> peuvent exister mais seulement en <u>début</u> du trouble. En cas de difficultés, l'investissement affectif permet de trancher. A l'<u>indifférence de la paraphrénie phonémique</u>, s'oppose l'investissement émotionnel des idées de la paraphrénie affective donnant un syndrome d'influence irrité (testé en émettant un doute sur la réalité des idées du patient).

Sur le plan évolutif, il existe de grande variations : certains patients entendent des voix de façon continue, alors qu'elles ne reviennent que de façon périodique chez d'autres dès lors qu'un traitement est mis en place. Néanmoins chez certains, il persiste une résistance complète au traitement neuroleptique. Si cela s'observe principalement après un début insidieux, il est possible qu'un des facteurs déterminants soit la plus longue "durée de psychose non traitée"[174] (Astrup, 1979, p49). A noter la relative fréquence des symptômes thymiques en début d'évolution (dépression + excitation = 25%), significativement supérieure à celle observée dans la paraphrénie hypocondriaque (Astrup, 1979, p61).

Commentaire

Pour Kraepelin, cette forme débute de façon caractéristique par une dépression qui n'est retrouvée par Astrup que dans 1 cas sur 5 (Astrup, 1979, p57). Mais les éléments dont nous disposons actuellement, font penser qu'il pourrait y avoir un biais de recrutement. En effet, cette paraphrénie phonémique correspond à ce que Romme et collaborateur décrivent dans une population normale des Pays-Bas (Romme & Escher, 1989). Ces personnes ne consultent jamais pour ces phénomènes, car les voix assistent, guident et soutiennent la personne. C'est d'ailleurs la seule différence avec les hallucinations du schizophrène car toutes les autres caractéristiques phénoménologiques, la fréquence, la localisation, les hallucinations de conversation etc... sont équivalentes (Honig *et al.*, 1998). Il arrive toutefois que les voix deviennent envahissantes, agressives, insultantes ou méchantes, généralement à l'occasion d'un épisode dépressif. Il est difficile de savoir si celui-ci est plus fréquent dans cette population. Curieusement, suite à l'épisode, les voix restent

---

[174] Nous n'avons l'expérience que d'un cas avec hallucination continue pour lequel la rTMS à 1Hz appliquée au niveau du sillon temporal supérieur des deux côtés n'a eu aucun effet pas même transitoire.

désagréables pour certains patients. C'est essentiellement à cette occasion que le psychiatre s'y trouve confronté.

La paraphrénie incohérente (*Inkohärente Paraphrenie – Incoherent paraphrenia*)

Cette paraphrénie se caractérise d'une part par l'intensité des hallucinations acoustico-verbales qui concentrent l'attention du sujet sur son monde intérieur et d'autre part par un trouble très important de la pensée. Elle est décrite pour la première fois par Jules Baillarger en 1855 sous l'appellation de "démence incohérente" pour laquelle il mettait en avant la "dissociation des idées". Elle sera reprise par Kraepelin sous "dementia paranoides gravis" et par Mauz sous "*schizokare Verblötung*" par Mauz[175]. Au début, les hallucinations sont au premier plan accompagnées d'autres symptômes accessoires, et ce n'est que progressivement que se développe le trouble de la pensée. Dans la phase finale, le patient est en permanence occupé par ses hallucinations, plus que dans n'importe quelles autres formes de paraphrénie, et comme dans la catatonie inertielle. Tant que le patient est encore capable de donner des informations sur ses hallucinations, il rapporte des sensations dans le corps, des courants dans le tronc, des picotements dans la jambe, des agressions sexuelles (hallucinations corporelles). Il s'agit probablement de symptômes accessoires de la phase aiguë, comme le sont les idées de référence et d'influence. Ces éléments disparaissent avec l'évolution du trouble. Il ne semble pas y avoir d'hallucinations visuelles. Dans la phase tardive, on trouve des confabulations, et le comportement du patient montre qu'il entend des voix de façon continue, même lorsqu'on lui parle ou qu'il répond à des questions, ce qui différencie cette forme des autres paraphrénies. Il n'est pas toujours évident de savoir s'il répond à la question ou aux voix. Les réponses qu'il fait sont brèves et faites à voix basse. L'attention du sujet est tournée vers l'intérieur, comme en témoignent le regard vide et le faciès inexpressif. Il converse avec ses voix en chuchotant, et ce comportement peut facilement être observé par un tiers[176]. Il peut aussi s'agiter en raison des hallucinations et se mettre à courir, à crier, à répondre avec véhémence, à insulter ses voix pour se défendre des accusations qu'elles semblent proférer. Cette agitation tend à survenir par

---
[175] Le terme de "*schizocare*" est utilisé en cas d'évolution catastrophique de la pathologie.
[176] En fait il se pourrait que les chuchotements ne soient pas simplement des réponses, mais soient aussi l'expression motrice du phénomène hallucinatoire, c.-à-d. des hallucinations psychomotrices verbales. Dans quelques rares cas, l'amplification de ce qui est émis correspond avec ce que la personne dit avoir entendu.

périodes de quelques jours ou par épisodes à intervalle de quelques heures. L'agitation s'atténue ensuite fortement jusqu'à disparaître avec le temps.

Parfois on peut reconnaître dans les réponses des malades, des pensées correctes. Cependant le trouble de la pensée est important et l'incohérence est doublée de contamination. Ce <u>trouble de la pensée est le plus important de tous ceux observés dans les paraphrénies</u>, même en prenant en compte le fait que le patient est en permanence distrait par ses voix. L'<u>incohérence</u> est supérieure à celle de la psychose confusionnelle ou de la manie confuse. Dans ces deux formes, il est possible de comprendre encore un peu le lien entre deux idées. L'incohérence y est surtout due au débit qui est très fortement accéléré. Dans la paraphrénie incohérente, les phrases peuvent faire référence à des thèmes très éloignés, trop pour en comprendre le lien.

(D'où venez-vous ?), En allemand ou en anglais ? (Depuis combien de temps êtes-vous ici ?) Vous n'avez pas le droit de manger, vous crachez trop. (Quel âge avez-vous ?) Ma mère est une femme riche, elle continue de cracher. (Faites une phrase avec chasseur/lapin/champ) Je ne suis pas un poète, mais je ne l'ai pas, je suis connecté au lapin, ou au chasseur. C'est sans doute pas bon. C'est un membre du Parlement. Champ lapin. C'est bon. En fait, nous avons fait la chasse au lapin.

Certaines parties du contenu hétérogène de la pensée peuvent interagir entre elles produisant ce que Leonhard nomme des <u>contaminations</u>. Une pensée interrompue est immédiatement suivie d'une autre, les phrases ressemblent à des <u>amalgames</u> d'éléments juxtaposés les uns à côté des autres sans qu'un lien logique ne les unisse. Cela aboutit à un ensemble complètement incompréhensible. Ce mode de pensée est bien connu depuis Schneider et Kleist, mais trop souvent considéré comme s'appliquant à toutes les schizophrénies. En fait ces contaminations grossières ne s'observent que dans la paraphrénie incohérente, et ne peuvent pas être confondues avec la diffluence que l'on observe dans les autres paraphrénies.

Le patient n'approche pas les personnes qui l'entourent. Il reste assis, ne fait rien spontanément, demeure <u>sans initiative</u> et il est nécessaire de le stimuler beaucoup pour obtenir qu'il fasse quelque chose, car il est tourné vers son monde intérieur. Il est donc souvent malpropre et incontinent tant pour les urines que les fèces. On peut penser qu'il est catatonique, mais les <u>postures et les mouvements apparaissent normaux</u>. Ici le manque d'initiative ne semble pas être d'origine psychomotrice, mais <u>secondaire à l'orientation interne de l'attention</u>. Les affects paraissent importants lorsqu'il s'adresse à ses voix, mais en revanche insignifiants lorsque cela concerne des stimuli externes comme la visite d'un proche. Parfois, sur la fin, on peut observer ou déduire que le patient a des idées de grandeur, sans doute parce que le trouble est si envahissant que la distinction entre le rêve et la réalité disparaît.

Cette forme débute généralement plus tôt que les autres paraphrénies (70% entre 20 et 30 ans) (Astrup, 1979, p68).

La paraphrénie fantastique (*Phantastische Paraphrenie – Fantastic paraphrenia*)

La paraphrénie fantastique se caractérise par des hallucinations multi-sensorielles intégrées (surtout visuelles scéniques, mais aussi auditives et corporelles) ainsi que par la production d'un délire fantastique avec des éléments de grandeur.

Cette forme a été reconnue par de multiples investigateurs : Kraepelin parle de schizophrénie fantastique, Schröder d'hallucinose fantastique, et Kleist de phantasiophrenia. Cependant aucun ne distingue la forme systématisée des symptômes proches que l'on peut observer en fin d'évolution d'une paraphrénie affective[177]. La phase de début bien que peu caractéristique, permet de mettre en évidence des modifications affectives, des idées de référence, et déjà le plus souvent le caractère fantastique.

Le tableau de la paraphrénie fantastique est fait à la fois d'éléments hallucinatoires et d'éléments délirants. Il y a des <u>hallucinations corporelles</u>, exprimées sous la même forme <u>grotesque</u> (absurde)[178] que dans la paraphrénie hypochondriaque, comme des animaux qui passent dans leur corps ou y vivent, des organes tordus ou déplacés. On retrouve aussi des hallucinations olfactives et gustatives. Les hallucinations <u>acoustico-verbales</u> n'ont pas une place aussi importante que dans les formes précédentes, mais sont présentes, surtout dans la phase processuelle où elles peuvent apparaître comme un écho de la pensée. A l'opposé les <u>hallucinations visuelles</u> prennent beaucoup plus d'ampleur que dans les formes précédentes. Dans la description faite, certaines de ces hallucinations sont

---

[177] Cette différence est fondamentale et repose sur la réaction affective du patient lors de la mise en doute de ses idées délirantes. Dans la paraphrénie affective, si la dose de neuroleptique le permet, le patient réagit vigoureusement, avec un affect violent. A l'inverse, il y a une sorte d'indifférence dans la paraphrénie fantastique.
[178] Ainsi l'examinateur ne peut se représenter la plainte du patient et compatir.

clairement en partie hypnagogiques ou hypnopompiques : il s'agit de <u>scènes visuelles</u>, souvent accompagnées d'éléments auditifs et cénesthésiques. Leonhard note d'ailleurs que leur aspect rappelle celui du rêve et qu'elles sont plus fréquemment expérimentées le soir. Néanmoins lorsque l'on suggère au patient que cela pourrait être un rêve, ce dernier insiste sur la réalité de ce qu'il a vécu.

> *"Durant la nuit, elle voit des oiseaux sur son lit. Il voit des esprits comme ce que l'on voit dans les films, et même dieu lui-même. Elle voit des formes humaines, particulièrement lorsqu'elle est dans un demi-sommeil."*

Le sujet décrit des événements de masse, des centaines de patients sont torturés ou tués, il en entend les cris ou des bruits de machine. Il affirme la véracité de ses dires. Il s'agit probablement d'<u>hallucinations auditives élémentaires</u>, normalement plutôt rares dans la schizophrénie[179]. Dans la paraphrénie hypochondriaque, elles peuvent se rencontrer, mais surtout sous la forme de verbalisations incompréhensibles.

> *"Des choses horribles arrivent dans l'institution : Dans la nuit des hommes attirent les patients dans la cave. La nuit précédente, il a été poussé hors de son lit. La nuit des hommes viennent dans son lit pour la violer. À chaque festival des personnes sont amenées ici et torturées, on peut entendre leurs cris, parfois certains sont poussés nus dans le froid."*

Il y a aussi la formation d'idées fantastiques, même absurdes dans le sens où elles ignorent tout de la réalité concrète, menant à de complètes impossibilités physiques. A aucun moment le patient ne tente de les expliquer ou de les critiquer : il n'y a plus de limite entre la vie et la mort, il est immortel ou a voyagé dans les étoiles, les animaux et les arbres lui parlent... Il s'agit de fantaisies délirantes qui ne sont pas fixes, et l'<u>une chasse l'autre</u> rapidement sans que se construise une histoire.

> *Au cours de la nuit on m'a extrait le crâne et remplacé par un crâne de*

---

[179] Certaines caractéristiques énumérées ici se retrouvent dans le "syndrome de l'incube". Il s'agit d'une parasomnie du sommeil paradoxal comprenant de façon diverse : paralysie du sommeil, sensation de présence, symptomatologie anxieuse et hallucinations hypnagogiques et hypnopompiques (hallucinations auditives fréquentes, surtout élémentaires, voix incompréhensibles, visuelles, qui n'ont pas le caractère vivace des rêves, et/ou psychosensorielles fréquemment du type pénétration). Ces symptômes surviennent à l'endormissement ou quelques heures après chez des sujets en période de dette de sommeil, souvent dans le cadre d'une anxiété ou d'un trouble adaptatif. Ils peuvent être récurrents. Leur présence amène dans un tiers des cas à des interprétations délirantes : possession par un esprit, enlèvement par des extraterrestres ... Cependant le délire reste souvent circonscrit, sans retentissement important sur la vie du sujet, invariant, compréhensible par rapport au vécu nocturne. Il n'y a pas de trouble de la pensée.

mort. On m'a sorti le coeur et on l'a remplacé par un autre. (comment le savez-vous ?) Je l'ai vu. (Vous étiez éveillé pendant que ça se passait ?) Oui, je l'ai vu. J'imagine qu'il est devenu une femme à présent grâce à des changements hormonaux. Les gens sont enterrés (vivants ?) Non, ils ressuscitent (les gens peuvent ressusciter ?) oui, bien sûr !

Des <u>erreurs d'identification des personnes</u> sont assez caractéristiques de la paraphrénie fantastique. Ainsi des personnes de l'entourage sont prises pour des personnalités historiques. Le caractère là encore <u>absurde</u> de ces fausses reconnaissances est illustré par les occasions où la même personne représente simultanément plusieurs autres : le docteur peut être à la fois président, père, mari etc... Les <u>idées de grandeurs</u> sont aussi absurdes, le sujet pensant être un personnage célèbre, voire Dieu mais se comporte comme un simple patient. S'il fait référence dans ses demandes à une position élevée, c'est toujours simplement, et s'adapte sans plus de prétention à la situation.

La grande différence avec la paraphrénie affective, est le rôle de l'<u>affect, peu important</u> dans la paraphrénie fantastique. Les idées étranges ne sont pas sous-tendues par un investissement affectif important. Si on ignore ses plaintes, il ne se fâche jamais, pas plus que si ses idées délirantes sont prises sur le ton de la moquerie. Tout au plus observe-t-on une excitation vide de sens. Néanmoins il n'y a pas d'émoussement sévère. Le patient garde un certain intérêt pour son environnement et sa famille, pour lesquels il reste accessible. Le visage et les mouvements sont normaux. Il est souvent vif, éloquent et d'une hilarité superficielle qui peut de temps en temps se transformer en une agressivité sans plus de profondeur.

Le trouble de la pensée n'est pas aussi important que le manque de critique au sujet des idées absurdes pourrait le laisser supposer. Il s'agit plus de contenu incompréhensible que d'un trouble de la logique formelle. Ainsi une conversation simple sur des faits objectifs ne révèle le plus souvent pas d'anomalie. Une pensée confuse ne s'observe que dans les formes combinées. Les réponses au test d'intelligence sont vagues et manquent de clarté, et lorsque le malade part dans ses idées absurdes, il est difficile de le suivre. Il a une pensée <u>diffluente</u> (*derailment*), mais si on lui pose une question, la réponse n'est pas dénuée de sens, on peut <u>comprendre le cheminement</u> qui mène à la réponse. Pourtant la réponse n'est pas toujours adaptée et il peut faire des néologismes et des erreurs grammaticales. Mais il n'y a pas d'interruption du cours logique de la pensée par du matériel hétérogène. Malgré l'importance des symptômes, le patient peut effectuer un travail répétitif (Astrup, 1979, p64).

La paraphrénie confabulatoire[180] (*Konfabulatorische Paraphrenie – Confabulatory paraphrenia*)

Les caractéristiques essentielles de la paraphrénie confabulatoire (contes fantastiques et pensée concrète) sont déjà décrites par Kraepelin et par Wernicke. Au début de la pathologie, on observe des troubles de l'humeur et des idées de référence, quelques hallucinations classiques mais surtout un signe avant coureur des confabulations* sous la forme d'<u>expériences proches du rêve</u>, voire de véritables confabulations. Le patient ne parle guère de ce qu'il vit au jour-le-jour, mais s'épanche sur ses contes fantastiques, qu'il faut savoir évoquer par des questions ou des suggestions s'ils n'apparaissent pas spontanément : "avez-vous déjà été sur Mars, en Chine etc... ?". Il s'agit de véritables histoires comportant des voyages extraordinaires avec des hommes ou des animaux, sur des continents ou des planètes éloignées, ou des conversations avec dieu. Le récit rappelle les contes <u>fantastiques du baron de Münchhausen</u>. On est loin des expériences décousues de la paraphrénie fantastique ou une idée fantastique suit l'autre sans logique, et on est en face d'une <u>histoire</u> qui se suit de façon <u>ordonnée</u> et qui se tient d'un bout à l'autre. Alors qu'il est impossible de savoir comment le patient est devenu roi d'Egypte dans une paraphrénie fantastique, dans la paraphrénie confabulatoire il va décrire en détail son accession au trône, la cérémonie de couronnement, et l'usage qu'il fait de son pouvoir etc... A toute nouvelle question du narrateur, il répond par une nouvelle confabulation. Il n'y a pas d'appauvrissement des thèmes et le renouvellement est permanent. Il n'y a pas d'interruption dans le discours. Après une courte pause ou une interruption, il reprend son histoire là où il l'a laissée. Alors que les idées absurdes des paraphrénies fantastiques sont principalement dues à une pensée illogique, les histoires des paraphrénies confabulatoires reposent sur des erreurs de mémoire, sur des <u>falsifications mnésiques</u>. Dans le discours du patient, on retrouve un caractère de vécu, avec des scènes visuelles riches, impliquant toutes les modalités sensorielles. Il peut y avoir des lacunes temporelles ou spatiales dans le récit, le sujet négligeant par exemple d'expliquer comment s'effectue le passage du Japon à l'Égypte.

---

[180] L'adjectif "confabulatoire" caractérise un tableau semblable dans la nosographie française. Si l'adjectif "imaginative" aurait été plus exact, il n'exprimerait plus l'idée qu'un trouble mnésique en serait à l'origine.

Peut-être est-ce un effet de sa capacité critique résiduelle qui fait que son environnement direct n'est pas inclus dans les contes fantastiques, à l'inverse de la paraphrénie fantastique. Il n'y a pas d'erreur de reconnaissance des personnes de l'entourage. L'expérience se déroule toujours en d'autres lieux. Il peut conserver suffisamment de jugement pour constater l'irréalité de sa mémoire, mais comme cette expérience semble s'imposer à lui de façon tellement vive et nette il l'attribue à un rêve ou à un état de transe. Mais il ne s'agit pas de rêve, bien que les confabulations semblent se construire la nuit, car le souvenir est beaucoup plus vivace. Un patient par exemple soutient que ses expériences n'apparaissaient pas durant son sommeil comme des rêves, mais se développent au réveil. Les histoires sont fréquemment colorées par des idées de grandeurs, sans que cela influence le comportement dans le service. Il ne cherche pas à se conduire en accord avec son rang allégué, à l'inverse de ce que l'on rencontre dans la paraphrénie fantastique et plus encore dans la paraphrénie expansive.

Ce n'est qu'en début de processus* que le patient se plaint volontiers des changements brutaux d'environnement et particulièrement des personnes de l'entourage, avec des modification de taille, de forme, et d'apparence.

> *Un jour il y a une femme assise à côté de moi et je la connais pas. Après quelques instants, la même femme est à nouveau là, mais ses yeux et ses cheveux sont changés.*

Leonhard interprète cela comme des erreurs perceptives[181], mais le symptôme n'a rien à voir avec les erreurs d'identification des paraphrénies fantastiques qui ne s'appuient sur aucun détail physique.

De véritables hallucinations ne s'observent dans la paraphrénie confabulatoire que durant la phase de début, elles disparaissent ultérieurement.

Le trouble de la pensée que l'on observe dans cette forme est une pensée concrète. Une conversation ordinaire ne met pas en évidence d'anomalies. Mais si on pose au patient une question nécessitant de faire appel à un concept abstrait, il échoue généralement parce qu'il est prisonnier de ses pensées concrètes.

---

[181] Leonhard suggère que le patient retiendrait une image concrète (picturale ou photographique) anormalement détaillée (cf. trouble de la pensée de ce tableau clinique) (Fish, 1962, p73). Cependant tel que le symptôme est décrit, on serait tenté d'impliquer une atteinte primaire de la mémoire (paramnésies), d'autant qu'il ne s'observe qu'en phase de début du processus.

(Quelle est la différence entre une erreur et un mensonge ?) Une erreur est une erreur, et un mensonge est un mensonge. (Que signifie : Tout ce qui brille n'est pas d'or ?) L'or brille dans le soleil.

Les réponses pourraient sembler être celles d'un faible d'esprit, mais plutôt que de donner l'impression de chercher la solution comme on l'observe dans le retard mental, le patient donne ses réponses rapidement, d'un ton assuré, laissant penser qu'il est certain d'avoir donné une réponse satisfaisante. Ce trouble de la pensée que Leonhard nomme pensée en image, est selon lui caractéristique de cette forme de paraphrénie. Le sujet présentant une paraphrénie hypochondriaque est performant au test d'intelligence, mais ne peut pas se concentrer sur la conversation. À l'inverse, la conversation semble normale dans les paraphrénies confabulatoires et le cours de la pensée a un aspect cohérent, mais le patient échoue au test d'intelligence.

L'humeur de base est en adéquation avec les histoires qu'il invente. Elle est souvent élevée, joyeuse. L'effervescence et la fluctuation de l'humeur que l'on observe dans la psychose anxiété-félicité ou la paraphrénie affective est absente et l'humeur reste constamment élevée. Cela va curieusement de pair avec une grande indifférence. Si on le contredit ou prétend ne pas le croire, il ne devient pas excité, il se contente parfois de changer d'histoire.

La paraphrénie expansive (*Expansive[182] Paraphrenie – Expansive paraphrenia*)

Cette forme est essentiellement identique à celle que Kraepelin dénomme "paraphrenia expansiva". Alors que la mégalomanie des paraphrénies fantastiques et confabulatoires n'affecte pas le comportement et donc la personnalité du patient, il en va différemment pour la paraphrénie expansive. Dans les paraphrénies fantastiques et confabulatoires les malades parlent de leur grandeur, dans la paraphrénie expansive, les patients essaient de la vivre. Ainsi le sujet se comporte en adéquation avec ses idées de grandeur. Il peut s'énerver si les égards qu'on lui devrait ne sont pas respectés, mais c'est surtout démonstratif et sans grande conséquence sans doute en raison de l'émoussement des affects. Il prend des poses mégalomaniaques

---

[182] Expansive: est utilisé non pour signifier l'expansion ou comme en anglais cher ou coûteux. Mais sous le sens de démonstratif : le sujet se met en scène et cherche à occuper la place. L'adjectif ne capture qu'une partie du tableau, dans lequel le sujet manifeste surtout une attitude de supériorité. Le qualificatif de "hautaine" ou "supérieure" aurait pu paraître plus adapté au tableau clinique, mais trop éloigné du qualificatif d'origine et de celui en usage dans la traduction anglo-saxonne.

considérées comme classiques dans la paraphrénie expansive[183]. Cependant, traité normalement, il finit par coopérer. Ainsi l'un s'isole de temps à autre des "idiots" pour étudier ses documents secrets, une autre reste à l'écart et adresse la parole sur un ton condescendant aux personnes alentour, ou un autre encore dit s'appeler "illuminarius" et se dit capable de faire partie du gouvernement en raison de sa capacité à comprendre rapidement. Mais les idées de grandeurs restent dans le cadre des possibilités, à l'inverse des formes fantastiques ou confabulatoires : il élève son rang professionnel de quelques degrés, il rajoute une particule à son nom. En interaction avec le médecin le sujet lui fait sentir qu'il est au moins son égal, et peut distribuer des ordres aux autres patients : "sortez de la chambre", "au nom de mon autorité"... Souvent il utilise des expressions compliquées, accompagnées de postures, qui peuvent évoquer un maniérisme, mais il s'agit essentiellement d'une façon d'affirmer son statut.

Au début, il y a bien des symptômes processuels comme des hallucinations, des idées de persécution, de référence, de signification*, et des erreurs de mémoires, mais, dans la phase d'état ces éléments disparaissent et ne persiste qu'un trouble purement délirant. Au décours de l'évolution, des confabulations apparaissent : rencontres et liaisons amicales avec des personnalités, délire de filiation, situation de leader dans des événements importants, inventeurs géniaux.... Ailleurs il agit comme s'il détenait d'importants secrets, utilisant des mots secrets, des codes de lettres et de chiffres. Il explique qu'ainsi personne ne peut exploiter ses idées, pensées ou inventions. Mais ces confabulations sont très différentes de la paraphrénie confabulatoire puisqu'elles sont pauvres, manquent de fantaisie (monotones, stéréotypées), et ne visent qu'à affirmer auprès d'autrui une position supérieure.

Le trouble de la pensée est considérable, perceptible dans une simple conversation, il y une pauvreté des idées (alogie). Les phrases ne sont pas terminées, les mots ne sont pas les bons, en partie sans doute parce qu'il veut adopter des tournures de phrases trop pompeuses. Il fait des erreurs parce qu'il veut paraître élégant ou éduqué. Il essaie d'avoir un discours bureaucratique proche de celui des documents officiels, des hommes politiques ou des ordres militaires. Mais il y a tout de même un trouble de la pensée qui affecte particulièrement l'expression verbale dans le choix des mots et la grammaire. On ne retrouve de telles erreurs que dans la cataphasie. Les réponses que fait le patient ne sont pas complètement

---

[183] Que la clinique française range dans le cadre d'un maniérisme.

incorrectes, mais ne vont pas au coeur du sujet. Leonhard parle de pensée grossière, différente de ce que l'on observe dans les autres formes. Le concept peut être perçu, mais il reste grossier, non affiné.

> *Alors que le médecin fait remarquer à un patient que c'est son devoir de le retenir hospitalisé, le patient répond : "Le sens du devoir erroné que vous exercez arbitrairement, n'est en réalité rien de plus que la manifestation émanant d'une suspicion habile et d'un appareil hautement contrôlé qui pratique une terreur de contrôle irrésistible à partir de menaces continues par toutes les possibilités de l'appareil. Cette compréhension subjective du devoir facilite tout acte arbitraire". (Quelle est la différence entre une montagne et une chaîne de montagnes ?), Une montagne est un simple objet, dans le sens du pluriel, une chaîne de montagnes est une question de plus de nombre.*

L'émoussement des affects est important comme en témoigne le peu d'intérêt que le patient manifeste pour ses proches, le peu de résistance à rester hospitalisé ou le peu de réaction envers les personnes d'autant moins qu'elles ne respectent pas son prétendu statut. À l'inverse de la paraphrénie confabulatoire où l'humeur est colorée par les idées délirantes, les idées de grandeurs ne modifient pas l'humeur de base des paraphrénies expansives[184]. Un manque d'initiative accompagne l'émoussement des affects.

---

[184] L'humeur serait classiquement euphorique d'après Astrup (Astrup, 1979, p63).

Jack Foucher

Rapports de la classification de Leonhard avec les concepts en usage

Au terme de la présentation de cette classification, très différente des tableaux que nous utilisons d'ordinaire, il est utile de redonner quelques points de repère pour mesurer l'importance du remembrement qu'il représente et éviter des analogies trop rapides entre nos concepts et ceux de Leonhard.

Les concepts français

La psychose hallucinatoire chronique. Ce concept est mouvant en fonction des auteurs qui le décrivent. Bien que le nom de Gilbert Ballet soit rattaché à sa description, il n'a décrit aucun nouveau cas dans son article (Ballet, 1911) et n'a fait que reprendre ce que Jules Séglas (Séglas, 1895, p451), puis son élève en 1908 (Cotard, 1909), avaient été les premiers à nommer et à décrire, suivit par Dide et Gassiot en 1910[185]. Pour les férus d'histoire, une clinique en partie similaire avait été décrite sous le nom de délire chronique à évolution systématique par Magnan (Magnan, 1998, première édition en 1890).

Si les tableaux décrits par Séglas correspondent aux paraphrénies phonémiques et hypocondriaques, les choses se compliquent sous la plume des autres auteurs, de Gilbert Ballet jusqu'à Henri Ey[186] (Ey *et al.*, 1989), encore que ces deux formes devraient correspondre à la plus grande part (Astrup, 1979, p33). Ce sont les conceptions de ces deux auteurs qui ont été opérationnalisées par Pull (Pull *et al.*, 1987). Celles-ci se rapprochent beaucoup de la paraphrénie tardive de Roth (*late paraphrenia*) ou de la schizophrénie à début tardif des américains (*late onset schizophrenia*) (Dubertret, Gorwood & Ades, 1997). Si on se réfère à l'étude de Fish (Fish,

---

[185] Selon Barcia, cette erreur historique serait due à la véhémence toute patriotique avec laquelle Ballet avait défendu ce tableau en l'élevant contre la nosologie de Kraepelin que nous étions en train d'absorber en France malgré un contexte internationale tendu (Barcia Salorio, 2000).
[186] Cet auteur a pris une position un peu dogmatique en rendant le délire quasi obligatoire dans la PHC, pour la raison que selon lui, les hallucinations découlent du délire et non l'inverse (Ey, 1973, p 801à 828 et 830 à 834).

1962, p89), ces schizophrénies survenant après 40 ans sont composées pour 13 % de paraphrénie affective, et de 74 % de paraphrénies systématisées (phonémiques 26 % et hypochondriaques 17 % du total). Rien d'étonnant à ce que la charge héréditaire soit moins importante que pour les formes précoces (Brodaty et al., 1999) et séparée des schizophrénies (Howard et al., 1997).

Pour faire simple, il est probable que la grande majorité de ce que nous reconnaissons comme PHC correspond pour l'essentiel aux paraphrénies systématisées phonémiques et hypocondriaques, pour lesquelles il y a peu d'éléments de désorganisation comme l'ont redécouvert les Anglais à propos de la paraphrénie tardive (Howard, Almeida & Levy, 1994).

La bouffée délirante aiguë. La conception originelle de Magnan a été refaçonnée par Ey. On y retrouve pour l'essentiel deux familles de troubles dont le pronostic est très différent : les psychoses cycloïdes, et les schizophrénies non systématisées. C'est une des grandes force de la classification de Leonhard que de proposer des critères permettant de classer le trouble et par voie de conséquence d'établir un pronostic dont découle une prise en charge thérapeutique radicalement différente. Ses successeurs appliquent ces principes et disent en être satisfaits mais n'ont malheureusement conduit aucune étude prospective systématique qui permettrait de valider l'intérêt thérapeutique de cette distinction.

Les délires chroniques systématisés. Sur ce point, la classification de Leonhard est différente de la tradition Kraepelinienne[187] en ce qu'il ramène la paranoïa endogène dans les schizophrénies. Sa conception est très différente de la Française dans laquelle l'origine des troubles n'a rien d'endogène, en ce qu'il admet comme Kraepelin que pour une partie de ces patients il s'agit d'une maladie endogène, dans une autre partie, d'un "développement" anormal. Si on le suit, nous classerions les délires chroniques systématisés dans trois familles de tableaux différents : la paraphrénie affective pour une bonne part, quelques rares dépressions suspicieuses chroniques, et les développements paranoïaques pour le reste.

---

[187] Kraepelin a isolé le paranoïa de la démence paranoïde sur l'absence de détérioration de la personnalité (préservation de l'affect et de la volonté), de la paraphrénie en raison de la quasi absence de phénomènes hallucinatoires, des troubles délirants quérulents en raison d'une charge émotionnelle différente, et d'un développement d'un délire à tonalité paranoïaque en relation avec une expérience fondatrice survenant sur une personnalité particulière (Ban, 2000).

Les folies raisonnantes et les délires passionnels (érotomanie, jalousie et de revendication) correspondraient pour une bonne part à une paraphrénie affective (Leonhard, 1991, p 28; Leonhard, 1999, p85), dès lors que le délire est sous tendu par l'affect (anxiété, irritabilité, réaction affective vive à la contradiction). Rappelons que cette forme débute tardivement, et que les phases d'exacerbation n'entraînent pas systématiquement une hospitalisation. Sérieux et Capgras dans leur description des "folies raisonnantes", avaient aussi identifié des éléments psychotiques en début d'évolution (hallucinations psychosensorielles surtout). Bien que les paraphrénies affectives prédominent chez la femme, Leonhard observe que l'évolution vers une paranoïa est plus fréquente chez l'homme, rejoignant en cela la description française. Mais il existe une différence radicale quant au principe étiologique entre les deux conceptions : une origine réactionnelle sur une personnalité prémorbide avec un mécanisme interprétatif en France, une cause endogène "à la Kraepelin" avec une rationalisation sous-tendue par le vécu affectif pour Leonhard.

La forme dite de délire de relation des sensitifs telle que décrite par Kretchmer pourrait se retrouver non seulement dans la paraphrénie affective, mais aussi dans la dépression suspicieuse.

Mais un certain nombre de cas que nous retenons comme paranoïa sont classés par Leonhard parmi ce qu'il nomme les "développements paranoïdes". Un développement est une évolution psychique anormale qui peut se faire dans le sens d'une paranoïa ou d'une névrose. Si la présence de certaines personnalités anormales favorise et oriente ces développements, le facteur majeur est le vécu d'une alternance entre sentiment d'accomplissement et d'échec qui vont renforcer l'investissement affectif par une sorte de cercle vicieux. Appliqué au développement paranoïaque : le sujet qui se croit dans son bon droit va faire un effort pour obtenir réparation par exemple, l'accomplissement de celui-ci, et par exemple le petit succès que représente l'acceptation de la plainte va générer un sentiment de succès. Puis la première audience se passera mal, et sera suivie par un sentiment d'échec. Mais le patient s'entête et un nouvel effort mène à un sentiment de succès etc... Ces développements peuvent être plus ou moins aidés par une alcoolisation en particulier chez les quérulents processifs et dans certains délires de jalousie (Leonhard, 1991, p54). La présence d'une personnalité anormale n'est pas nécessaire, mais joue le rôle de catalyseur, ainsi la personnalité paranoïaque (ambition, sensibilité aux discriminations) et hyper-persistante (maintien et répercussion excessive des affects) sont des personnalités à risques.

Ainsi Leonhard suit-il Kraepelin en distinguant la paranoïa-maladie, d'origine endogène, de la paranoïa-développement qui correspond à l'essentiel de l'acceptation française. Il est à noter les bons résultats des neuroleptiques dans la première forme, alors que la seconde y est insensible.

Le concept de dissociation. Ce qui va suivre se réfère au concept français de dissociation, comprenant pèle mêle : troubles du contact, troubles des associations, trouble du flux de la pensée, troubles phasiques (grammaticaux et sémantiques), athymormie, négativisme, ambivalence, maniérisme, catalepsie. Ce syndrome à géométrie variable selon les auteurs (+/- dépersonnalisation, signe du miroir...) est encore aujourd'hui le fondement du diagnostic de schizophrénie en France. Contrairement à la croyance largement répandue d'un héritage Bleulerien en droite ligne, il s'agit en fait d'un syncrétisme théorique opéré par Henri Ey entre des symptômes fondamentaux[188] de Bleuler et des éléments de la discordance de Chaslin. Le problème lié à son utilisation tient essentiellement à un malentendu : Bleuler, par sa volonté de trouver un processus psychopathologique commun à l'ensemble des psychoses a rompu avec l'ambition Kraepeliniene d'une approche pronostique. Rappelons que Bleuler lui-même observait un taux de guérison symptomatique et social important (seuls 57 à 65 % des patients gagnent leur vie (Bleuler, 1993, p334), une différence qui ne fera que s'amplifier avec le temps puisqu'en reprenant 20 ans plus tard 200 patients diagnostiqués par lui, son fils Manfred trouvera 22 % de guérison sans lendemain et 58 % d'évolution épisodique (Modestin *et al.*, 2003). Ce n'est pas que la démarche soit critiquable, il serait envisageable que la même maladie puisse guérir chez certains, et continuer à évoluer chez d'autres. C'est juste qu'il ne <u>faut pas établir de pronostic</u> (avec ses conséquences thérapeutiques) sur un diagnostic porté avec ces critères. Ainsi, par rapport à la nosographie internationale, bon nombre de patients dissociés se retrouvent dans des catégories hors schizophrénie (des troubles bipolaires

---

[188] La notion de symptôme fondamental-accessoire a été mélangée par Ey avec celle de symptôme primaire-secondaire et avec les symptômes intéressant pour fonder le diagnostic. Bleuler appelle symptôme fondamental, des symptômes présent en permanence chez les patients, même "apparemment" guéris, à l'inverse des symptômes accessoires qui peuvent disparaître en dehors des phases d'exacerbation. La distinction primaire-secondaire est une notion physiopathologique : certains symptômes sont directement issus de la manifestation d'un processus central hypothétique (*Spaltung*), ils sont dit primaires (exemple : les hallucinations), alors que d'autres sont le produit de la réaction de l'individu au processus pathologique (symptôme secondaire, exemple : le délire). Enfin Bleuler malgré son postulat n'a jamais proposé l'utilisation des symptômes fondamentaux pour faire le diagnostic positif de la maladie, mais recourait plus volontiers aux symptômes accessoires (cf. 6ème partie – Bleuler, 1993, p375).

en passant par le syndrome de dépersonnalisation). Il en est de même avec la classification de Leonhard. Ainsi les psychoses cycloïdes remplissent les critères de dissociation, et pour autant ne présenteront pas de symptômes résiduels[189]. Enfin Leonhard semble montrer que loin de former un syndrome, ces différents symptômes n'apparaissent pas tous ensemble chez un même patient, avec une intensité plus ou moins parallèle, mais s'observent en associations diverses dans différentes pathologies. Bref il existe différents types de dissociation. Si le premier argument mettait à mal l'intérêt clinique du syndrome dissociatif, ce second argument irait aussi contre son intérêt théorique pour la recherche. En revanche il représente un condensé tout à fait pertinent de ce qu'il est possible d'observer dans les psychoses en dehors des troubles psychotiques eux-mêmes.

Les concepts internationaux

Rappelons que comme les diagnostics DSM et CIM sont des diagnostics d'épisode et non des diagnostics de pathologie valable pour la vie entière (à l'inverse de diagnostics de Leonhard), aussi il faut s'attendre à ce qu'une même pathologie définie par Leonhard change de catégorie diagnostique DSM ou CIM en fonction des épisodes et des hospitalisations. À titre d'exemple, bon nombre de paraphrénies affectives et de catatonie périodiques débutent comme trouble bipolaire (définie ou non spécifié), pour terminer en schizophrénie ou troubles psychotiques non spécifiés.

La schizophrénie. Si on se réfère à la définition du DSM-IV-R, on retrouverait sous cette appellation, une bonne part des schizophrénies systématisées (à l'exception des paraphrénies phonémiques classées comme trouble psychotique non spécifié), une partie des non systématisées (surtout en fin d'évolution), mais aussi quelques psychoses cycloïdes. Le critère temporel a été spécialement placé de 1 semaine à 1 mois, puis à 6 mois dans les versions successives pour éviter l'inclusion des formes à bon pronostic. Malheureusement, cela reste insuffisant pour séparer les formes

---

[189] Cela ne signifie pas comme nous l'avons discuté plus haut que les patients cycloïdes apparaissent systématiquement comme totalement normaux en dehors des épisodes. Un certain nombre présentera de petits signes mineures que Bleuler aurait peut-être classé comme fondamentaux. Cependant, d'après Leonhard ces éléments précèdent de loin la psychose (constitutifs d'une personnalité) et ne s'aggraveront pas avec la répétition de épisodes.

de bon et de mauvais pronostic comme le voulaient les instigateurs du manuel (le problème est encore plus aigu avec la CIM-10 où 1 mois suffit au diagnostic de schizophrénie). Au final, comme la motivation et un consentement éclairé sont plus faciles à obtenir dans les psychoses cycloïdes que dans les autres formes, elles se retrouvent en grand nombre dans les études, une concentration qui s'accroît encore lorsque la participation active du patient est requise (imagerie fonctionnelle, voire anatomique, cognition).

Les troubles schizo-affectifs. La forme actuelle du concept émerge en raison du problème que pose la dichotomie PMD-schizophrénie sur laquelle reposent les nosographies internationales. Rappelons que Kraepelin lui-même, après certains travaux de ses successeurs, montrant que jusqu'à 30 % des patients diagnostiqués par lui ne présentaient pas d'évolution de type "démence précoce" (Zendig, 1909), avait écrit dans un de ses derniers articles :

> "*Aucun psychiatre expérimenté ne niera qu'il existe un nombre important de cas pour lesquels même une observation minutieuse ne parvient pas à dégager un diagnostic fiable... Nous allons devoir nous faire à l'idée que les symptômes que nous avons utilisés jusqu'à maintenant ne sont pas suffisants pour parvenir à distinguer à tous les coups la PMD d'une part et la schizophrénie d'autre part, mais qu'il existe des <u>recouvrements</u> ....*" (Kraepelin, 1920)

Ces cas entre les deux avaient été repérés par la plupart des leaders, mais souvent oubliés par leurs successeurs (Kraepelin/Munich, Schneider/Heidelberg), ou rattachés avec les schizophrénies (Bleuler/Zurich).

Le terme de schizo-affectif vient de la psychose schizo-affective aiguë de Jacob Kasanin (Kasanin, 1933). Mais les 9 cas qu'il rapporte pourraient être qualifiés de troubles bipolaires selon les classifications internationales (Okasha, 2007), ou de psychose cycloïde selon Leonhard, et nous avons vu que la version opérationnalisée de sa définition corrélait en partie avec les critères de Perris (Brockington *et al.*, 1982b). Mais il ne faut pas s'y tromper, le terme employé par Kasanin a été réutilisé pas Spitzer dans ses Research Diagnostic Criteria (RDC, l'ancêtre du DSM-III et successeurs), pour décrire quelque chose d'entièrement différent. Cette catégorie est censée recouvrir le concept de psychose atypique ou mixte mêlant éléments thymiques et schizophréniques, isolée en raison d'un pronostic intermédiaire entre celui des troubles bipolaires et de la schizophrénie (Reinares *et al.*, 2007). Mais cette zone semble particulièrement difficile à définir. Ainsi l'étude d'une cohorte de patients classée selon 8 critères différents proposés pour définir les troubles schizo-affectifs montre qu'ils ne se recouvrent que très médiocrement (Brockington & Leff, 1979). De petites variations dans les définitions comme entre la CIM-10 et le DSM-IV génèrent de grandes différences en pratique. Enfin, par rapport au pronostic, le suivi de ces patients montre que 60 à 70 % présentent une évolution chronique significativement plus fréquente que dans les troubles bipolaires (27 %), qui dans 80 % des cas se fait vers une détérioration (Angst *et al.*, 1979; Welner *et al.*, 1977). Enfin mentionnons deux façons de définir le trouble schizo-affectif : soit "transversale", sur un épisode dans lequel les composantes schizophréniques et affectives doivent se retrouver, soit "longitudinale" par l'alternance de troubles schizophréniques et de troubles affectifs. Mais selon Marneros, ces deux définitions semblent correspondre à une population identique (Marneros, Diester & Rohde, 1986).

Souvent les auteurs identifient les troubles schizo-affectifs aux psychoses cycloïdes (Marneros, 2007). Nous l'avons déjà dit, il s'agit d'une erreur (Barcia, 1998, p15). Celle-ci découle pour partie du glissement sémantique du terme de schizo-affectif, mais aussi d'une méconnaissance du système de Leonhard. En fait, si certaines psychoses cycloïdes se retrouvent dans cette catégorie, c'est aussi, et peut-être surtout le cas des schizophrénies non systématisées (Leonhard, 1983). Pardon de répéter cette information, mais elle correspond à ce qui est l'apport majeur de Leonhard : avoir proposé la séparation des formes dont le pronostic sera bon de celles dont l'évolution se fera vers la chronicisation et proposer des critères qui permettent de les séparer. Ses successeurs ont confirmé la pertinence de cette séparation par les différences de facteurs étiologiques. Actuellement le consensus est de ne pas considérer les troubles schizo-affectifs comme une entité en soi, c.-à-d. comme une troisième psychose, car on retrouve dans les apparentés, aussi bien des bipolaires que des schizophrènes (Andreasen *et al.*, 1987; Baron, Gruen, Asnis & Kane, 1982; Coryell & Zimmerman, 1988; Kendler, McGuire, Gruenberg & Walsh, 1995; Tsuang, Dempsey, Dvoredsky & Struss, 1977). Leur création a essentiellement pour fonction de masquer les insuffisances du modèle bi-catégoriel. Nous avons vu que le modèle de "superposition" que propose Leonhard, comprenant essentiellement 6 troubles différents (psychoses cycloïdes et schizophrénies non systématisées) qui se recouvrent avec les schizophrénies d'une part et les troubles affectifs d'autre part, pourrait tout autant prendre en compte cette observation. Il faudrait néanmoins y rajouter certaines schizophrénies systématisées débutant par un épisode dépressif.

La séparation opérée par la CIM et le DSM entre formes bipolaires et formes dépressives, était justifiée par le meilleur pronostic des premières (Reinares *et al.*, 2007). Cela correspond à l'observation qu'avait déjà faite Leonhard d'un déficit d'installation plus rapide dans les formes "négatives" de schizophrénies non systématisées (surtout paraphrénie affective et catatonie périodiques), mais aussi à ces formes systématisées débutant par un épisode dépressif.

Les troubles bipolaires. Tels qu'ils sont définis dans le DSM, les troubles bipolaires sont les grands perdants de la dérive de la frontière avec la schizophrénie que les américains ont opérée dans le DSM-IV-R. En effet, celle-ci tend à inclure beaucoup plus de formes thymiques avec troubles psychotiques dont des formes non congruentes à l'humeur dont le pronostic est moins bon (Coryell, 2007). Ce problème est moins aigu dans la CIM-10 puisqu'il faut la concomitance permanente des éléments psychotiques et thymiques la persistance du premier sans le second faisant basculer le diagnostic en schizophrénie. Ainsi la reconduction du diagnostic de bipolarité selon le DSM-IV à 4 ans n'est que de 80 % (Whitty *et al.*, 2005), ce qui est inférieur à la reconduction du diagnostic à 5 ans pour toutes les catégories de la classification de Leonhard, pourtant beaucoup plus nombreuses (Tolna *et al.*, 2001). Le facteur majeur de cette instabilité tient peut-être non seulement à l'inclusion de certaines psychoses cycloïdes, ce qui n'aura sans doute pas de grandes conséquences pour le patient car le pronostic et le traitement sont identiques, mais aussi et peut-être surtout à l'inclusion de certaines schizophrénies non systématisées dont certaines prennent au début des aspects d'une PMD et dans lesquelles on observe plus fréquemment des troubles psychotiques non congruents à l'humeur. Ceci explique que certaines évoluent défavorablement (jusqu'à 27 %) (Angst *et al.*, 1979). Or selon Leonhard, le pronostic des schizophrénies non systématisées est différent, et le traitement préventif doit passer par des neuroleptiques et non des stabilisateurs de l'humeur qui sont le plus souvent inefficaces seuls (mais en association aux neuroleptiques). Enfin, comme nous l'avons rapporté plus haut, le diagnostic de PMD posé selon les critères de Leonhard semble s'accompagner d'une charge héréditaire plus forte que lorsque les critères internationaux sont utilisés, peut-être parce que les psychoses cycloïdes en sont extraites.

Troubles schizophréniformes. La définition du trouble schizophréniforme uniquement basé sur la durée est très éloignée de la définition originale des psychoses schizophréniformes de Langfeldt. Ce trouble est uniquement défini dans le DSM, pas dans la CIM-10. Il sert de diagnostic intermédiaire entre les troubles psychotiques brefs sensés être analogues aux troubles psychotiques aigus polymorphes de la CIM-10 (durée < 1 mois), et la schizophrénie du DSM (durée > 6 mois). Cette distinction est établie du fait du meilleur pronostic des troubles évoluant sur une durée inférieure à 6 mois. Ce critère temporel est le fruit d'un choix artificiel et non dicté par les données. Ce diagnostic ne correspond pas forcément à une entité d'autant qu'il est aussi utilisé à titre temporaire lorsque les 6 mois nécessaires au diagnostic de schizophrénie ne se sont pas encore écoulés. Curieusement cette utilisation n'a pas été adoptée pour le trouble psychotique bref du DSM, censé correspondre aux psychoses aiguës polymorphes de la CIM. Dans cette zone frontière, se retrouveront majoritairement des psychoses cycloïdes et des schizophrénies non systématisées.

La dépression post psychotique. La dépression est un trouble fréquemment associé à la schizophrénie (25 à 80% des patients). Elle peut survenir comme prodrome de l'épisode aigu, mais aussi dans les suites de la phase d'exacerbation, ou plus rarement suivant celle-ci après quelques mois : c'est la dépression post-psychotique. Cette notion est classique, bien qu'on ne la retrouve pas dans les classifications internationales, si ce n'est sous la forme de critères de recherche pour le DSM. Si on se rapporte à la nomenclature de Leonhard, la majorité de ces dépressions post-psychotiques feraient partie des tableaux cliniques des schizophrénies non systématisées (paraphrénie affective surtout) où elles se retrouvent surtout en début d'évolution. Il faut en différencier les symptômes dysphoriques survenant durant la phase processuelle des schizophrénies systématisées, ou secondaire à l'instauration d'un neuroleptique (plus fréquemment avec les typiques que les atypiques), les dépressions réactives au diagnostic, et l'anhédonie liée aux symptômes négatifs (Gaebel, Bittner & Wölwer, 2007).

L'autisme et les psychoses infantiles. Dans la seconde moitié de sa carrière, Leonhard utilise sa classification pour des cas de psychose de l'enfant. Dans un premier temps il s'est attaché à classer 87 enfants admis dans un service de pédo-psychiatrie avec la même classification que celle de l'adulte. Il observe que seules les catatonies systématisées semblent débuter précocement, souvent dès les premières années de vie. Il faut ensuite attendre l'âge de 6 ans pour voir les premières catatonies périodiques, qui se caractérisent par rapport à l'adulte par la présence plus fréquente d'idées délirantes, d'angoisse et d'hallucinations, ainsi que par une évolution nettement plus défavorable. C'est aux alentours de 12 ans que les premières psychoses cycloïdes et les premières PMD se manifestent (à une exception près). Ne sont pas représentés sur le graphique les 5 cataphasies

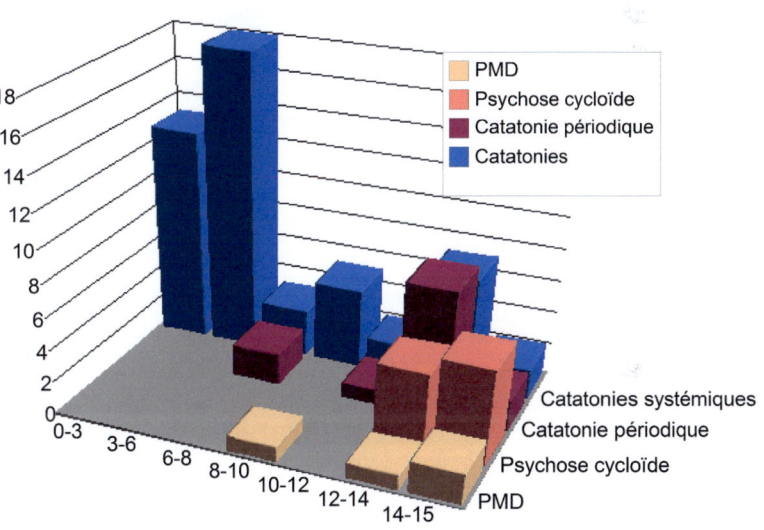

Age de survenue des psychoses endogène chez l'enfant

Tranche d'age (années)

(confabulations plus fréquentes que chez l'adulte) et les 4 dépressions pures débutant aussi après 12 ans. Il ne trouve aucune paraphrénie, ni affective, ni systématisée, pas plus que d'hébéphrénie, cette dernière forme n'apparaissant pour lui qu'avec la puberté.

Leonhard observe personnellement 318 patients hospitalisés de façon chronique dont le trouble a débuté dans l'enfance, et a suivi leur évolution sur plus de 10 ans. Un bon tiers (117 patients) présente un début très précoce (<

3 ans), toutes des catatonies systématisées. Selon lui les formes de l'enfant ne sont pas différentes de celles de l'adulte, si l'on excepte que certains symptômes, comme le grasping de réponse (*Gegengreifen*) ne se retrouve pas lorsque la maladie débute aussi tôt (avant les apprentissages sociaux). Sur son échantillon de 117 cas, 30% sont des formes combinées, les formes négativistes et maniérées correspondent chacune à 17%, et les autres formes s'évaluent à environ 8%. L'absence de rapport émotionnel est la caractéristique de ces formes par comparaison aux retards mentaux sévères. Le pronostic est défavorable, comme dans les formes observées chez l'adulte.

Leonhard admet que la plupart des cas qu'il classe parmi ses catatonies systématisées précoces, correspondent au tableau clinique du syndrome de Kanner (1958). La forme négativiste est la plus proche (Neumärker, 1995). Mais si ce dernier met l'accent sur la perte des contacts affectifs, Leonhard met en exergue la symptomatologie catatonique. Il note des anomalies neurologiques, classiquement rapportées dans l'autisme : 15% d'épilepsies, 22% d'élargissements ventriculaires en ventriculographie gazeuse, et 5% d'examens neurologiques franchement anormaux.

Alors que les critères actuels vont artificiellement distinguer des formes précoces (autisme) des formes plus tardives (trouble envahissant du développement), en fonction de l'âge de début, Leonhard propose là encore un découpage syndromique basé sur la forme résiduelle. Ces travaux ont été confirmés par ses successeurs en pédo-psychiatrie (Neumärker, 1995).

Formes spéciales

Les psychoses dans le retard mental[190]. Les patients porteurs d'un retard mental présentent un risque supérieur face aux troubles psychotiques (Reid, 1989). Ceux-ci correspondent souvent à une psychose cycloïde (Descheemaeker *et al.*, 2002) (à l'exception du 22q11 qui évolue comme une paraphrénie systématisée) (Verhoeven *et al.*, 2000b). Cela n'a rien d'étonnant lorsque l'on se souvient que les psychoses cycloïdes semblent avoir des lésions cérébrales acquises comme étiologie principale. Sur ce terrain, la pathologie prend souvent l'aspect d'une schizophrénie. D'abord

---

190 En allemand le terme consacré est *Propfschizophrenia* (Propf est une onomatopée correspondant au bruit que l'on fait en débouchant une bouteille vide), en anglais *grafted schizophrenia* (schizophrénie greffée).

parce que la durée tend à être plus longue que classiquement, dépassant alors les 6 mois exigés pour le diagnostic du DSM. L'évolution tend souvent vers une aggravation en raison de la prescription de neuroleptiques qui limitent encore plus les capacités des patients (Aman, Collier-Crespin & Lindsay, 2000). Ceci est accentué par une prescription au-delà de l'épisode. Avant même la reconnaissance de l'entité des psychoses cycloïdes, la réponse souvent favorable et rapide à l'ECT des psychoses survenant sur un terrain de retard mental est connue (Fish, 1962, p100). C'est malheureusement une pratique qui semble tombée dans l'oubli (Aziz et al., 2001).

Bien que plus rare, dans le cadre des schizophrénies systématisées, est à mentionner l'évolution d'un retard mental vers une forme hébéphrénique (Leonhard, 1991, p21).

Les psychoses en lien avec une épilepsie. Leonhard n'aborde pas les rapports entre sa classification et les psychoses en lien avec l'épilepsie. Parmi ceux qui tentent d'étudier les psychoses en rapport avec les épilepsies temporo-mésiales, la correspondance n'est pas claire (Sperling & Franzek, 1995). Aussi ces différentes psychoses pourraient s'ajouter à la liste des tableaux cliniques de Leonhard (cf. annexe 10).

Conclusion

Aller plus loin

Par rapport au concept de continuum entre troubles bipolaires et schizophrénie, cette classification se pose en alternative pleine de promesses. Elle relance l'intérêt de l'approche catégorielle médicale classique, souvent remplacée aujourd'hui par des approches dimensionnelles, comme l'étude d'un symptôme de façon trans-nosographique. C'est oublier que l'échec de l'approche catégorielle pourrait n'être liée qu'aux insuffisances des classifications actuelles...

Après un tel florilège de tableaux cliniques, on se dit qu'il ne doit rien manquer. Pourtant beaucoup reste à faire. La nosographie de Leonhard ne doit pas plus être une fin que le DSM ou la CIM ne devraient l'être. Elle devra sans doute être affinée, retravaillée.

Cette classification a des applications pratiques immédiates dans la prise en charge des patients. Elle reclasse parmi les psychoses phasiques de bon pronostic tout un ensemble de patients encore aujourd'hui rangés classiquement dans LA schizophrénie, i.e. les psychoses cycloïdes. Elle pose la question d'un traitement au coup par coup, dès lors que le patient accepte le risque d'un nouvel épisode, ou d'une prévention non plus par des neuroleptiques, mais par un thymorégulateur. A l'inverse, pour les schizophrénies non systématisées, elle incite à proposer un traitement à vie pour éviter l'apparition de symptômes résiduels. Dans les deux cas, on voit que l'anticipation des épisodes et la mise au point de stratégies de prévention adaptées au risque de rechute pourraient devenir une orientation d'avenir.

Cette classification permet aussi de pointer du doigt les tableaux où les traitements classiques sont insuffisants et pour lesquels une recherche spécifique devrait être développée : c'est le cas de la plupart des schizophrénies systématisées.

C'est peut-être dans la recherche que cette nosographie semble la plus prometteuse. Nous nous étions étonnés du manque d'enthousiasme des généticiens pour cette classification, qui apporte pourtant la possibilité de séparer des formes à forte hérédité de celles pour lesquelles l'hérédité est faible. Pour être parfaitement exact, l'équipe de Cardiff, bien connue pour ses travaux en génétique de la schizophrénie, a bien tenté de l'utiliser. La difficulté repose sur le fait que si le contenu des dossiers cliniques, est orienté vers les diagnostics CIM ou DSM, il recèle trop peu d'informations pour établir un diagnostic selon la classification de Leonhard. Il aurait fallu revoir les patients et leur entourage, le plus souvent durant de longues heures pour pouvoir le faire. C'est un luxe difficile de se permettre dans un pays ne disposant que de 60 psychiatres par million d'habitants, soit près de 4 fois moins qu'en France (220 psychiatres par million). Ainsi il ne faut pas s'étonner que les recherches menées en génétique n'aient pas dévoilé les gènes des formes non systématisées[191]. En fondant toutes les formes de schizophrénies, dont la génétique est différente, les gènes spécifiques sont noyés dans la masse et ne peuvent ressortir. A l'inverse, les gènes "modulateurs" (*modifier*) dont la contribution est aspécifique et limitée ont été découverts. C'est la raison de leur faible contribution comme de leur faible spécificité.

Plus largement, toutes les techniques de recherche utilisées jusque là sur les schizophrénies définies par le DSM, pourraient être confrontées aux formes définies par Leonhard. Jusqu'à présent, quelle que soit la méthode utilisée, les résultats mettaient systématiquement en évidence l'absence de spécificité des anomalies et la très grande dispersion des valeurs dans les groupes de patients. Peut-être qu'en définissant mieux les populations, des anomalies noyées dans la masse émergeront comme spécifiques de telle ou telle sous-forme. Ainsi certaines anomalies temporales internes à l'EEG pourraient définir un sous-groupe de psychose cycloïde. Certaines fonctions cognitives pourraient constituer un facteur de risque ou être atteintes spécifiquement dans certains troubles. Des anomalies en imagerie anatomique ou fonctionnelle pourraient différencier telle ou telle forme. Bref cette classification semble être un formidable instrument pour donner un second souffle à la recherche des maladies qui s'expriment par un trouble psychotique.

Enfin, sur le plan didactique, cette classification a le grand mérite d'illustrer aux futurs psychiatres la diversité des tableaux cliniques auxquels ils seront confrontés dans leur pratique, diversité que ni le concept de dissociation, ni la simplification extrême du DSM ne permettent d'appréhender.

---

[191] En effet, n'ont été jusqu'à présent découverts que des gènes n'ayant chacun qu'une très faible contribution puisqu'ils font moins que doubler le risque (odd ratio ou OR < 2), ce qui est même plus faible que certains effets ontogéniques qui peuvent aller jusqu'à tripler le risque.

Abréviations

BDA	Bouffée délirante aiguë
CIM	Classification internationale des maladies
DSM	Diagnostic and statistical manual
ECT	Electro-convulsivo-thérapie
IRS	Inhibiteur de la recapture de la sérotonine
PHC	Psychose hallucinatoire chronique
PMD	Psychose maniaco-dépressive
TOC	Troubles obsessionnels-compulsifs

Glossaire

Leonhard appartient à une tradition de la psychiatrie, différente de la tradition dominante dite de Kraeppelin-Bleuler-Schneider sur laquelle reposent les classifications de la CIM-10 et du DSM-IV-R. Ainsi les définitions reconnues et fixées sur le plan international ne correspondent pas tout à fait, voire pas du tout à celles qu'utilise Leonhard, d'autant que ce dernier a établi sa classification avant les consensus internationaux. Pour autant sa terminologie est précise et ce glossaire permettra au lecteur de mieux comprendre la symptomatologie qu'il décrit. Les mots qui y figurent sont marqués d'un astérisque* dans le texte.

Absprigendes Denken (littéralement pensée qui saute) Définit un type de discours caractéristique de la catatonie parakinétique. Les phrases sont courtes, souvent agrammatiques. Le discours est émaillé de remarques en décalage complet par rapport au thème de la conversation, et ressemble à de brusques digressions ou coq à l'âne ("abspringenden bemerkungen"). En revanche, les capacités logiques sont peu touchées.

Affect État émotionnel transitoire, à la différence de l'humeur qui correspond à une tonalité émotionnelle de plus longue durée. Dans le cadre des psychoses, on s'intéresse surtout à son expression : émoussée, incongruente ou enraidie. L'enraidissement des affects correspond à un ralentissement des changements expressifs, qui s'installent lentement et durent trop longtemps.

Ambitendance La forme d'ambivalence de la volonté selon Bleuler, est un symptôme catatonique. Le sujet initie un mouvement, s'arrête, recule, puis refait la même tentative et s'arrête encore, comme s'il voulait, tout en ne voulant pas exécuter l'action. Cette coexistence de deux volontés, le plus souvent une allant dans le sens de l'examinateur, l'autre allant à son encontre s'observe tout particulièrement dans les catatonies proskinétiques (se laisser faire malgré la consigne de résister) et négativistes (résister malgré le désir de faire plaisir à l'examinateur).

Anstoßautomatie (automatisme d'impulsion) Terme générique utilisé par Leonhard pour désigner les mouvements automatiques en réponse à des stimulations extérieures que l'on observe dans les catatonies proskinétiques et négativistes (*Mitgehen, Gegengreifen*).

Barrage Arrêt brusque du flux verbal, <u>sans</u> que le sujet ne puisse reprendre le cours de la conversation.

Catalepsie Conservation des postures spontanées ou imposées, avec une impression de résistance initiale lorsqu'on tente de les modifier, comme un morceau de cire que l'on tente de plier (flexibilité cireuse ou *flexibilitas cireas, vaxy flexibility*). On la recherche en spécifiant bien au patient qu'il faut se détendre et laisser retomber le bras en s'assurant que l'ordre soit bien compris (absence de perplexité). Un maintien de quelques secondes avant de revenir lentement à la position initiale (*Haltungsverharren*) est totalement aspécifique et ne devrait pas s'appeler catalepsie (perplexité, patient anxieux ...). Bien que communément cité dans les ouvrages, ce symptôme est rare et fluctuant chez un même patient. Il s'observe dans la psychose motrice akinétique, surtout s'il s'agit d'une forme hypertonique, ainsi que dans certaines catatonies. Il n'a aucune spécificité pour l'une ou l'autre des psychoses endogènes.

Catatonie L'utilisation que Leonhard fait du terme de catatonie est différente de l'usage classique, et c'est la source de nombreuses incompréhensions. Il appelle catatonie toute atteinte qualitative (désorganisation) des fonctions psychomotrices, autrement dit volonté et motricité. Les atteintes purement quantitatives, qui forment le gros du contingent de ce qui est reconnu comme une catatonie dans les définitions internationales sont rangées dans la psychose motrice (une forme de psychose cycloïde). Tel patient peut-il être akinétique, mutique, et présenter une catalepsie, mais sera reconnu comme une psychose motrice, alors que tel autre ne présentera aucun de ces signes, mais des gestes hachés et maladroits, et sera dit catatonique. La catatonie ne s'observe que dans les schizophrénies.

Confabulation Confusion entre imagination et mémoire, et/ou confusion entre souvenirs réels et faux souvenirs. Ces erreurs mnésiques surviennent alors que la conscience est claire, en dehors de tout syndrome confusionnel. S'observe en neurologie lors de lésions du cortex préfrontales médian ou dans le syndrome de Korsakov (atteinte du thalamus antérieur en lien avec ce cortex).

Idées de signification Questionnement perplexe sur la signification de ce qui survient dans l'environnement et que le sujet ne comprend pas, le plus souvent en raison d'un ralentissement idéique important (cf. psychose confusionnelle, mais s'observe aussi dans la phase processuelle de certaines schizophrénies systématisées).

Itération Répétition permanente d'un même mouvement simple, dépourvu de caractère expressif et de signification. Exemple : mouvement permanent de d'ouverture et de fermeture de la main.

Maniérisme Classiquement défini l'aspect guindé ou emphatique d'un mouvement orienté vers un but. Pour Leonhard, cela correspond à un geste (série complexe de mouvements bien construits ayant un but apparent à l'inverse des stéréotypies, et harmonieux, à l'inverse des parakinésies) ou une esquisse de geste, qui se répète sans cesse, de façon fixe et automatique. Il est possible de les déclencher dans un contexte extérieur précis (lever, coucher, repas...). Il correspond souvent à une habitude fixe, rigide, sans signification, une sorte de rituel qui, à la différence des TOC, n'est pas lié à de l'angoisse, et n'est pas sous tendue par une obsession. Lorsqu'ils sont simples (petits mouvements), ils entrent dans la cadre de la catatonie maniérée. Lorsqu'ils impliquent un comportement plus complexe, il s'agit plutôt de la forme observée dans l'hébéphrénie bizarre. Le sujet observe alors le même rituel constant dans le déroulement de sa journée. Ainsi, Leonhard considère que certains collectionnismes en sont une forme particulière. Il peut s'agir aussi bien d'action positive (maniérisme positif ou *Bewegungsmanieren, mannerisms of commission*), que d'une suspension d'action (maniérisme négatif, omission maniérée ou *Unterlassungsmanieren, mannerisms of omission*). Exemple : une patiente présente une ébauche d'étirement en même temps qu'elle parle. Un sujet doit mettre et enlever plusieurs fois ses chaussons avant de pouvoir se rendre à la cuisine. Une malade demande à ce que les stores soient fermés à heure fixe. Un patient présente une suspension de ses actes durant le repas, il reste quelques secondes à quelques minutes les bras en l'air, comme figé en plein mouvement, avant d'être relancé sur sollicitations extérieures, présenter une petite "compulsion" saisir sa fourchette et poursuivre (cf. obstruction*). Dans son expression motrice il s'agirait d'actes ou de pensées avortés. Les omissions maniérées, typiques de la catatonie maniérée et de l'hébéphrénie bizarre sont sensibles aux sollicitations qui doivent être soutenues. Il convient toujours de s'assurer que ces rituels, ne sont sous-tendus par aucune idéation obsessionnelle, délirante ou par des hallucinations. Le maniérisme ne n'accompagne ni de critiques ni d'angoisse. Le patient déclare le plus souvent "avoir l'esprit vide", et pour les omissions maniérées, "ça n'avance pas plus loin", "ça ne veut plus avancer" (cf. catatonie maniérée, mais s'observe aussi dans les hébéphrénies bizarres ou ça peut prendre alors la forme d'un refus de manger certains aliments par exemple). Dans la catatonie maniérée le maniérisme est souvent fixe et peu varié. Il l'est souvent beaucoup plus dans l'hébéphrénie bizarre. Seul celui de la catatonie évolue de façon péjorative vers une disparition quasi complète de la motricité.

Mitgehen Coopération exagérée pour tous les mouvements passifs imposés par l'examinateur malgré l'instruction de résister. Le signe de la lampe d'angle suspendue est le plus caractéristique (cf. catatonie proskinétique).

Négativisme psychomoteur Opposition active, mais qui n'est reconnue comme un symptôme psychomoteur caractéristique que s'il est possible d'induire chez le patient une tendance visible à vouloir faire ce que l'examinateur lui demande (ambivalence).

Exemple : lorsque l'examinateur s'adresse gentiment au patient en lui demandant de le regarder, le patient va tenter de lever les yeux vers lui, puis détourner le regard. On observe une alternance entre vouloir et non vouloir, et surtout une mimique, une attitude gênée interprétable comme la volonté de faire plaisir à l'examinateur. Ce serait au niveau moteur que le sujet aurait l'impossibilité motrice de suivre la consigne. (cf. catatonie négativiste).

Néologisme Au sens strict, il s'agit de la création d'un mot nouveau. Pour Leonhard, ce signe n'a pas de valeur si ce jargon sert à désigner une expérience schizophrénique particulière ("néologisme technique"). Le mode de création est multiple : concaténation de plusieurs mots (mode classique de création de mots en allemand), réutilisation par le patient de néologismes employés par les hallucinations verbales, maniérisme. Pour Leonhard, les néologismes incluent les paralogismes.

Obstruction Arrêt brusque d'un mouvement et retour du corps dans sa position neutre de départ. On peut le considérer comme un équivalent moteur du barrage.

Parakinésie Définit le caractère distordu, inharmonieux (à l'inverse du maniérisme) des mouvements réactifs et expressifs qui prennent une tonalité bizarre. Ils manquent de fluidité, et d'arrondi. La transition entre les séquences motrices manque donnant un aspect saccadé. Les gestes sont enraidis ou hachés, brusquement interrompus ou destructurés par des mouvements irréguliers plus ou moins continus à type de secousses. La parole est aussi affectée et est émise par éclats. Il n'y a pas de spasme dyskinétique. Le diagnostic différentiel avec des dyskinésies tardives est facilité par la présence d'une distorsion des mouvements de la partie supérieure du visage dont les expressions deviennent grimaçantes. Il ne s'agit pas de tics, car ils ne sont pas maîtrisables et ne s'accompagnent pas de tension. Enfin ils sont plus nombreux lorsque le patient doit bouger, en étant stimulé ou stressé (calcul mental).

Paralogisme Mot utilisé pour un autre. Forme de néologisme. Le plus souvent il s'agit d'un mot qui va prendre un grand nombre de sens différents (les "mots de base" de la paraphasie verbale selon Kleist).

Phonèmes Terme utilisé par Leonhard pour désigner les hallucinations verbales.

Processus, ***symptômes processuels, symptômes résiduels et accessoires*** La plupart des auteurs imaginent que l'accumulation au cours du temps de symptômes résiduels est le résultat d'un processus pathologique dont l'activité serait marquée par d'autres symptômes, les symptômes processuels. Il s'agit d'une analogie avec un processus encéphalitique, avec des symptômes liés au processus lésionnel inflammatoire (confusion, céphalées, convulsion...), laissant derrière lui des lésions à l'origine de symptômes résiduels (amnésie, signes cérébelleux...). Pour Kraepelin, les symptômes processuels correspondent aux troubles psychotiques des anglo-saxons (délire, hallucination), et les symptômes résiduels se résument en ce qu'il appelle une "détérioration de la personnalité" (atteinte de l'affect et de la volonté). Il s'agit pour lui du seul symptôme résiduel possible (même s'il est composite).

Pour Leonhard, les symptômes résiduels peuvent être variés, puisque ce qualificatif définit tout symptôme acquis qui ne disparaîtra plus. Non seulement la "détérioration de la personnalité" est éclatée en plusieurs tableaux cliniques dont les symptômes résiduels sont différents (catatonies, hébéphrénies ...), mais encore peut-on trouver des symptômes paranoïdes chroniques comme symptômes résiduels (paraphrénies systématisées). Cette définition convient tout autant aux phases d'exacerbation des schizophrénies non systématisées, même si Leonhard n'utilise que rarement ce terme dans ce cadre (Leonhard, 1991, p27). Il fait l'hypothèse que les schizophrénies non systématisées sont liées à un dérèglement des systèmes de contrôle (sous-corticaux), et que son origine est toxique. Il n'y a donc pas de dégénérescence. A l'inverse, les schizophrénies systématisées s'accompagnent selon lui d'une dégénérescence de certains systèmes neurologiques qui seraient plutôt corticaux. Il imagine une perte diffuse de cellules et de fibres, mais qui resterait très limitée si on ne considère qu'une seule aire ce qui expliquerait qu'elle n'ait pas encore été identifiée jusque là (Leonhard, 1991, p15). Son modèle est celui de la sclérose latérale amyotrophique ou seules les cellules de Betz du cortex moteur et les motoneurones de la corne antérieure de la moelle disparaissent. La présence de symptômes processuels tels que troubles psychotiques et thymiques (troubles de l'humeur discordants comprenant anxiété, dépression et euphorie ainsi que des illusions, souvent cénesthésiques), indique la progression du processus dégénératif. Pour parler de symptômes processuels au sens strict, il faudrait en théorie que toute aggravation ne se produise jamais en dehors d'une période d'exacerbation. Ceci n'est pas toujours le cas. Ainsi alors que dans la catatonie périodique, l'apparition de parakinésies ne se fera que lors d'une exacerbation, celle-ci apparaîtra progressivement sans être précédée de symptômes processuels dans la catatonie parakinétique.

Leonhard utilise parfois le terme de <u>symptômes accessoires</u> comme synonyme de symptômes processuels. L'usage qu'il en fait est donc différent de celui qu'en fait Bleuler. Pour ce dernier, cet adjectif définissait tout symptôme qui n'était pas stable dans le temps, une définition qui inclurait les phases d'exacerbation des schizophrénies non systématisées

Proskinesie Réaction motrice à une sollicitation extérieure, qui est toujours déclenchée malgré la suggestion du contraire (*Anstoßautomatie, Gegengreifen, Mitgehen*). Elle correspond pour l'essentiel au concept de suggestibilité psychomotrice (cf catatonie proskinétique).

Pseudo -hallucination / -illusion Pour Leonhard, cela signifie que le patient est capable de reconnaître le caractère hallucinatoire de sa "perception". Bien qu'il ne le précise pas, il semble que cela sous-entendrait que le percept n'aurait pas toutes les qualités d'une perception.

Stéréotypie Mouvement uniforme, répété, non orienté vers un but (à l'inverse du maniérisme), qui survient de temps en temps (non continu, sinon on parle d'itération, d'autant que le mouvement est simple). Le mouvement est plus complexe que dans les itérations. Exemple : agitation des mains en écartant les bras et en se penchant vers l'avant.

Stupeur   Diminution jusqu'à la disparition de l'activité spontanée et des réactions aux stimulations de l'environnement. Un mutisme, plus ou moins complet fait partie du tableau. Elle ne s'observe que dans une forme de bipolarité (PMD, psychoses cycloïdes, schizophrénies non systématisées). Elle peut être liée à l'angoisse, une confusion ou être tout simplement motrice.

Vorbeireden   *("talking past the point")* Réponses hors de propos et inadaptées (réponses à coté), alors que des indices indirects montrent que le patient a bien compris ce qui lui a été demandé. L'entretien donne l'impression d'un dialogue de sourd. Cela se voit dans le syndrome de Ganser, dans le cadre d'un comportement de jeu enfantin, comme une forme d'évitement du contact. Leonhard l'utilise surtout pour décrire le type de réponses rapides, quasi-automatique dans la catatonie à réponses précipitées où le patient s'exprime avec des éléments prêts à être verbalisés, qui, dès lors que les questions sont un peu élaborées, tombent totalement à côté.

Les annexes

Annexe 1a

Critères diagnostiques pour la psychose anxiété-félicité et la paraphrénie affective

Il s'agit pour les deux psychoses d'une atteinte prédominant sur les émotions. La psychose anxiété-félicité peut comprendre des éléments d'autres psychoses cycloïdes et de la PMD. La paraphrénie affective peut comprendre les éléments des psychoses cycloïdes, des éléments d'autres schizophrénies non systématisées et de la PMD.

Psychose anxiété-félicité
Age de début ~35 ans, sexe ratio = 1
Psychose anxieuse
- ▶ Anxiété sévère
- ▶ Attitude de méfiance, de retrait
- ▶ Idées délirantes à connotation anxieuse : idées de référence sans persécuteur désigné, menace, persecussion, destruction
- ▶ Réinterprétation du vécu, idées de signification (secondaire)
- ▶ Illusions ou hallucinations (acoustico-verbales, parfois psychosensorielles) congruentes avec l'affect et les thèmes (secondaires)

Psychose de félicité
- ▶ Humeur extatique
- ▶ Mouvements pathétiques, expression faciale extatique
- ▶ Idées délirantes, avec composante altruiste : messianique, salut
- ▶ Illusions ou hallucinations (acoustico-verbales, parfois visuelles) congruentes avec l'affect et les thèmes (secondaires)

Mixte, en fait fluctuations rapides
- ▶ Combinaison d'anxiété et d'extase
- ▶ Idées délirantes : idées de sacrifice

Paraphrénie affective
Age de début ~35 ans, 1 homme pour 3 femmes
Psychose anxieuse
- ▶ Anxiété importante, mais insuffisante à justifier l'intensité de la psychose
- ▶ Attitude de méfiance, irritation et agressivité
- ▶ Idées de référence illogiques, absurdes, persécuteur(s) désigné(s) générant de la colère (*affect laden*)
- ▶ Mise en doute génère irritation, colère
- ▶ Hallucinations acoustico-verbales parfois contenu neutre, syndrome d'influence

Psychose d'exaltation
- ▶ Humeur exaltée, mais insuffisante pour justifier de l'intensité de la psychose
- ▶ Idées délirantes illogiques

Evolution
- ▶ Anxiété devient irritabilité, syndrome de référence irrité
- ▶ Autonomisation de la psychose, caractère fantastique (idées absurdes)
- ▶ Hallucinations dans toutes les modalités
- ▶ Erreur d'identification, erreurs mnésiques
- ▶ Rémission possible (57%), 1/3 syndrome de référence irrité, 1/3 paraphrénie fantastique, le 1/3 restant est entre les deux, évolution plus péjorative chez les femmes
- ▶ Idées restent affectivement chargées (≠ paraphrénies systémiques)

Annexe 1b

Critères diagnostiques pour la psychose confusionnelle et la cataphasie

Il s'agit pour les deux psychoses d'une atteinte prédominant sur la pensée et le langage. La psychose confusionnelle peut comprendre des éléments d'autres psychoses cycloïdes et de la PMD. La cataphasie peut comprendre les éléments des psychoses cycloïdes, des éléments d'autres schizophrénies non systématisées et de la PMD.

Psychose confusionnelle excitée-inhibée
Age de début ~28 ans, sexe ratio ~ 1
Pole inhibé
- ▶ Pensées ralenties, inhibées
- ▶ Perplexité, peu de mouvement nécessitant une pensée
- ▶ Idées délirantes : idées de signification, idées de référence
- ▶ Hallucinations essentiellement accoustico-verbales, parfois visuelles ou somatopsychiques

Pole excité
- ▶ Logorrhée incohérente, si pas aussi intense, simple incohérence du choix thèmatique ou digression thématiques
- ▶ Erreurs de reconnaissance fugitives (jamais de caractère absurde)
- ▶ Idées de référence
- ▶ Hallucinations fugitives

Facultatif
- ▶ Fluctuation rapide de l'humeur, fréquente élation dans la phase excitée
- ▶ Agitation / inhibition motrice en fonction de la phase, frontière avec la psychose motrice

Cataphasie
Age de début ~27 ans, 3 hommes pour 1 femme
Pole inhibé
- ▶ Pensées ralenties, inhibées
- ▶ Hébétude, lenteur des mouvements
- ▶ Idées de référence

Pole excité
- ▶ Logorrhée confuse, agrammatisme, salade de mots lorsque exprime idées, s'améliore lorsque parle de choses concrètes
- ▶ Idées et concepts incompréhensibles (test psychique expérimental)
- ▶ Confabulations
- ▶ Absence de retentissement sur le comportement qui reste bien organisé le plus souvent

Evolution
- ▶ Réduction de la profondeur affective
- ▶ Trouble du cours de la pensée persistant en dehors des phases actives

Annexe 1c

Critères diagnostiques pour la psychose motrice et la catatonie périodique

Il s'agit pour les deux psychoses d'une atteinte prédominant sur la psychomotricité (volonté et motricité). La psychose motrice peut comprendre des éléments d'autres psychoses cycloïdes et de la PMD. La catatonie périodique peut comprendre les éléments des psychoses cycloïdes, des éléments d'autres schizophrénies non systématisées et de la PMD.

Psychose motrice hyperkinétique-akinétique
Age de début ~28 ans, 1 homme pour 3 femmes
Psychose akinétique
▶ Disparition des mouvements réactifs, aspect raide des mouvements expressifs, si intense, réduction des mouvements volontaires voir immobilité complète
▶ Expression verbale spontanée réduite
Psychose hyperkinétique
▶ Augmentation des mouvements réactifs et expressifs, si intense, deviennent exagérés sans distortion, l'activité volontaire est continue et déraisonnable
▶ Extrême distractibilité à l'environnement (avec activité motrice incessante = "hypermatamorphosis" de Wernicke)
▶ Pas d'augmentation de l'expression verbale, mais cris expressifs, parfois muet (= hyperkinésie silencieuse de Wernicke)
Facultatif
▶ Expression verbale rendue incohérente par émissions impulsives de sons inarticulés à caractère expressif, de mots ou d'expression sans lien avec le discours
▶ Idées de référence
▶ Hallucinations

▶ Humeur anxieuse ou extatique variant souvent rapidement

Catatonie périodique
Age de début ~23 ans, 8 hommes pour 10 femmes
Psychose akinétique
▶ Réduction mouvements, visage impassible, stéréotypies, actions impulsives

Flexibilité cireuse, negativisme (*gegenhalten*)
Psychose hyperkinétique
▶ Agitation aspect enraidi

▶ Explosion verbales (impulsivité), réponses à coté

Obligatoire dans les deux phases
▶ Mouvements expressifs et réactifs déformés ▶ Mouvement faciaux grimaçants, partie haute du visage ▶ Parakinésies bizarres
▶ Mouvements itératifs, stéréotypies
▶ Mouvements raides et maladroits, postures rigides
▶ Négativisme

Evolution
▶ Reduction de l'élan ('*drive*'), mélange d'akinésie et d'hyperkinésie
▶ Rémission quasi constante, fréquente alternance entre 2 pôles

Annexe 2a

Critères diagnostiques pour la psychose cycloïde selon Perris

Initialement, la définition était assez proche de celle de Leonhard, quoiqu'elle confondait toutes les formes en une seule (Perris, 1974).

Le patient doit avoir des symptômes affectifs fluctuants (*mood swings*) et au moins deux des cinq symptômes :

1. Confusion (d'une perplexité légère à une complète désorientation) avec une agitation ou un ralentissement.
2. Un délire de référence, d'influence ou de persécution et/ou des hallucinations incongruentes à l'humeur.
3. Une hyperkinésie ou une akinésie
4. Une extase
5. Une pan-anxiété, c.-à-d. une anxiété associée à des idées de référence et de persecussion[192].

Dans une étude sur 30 patients, Perris et coll. ont trouvé que les symptômes les plus fréquents étaient : la présence d'une confusion, une symptomatologie polymorphe et un début aigu (Brockington *et al.*, 1982a; Brockington *et al.*, 1982b).

Ultérieurement, sur la base de ces travaux, les critères se sont modifiés, intégrant le début aigu, excluant la prise de toxique (Perris, 1988; Perris & Brockington, 1981).

1. Un épisode psychotique aigu, sans lien avec une consommation de drogue, ou une lésion cérébrale, survenant pour la première fois chez un sujet de 15 à 50 ans.
2. L'épisode a un début soudain, avec un changement brutal entre un état normal et un trouble psychiatrique complet en quelques heures, ou au plus quelques jours.
3. Au moins 4 des symptômes suivants
    a) Des éléments confusionnels, essentiellement sous la forme

---

[192] Certains ont interprété pan-anxiété comme une peur qu'il arrive quelque chose de terrible, qui submerge le sujet (idée de catastrophe) (Cutting *et al.*, 1978), ce qui n'était pas l'intention de Perris.

d'une perplexité ou d'une obnubilation (*puzzlement*).
- b) Délire incongruent à l'humeur de n'importe quel type, le plus souvent à contenu persécutif.
- c) Expérience hallucinatoire de n'importe quel type, souvent liées à des thèmes ayant trait à la mort.
- d) Une anxiété envahissante sans lien avec une situation particulière qui submerge le sujet (pan-anxiété).
- e) Sentiment profond de joie ou d'extase, le plus souvent avec une coloration religieuse.
- f) Troubles moteurs de type akinétiques ou hyperkinétiques touchant essentiellement les mouvements expressifs.
- g) Un questionnement particulier sur la mort[193].
- h) Changement d'humeur en toile de fond qui n'atteignent pas un degré de sévérité suffisant pour justifier un diagnostic de trouble affectif.

4. La combinaison de symptômes n'est pas fixe, au contraire la symptomatologie change fréquemment et a une caractéristique bipolaire.

---

[193] Cet aspect a été noté par plusieurs auteur après Perris (Barcia, 1998, p53; Perris, 1974).

Annexe 2b

Critères diagnostiques pour les troubles aigus polymorphes (F23 CIM 10)

(Organisation mondiale de la santé, 1997, p89-91)

Le diagnostic repose sur :

(a) La survenue aiguë de manifestations psychotiques (inférieur à deux semaines);

(b) La présence d'hallucinations ou d'idées délirantes de plusieurs types, changeant à la fois de nature et d'intensité, d'un jour à l'autre ou d'un moment à l'autre dans la même journée;

(c) Des passages fréquents d'un état émotionnel à un autre;

(d) Le fait qu'aucun symptôme ne persiste pendant une durée suffisante pour répondre aux critères de la schizophrénies ou d'un épisode maniaque ou dépressif.

Le trouble peut accepter des symptômes typiquement schizophrénique (F23.1) ou non (F23.0), voir ne pas s'accompagner du caractère polymorphe (F23.2). A noter que si les symptômes persistent plus de 3 mois, le diagnostic doit être celui de schizophrénie. Or 3 mois est la durée moyenne d'un épisode de psychose cycloïde.

Critères diagnostiques pour la bouffée délirante

(Pull *et al.*, 1983)

1. Age de début autour de 20-40 ans
2. Début aigu, sans antécédents psychiatriques autres que des épisodes similaires
3. Absence de symptômes résiduels. La phase productive de la maladie disparaît complètement en quelques semaines à quelques mois. Elle peut réapparaître sous une forme identique, mais le patient ne

présente aucune anomalie en dehors de phases productives.

4. Symptômes caractéristiques (tous sont nécessaires)
    - Délire et/ou hallucinations de tout types
    - Dépersonnalisation, déréalisation et/ou confusion
    - Dépression et/ou élation de l'humeur
    - Variation des symptômes de jour en jours, voir même d'heure en heure

5. Ne peut être expliqué par une trouble organique ou une absorption de toxique dont l'alcool.

Annexe 2c

Critères diagnostiques pour les psychoses cycloïdes selon Sigmund

(Sigmund, 1998; Sigmund & Mundt, 1999)

La critériologie de Sigmund est proposée pour les développements phénoménologiques qu'elle apporte. Ces auteurs ont découpé chacune de 3 psychoses cycloïdes en leur deux constituant principaux, ce qui fait 6 tableaux cliniques à définir. Les chiffres en gras correspondent aux items qui doivent être remplis pour que le tableau clinique soit retenu. En plus, ils proposent des critères d'exclusion dans le dernier tableau.

Critères d'inclusion pour la psychose motrice

Syndrome hyperkinétique simple

1. Agitation faite de mouvements normaux interesants soit l'activité motrice expressive, soit les mouvement réactifs, soit les mouvements automatiques
2. Les mouvement sont comme s'ils étaient produit par une émotion ou un stimulus
3. Le passage d'une séquence motrice à l'autre se fait de façon fluide, les mouvements semblent naturels, il n'y a pas d'inhibition psychomotrice en toile de fond.

Syndrome akinétique simple

1. Hypo ou akinésie générale interessant les mouvements réactifs et expressifs
2. Au début les mouvements volontaires restent possibles, même s'ils ont un caractère mécanique. Dans les cas sévèrent les mouvements volontaires disparaissent aussi
3. Tonus parfois hypotonique, mais il y a le plus souvent une flexibilité cireuse
4. Dans les cas sévères, on peut observer un maintient des postures (*Haltunsverharren*) et un négativisme dans le sens d'une résistance active au mouvement passif (*Gegenhalten*), mais il n'y a jamais de négativisme ou de véritable catalepsie.
5. Une catatonie maligne peut se développer.

Critères d'inclusion pour la psychose anxiété-félicité

Syndrome d'anxiété paranoïde et hallucinatoire

1. Anxiété existentielle qui submerge le sujet avec l'intuition fondamentale d'une menace universelle face à laquelle le sujet se sent désarmé, comme un enfant qui arrive dans un monde hostile. L'anxiété s'accompagne de suspicion.
2A. L'anxiété et les intuitions génèrent des pensées au contenue congruent et spécifique : idées de sens (*Bedeutungserlebnis*), idées de référence, idées délirantes et intuition délirante*
2B. Le sujet pense trouver des preuves dans le monde perceptif : hallucinations / illusions auditives et/ou visuelles qui se construisent sur les peurs du sujet.
3. L'anxiété apparait comme justifiée par des preuves exterieures objectives
4. En réaction à l'angoisse et aux idées délirantes, émergent des idées de culpabilité et d'infériorité
5. Le sujet se plaint de sensations corporelles d'origine anxieuse. Ces équivalents d'anxiété peuvent être interprétés et véou de façon délirante.

Syndrome d'exaltation paranoïde et hallucinatoire (félicité) **

1. Joie, félicité profonde existentielle allant jusqu'à l'extase, sensation d'une immense vitalité, d'abondance, de dépasser les limites de son propre corps, impression de cristallisation et de concentration de l'existence, de sécurité, d'être béni
2A. La joie et les intuitions génèrent des pensées au contenu congruent et spécifique : idées de sens, idées de référence, idées délirantes et intuition délirante ***
2B. Le sujet pense trouver des preuves dans le monde perceptif : hallucinations / illusions auditives et/ou visuelles qui se construisent sur les joies du sujet ****
3. La joie, le bonheur apparaissent comme justifiées par des preuves exterieures objectives
4. En réaction à l'extase et aux intuitions délirantes, émergent l'idée que la joie doit les dépasser, elle doit remplir le monde, et ils sont là pour rendre les autres heureux, même si c'est pour cela ils doivent se sacrifier
5. Sensations corporelles en lien avec cet état de bien être souvent resssenti au niveau de la poitrine, l'impression de respirations légères, une impression d'ouverture ou d'expansion de la poitrine

1. Eidetic : Connaissance préreflective (avant que ne s'applique la reflexion) préverbale de quelque chose. Le mécanisme du délire serait une connaissance intuitive en raison d'une desinhibition anormale des systèmes de sentiments 'eidétiques'.
2A. L'anxiété ou la joie ne font pas suite à une reflexion, elles sont primaires
2B. Il s'agit des illusions affectives de Jaspers, elles ne devraient survenir qu'en rapport avec l'émotion, pas en dehors
5. Ces sensations ne devraient pas être confondues avec des cénesthésie (une telle stimulation n'est ni réelle, ni ne peut être imaginée), ni avec des hallucination somatique (une telle stimulation bien quenon démontrée peut être imaginée).

* Délire de persécussion, disparition de soi ou de proches, catastrophe mondiale, leur conjointe leur ment, ils ne sont pas le père de leurs enfant, la mafia est derrière eux
** Le sommeil et la prise de nourriture sont souvent réduits
** L'émotion est oscillante durant la conversation, joie extrême, parfois mêlée d'angoisse, ceci retenti sur l'animation et le ton de la conversation
*** Les pensées sont extrêmement claires, elles prennet corps presque physiquement, il s'agit d'idée d'inspiration, de révélation, d'illumination, d'être touché par la grâce, d'être l'elu doté de pouvoir surnaturel, l'impression de comprendre le monde (*syndrome Eureka*), d'avoir pénétrer la véritable nature des choses
**** Les révélation prennent la forme d'hallucination auditives ou visuelles

Critères d'inclusion pour la psychose confusionnelle

Syndrome de confusion thématique excité

1 Accélération du flux de la pensée avec logorrhée

2 Incapacité à comprendre le sens des évènements extérieurs ou du flux desinhibé des pensées qui les assaille, ils semblent perdus

3 Il en résulterait une incohérence thématique avec soit réponse sur un thème à côté, soit coq à l'ane dans le discours, le patient ne parvenant par voie de conséquence à aucune conclusion. Il n'y a pas de distractibilité, ils sont impénetrables aux événements qui surviennent dans leur environnement

4 Légère obscurcissement de la conscience se manifestant par un air hébété

5 Un certain degré d'agitation et d'action inappropriée

6 Fausses reconnaissances, idées de référence, idées de sens superficielles, et éphémères dues à des perturbations cognitives. Illusion, hallucination principalement auditives en lien avec les troubles de la pensée

7 Si les phénomènes productifs sont bien développés il y a un risque de ne diagnostiquer qu'un syndrome paranoïde et hallucinatoire avec un trouble de la pensée et de ne pas voir le lien qui les unis

Syndrome de confusion thématique inhibé

1 Inhibition de la pensée qui n'est pas un ralentissement, mais une raréfaction avec barrage, allant jusqu'au vide mental. Diminution de la production verbale pouvant aller jusqu'au mutisme.

2 Perte de la capacité à appréhender le sens des choses

3 Incohérence thématique

4 Perplexité face a la sansation qu'il y a quelque chose d'anormal et en réaction aux troubles cognitifs

5 Légère obscurcissement de la conscience se manifestant par un air hébété

6 Les mouvement volontaires se raréfient pouvant aller jusqu'à un état de stupeur perplexe. Le patient est capable de mouvements simples à la demande ou de réaliser des mouvement automatiques.

7 Les idées de sens se batissent sur le trouble de la pensée. Idées de référence, illusion surtout auditives sont en lien avec le trouble de la pensée

8 Si les phénomènes improductifs sont bien développés il y a un risque de ne diagnostiquer qu'un syndrome paranoïde et hallucinatoire avec un trouble de la pensée et de ne pas voir le lien qui les unis

Critères d'exclusion pour l'ensemble des psychoses cycloïdes

Critères d'exclusion

1 Une déformation de l'expression des émotions ou des affects
    1. Fixité du regard en position médiane
    2. Rareté des mouvement oculaires, réduction de l'exploration visuelle, pauvreté du contact visuel, plus rarement un errance du regard
    3. Hypomimie, réduction sévère des expressions faciales
    4. Perte des intonnation et de la prosodie
    5. Reduction des affects en intensité et en abondance
    6. Parathymie (discordance entre pensée ou situation et émotion) ou paramimie (discordance entre émotion et son expression)
2 Une déformation de la pensée
    1. Paralogisme (soit dédifférenciation par rapport à concepts proches, soit agglutination d'une seule signification à un terme polysémique en rapport avec une pensée contrète : comprendre tête, mais pas être à la tête de la famille)
    2. Paragrammatisme
    3. Neologisme
    4. Pensée concrète
    5. Associations paralogiques, omission, condensation, remplacement des locutions ainsi, c'est pourquoi ou à cause de par un 'et'
    6. Distortion de la pensée qui n'est plus dirigée vers un but (décrive en fait une schizophasie)
3 Une déformation de la motricité
    1. Aspect rigide, guindé, des postures et des mouvements
    2. Mélange d'excitation et d'inhibition
    3. Parakinésie (dues selon eux à une perturbation du fonctionnement normal du rapport entre muscle agoniste et antagonistes)
    4. Itération de mouvements
    5. Stéréotypies
4 Délires bizarres, insertion de pensée, délire et illusions incompréhensible pour le patient, symptome productifs sans affect, catalepsie ou négativisme sévère
5 Syndrome maniaque ou dépressif particulièrement marqué
6 Symptomes secondaires à une prise de toxique
7 Symptomes secondaires à une lésion cérébrale

Annexe 2d

Critères pour les psychoses cycloïdes et les schizophrénies non systématisées selon Schreiber

(Schreiber, 1995)

Critères pour les psychoses cycloïdes

1. Age de début compris entre 15 et 50 ans (à l'exception des psychoses motrices de l'enfant)
2. Ne peut être expliqué par une absorption de substance ou une lésion cérébrale
3. Les troubles psychotiques ne peuvent être attribués à un événement de la vie du patient
4. Début soudain (heures ou jours)
5. Caractéristiques bipolaires (changements rapides) dans les trois domaines
6. Multisymptomatique, inclus des éléments des différentes psychoses cycloïdes et phasiques
7. Changements fréquents et rapides de l'humeur de des affects ("*swings*")
8. Délires, hallucinations, fausses reconnaissances directement attribuables à l'humeur ou l'affectivité (troubles psychotiques congruents à l'humeur)

Affectif		Pensée formelle		Psychomotricité	
Psychose anxiété-félicité		Psychose confusionnelle		Psychose motrice	
I	II	III	IV	V	VI
9. Anxiété (Ultime terreur)	13. Extase, félicité, béatitude	17. Pensée inhibée avec sentiment d'impuissance	21. Excitation de la pensée	25. Hypokinésie	29. Hyperkinésie
10. Expérience de menaces d'origine indéterminée	14. Idées de vocation (prophétique), de salut	18. Mutisme	22. Pensée digressive	26. Akinésie	30. Distortion des mouvements expressifs, y compris la parole
11. Idées de référence anxieuses	15. Idées de références extatiques	19. Perplexité, confusion	23. Incohérence de chois thématique	27. Raideur des mouvements expressifs, disparition des mouvements reactifs	31. Troubles végétatifs
12. États stuporeux induits par l'anxiété	16. Omnipotence (Le premier pour tous)	20. État stuporeux induit par l'impuissance	24. Expression confuse	28. État stuporeux catatonique*	32. Catatonie* maligne

1-4 Doivent être TOUS remplis (en rouge)
5-7 Au moins 2 de ces critères (en bordeau)
8-32 Au moins 3 de ces critères
Une forme particulière de psychose cycloïde est déterminée si trois critères d'un même colonne sont remplis
* Le terme est utilisé ici selon son acception internationale

Les fausses reconnaissances sont fugitives dans les psychoses cycloïdes. Absurdes dans les paraphrénies fantastiques, et en lien avec les idées de persécution ou de grandeur dans la paraphrénie affective. Pour ce qui est des troubles psychotiques congruents à l'humeur, l'auteur rappelle que les idées peuvent être exprimées dans un état thymique différent de celui qui les a fait émerger en raison du caractère cyclique rapide du trouble.

Jack Foucher

Critères pour les schizophrénies non systématisées

1. Age de début compris entre 15 et 50 ans (à l'exception de la catatonie périodique de l'enfant)
2. Ne peut être expliqué par une absorption de substance ou une lésion cérébrale
3. Les troubles psychotiques ne peuvent être attribués à un événement de la vie du patient
4. Multisymptomatique, inclus des éléments des d'autres formes non-systémiques et des différentes psychoses cycloïdes et phasiques, mais aussi cours évolutif multiple (périodique, partiellement remitant, progressif)
5. Caractéristiques bipolaires pouvant être observées en même temps dans les trois domaines
6. Tendance au déficit

Affectif	Pensée formelle	Psychomotricité
Paraphrénie affective	**Cataphasie**	**Catatonie périodique**
I	II	III
7. Changements d'humeur ou d'affectivité initialement entre anxiété et extase se changeant en changements entre une irritation hostile et une inspiration pathétique	11. Incohérence dépassant de simples erreurs logiques avec déstructuration concomitante du langage	15. Excitation / inhibition psychomotrice aiguë, alternance rapide, parakinésies
8. Double direction des idées de référence et/ou délire systématisé, idées de référence irritées / extatiques, délire de persécution / de grandeur	12. Néologisme, agrammatisme, langage uniforme (aprosodique)	16. Perte du caractère expressif des mouvements, grimaces, itérations, postures stéréotypées
9. Incongruence grandissante entre affect et délire	13. Parole confuse dans la phase excitée, fréquentes confabulations / Taciturne, mutisme dans phase inhibée, impulsions verbales, généralement en conjonction avec ides de référence	17. Négativisme, même pendant une phase akinétique
10. Enracinement des idées délirantes dans l'affect, même en fin de maladie alors que le patient a un aspect morne	14. En contact ou en conversation avec d'autres, contentement inadéquat ou orientation superficielle vers le partenaire	18. Excitation agressive impulsive, même si spontanéité réduite (déficit)

1-3 Doivent être TOUS remplis (en rouge)
4-6 Au moins 2 de ces critères (en bordeau)
7-18 Au moins 3 de ces critères
Une forme particulière de schizophrénie non-systémique est déterminée si trois critères d'un même colonne sont remplis

Le diagnostic différentiel entre une paraphrénie affective et une psychose anxiété-félicité est parfois difficile à faire en début d'évolution. L'auteur recommande de faire attention à la perte progressive de la congruence entre affect et psychose.

Annexe 3

Le test psychique expérimental
(Leonhard, 1999, p. 97)

Il ne doit pas être omis lorsqu'une psychose endogène doit être suspectée puisqu'il permet de déterminer le type de trouble de la pensée est présent. Il s'agit d'une série de petites questions proches de celles que l'on utilise pour coter l'item pensée abstraite de la PANSS, mais certains items sont en plus, et la façon de coter est différente. Leonhard utilise ceci :

1. Qu'y a t'il de différent[194] entre 6 paires de mots <u>concrets</u> : une boite et un panier, des escaliers et une échelle, un ruisseau et un étang, une montagne et un massif montagneux, un arbre et un buisson, un enfant et un nain. Puis 3 paires de mots <u>abstraits</u> : une erreur et un mensonge, un avare et un économe, un prêt et un don (ou un cadeau).

2. Puis il demande au sujet de construire 6 phrases à partir d'un triplet : enfant/prairie/fleur, champ/chasseur/lapin, soleil/rideau/chambre, chevalier/cheval/fossé, voiture/virage/arbre, paysan/moisson/pluie.

3. Enfin 7 proverbes à expliquer : la pomme ne tombe jamais très loin de l'arbre (*Ein Apfel fällt nicht weit vom Stamm*), tout ce qui brille n'est pas d'or (*Alles was glänzt, ist nicht Gold*), il n'y a pas de rose sans épines (*keine Rosen ohne Dornen*), le mensonge ne mène pas loin (*Lügen haben kurze Beine,* littéralement : le mensonge a des jambes courtes), Paris ne s'est pas faite en un jour (*Es ist noch kein Meister vom Himmel gefallen,* ou littéralement, aucun maître n'est encore tombé du ciel)[195] ...

Il n'est pas utile que le patient connaisse le proverbe, s'il ne connait pas, il dit que le sens lui échappe ou tente de trouver une explication raisonnable. Lorsqu'il y a un trouble de la pensée, des réponses illogiques seront données. Il en est de même pour le retard mental.

---
[194] La cotation de la PANSS est le plus souvent réalisée sur un test des similitudes : qui a t'il de commun entre une pomme et une orange (forme, fruit), un train et un vélo (moyen de transport), la lune et le soleil (astres)... En pratique le test que propose Leonhard est souvent plus discriminant.

[195] L'ouvrage ne contient pas tous les proverbes exactes utilisés par Leonhard, ne sont cités que ceux que j'ai retrouvé au fil des pages. Pour ceux qui en voudrait d'autres : l'habit ne fait pas le moine, pierre qui roule n'amasse pas mousse, il n'y a pas de fumée sans feu, l'argent n'a pas d'odeur ....

Voici d'autres paires de mots pour le test des différences et de proverbes utilisés par l'école de Würzburg, ils ne sont pas tous utilisables en Français, car leur traduction les rend directement compréhensible par leur sens littérale et le sujet n'est pas contraint de comprendre le sens de la métaphore.

- Gouttière et tuyau, lac et fleuve,
- Un bon tien vaut mieux que deux tu l'auras ("*Besser Spatz in Hand als Taube auf Dach*", littéralement : mieux vaut avoir un moineau dans la main qu'un pigeon sur le toit), le monde (ou l'avenir) appartient à ceux qui se lèvent tot ("*Morgenstund hat gold im mund*", littéralement : L'heure de l'aube a de l'or dans la bouche), on finit toujours par succomber au nombre, ("*Viele Hunde sind das Hasen tot*", littéralement : beaucoup de chien fond la mort du lapin).

Il ne faut pas oublier que en dehors du test psychique expérimental, Leonhard utilise aussi les résultats des tests d'intelligence (Wechler Adult Intelligence Scale, WAIS). En pratique, il s'intéresse essentiellement au test de vocabulaire : qu'est-ce qu'un vêtement par exemple.

Annexe 4

Symptômes accessoires de la phase processuelle des schizophrénies systématisées

Leonhard est assez peu explicite quand à la caractéristique de ces différents symptômes. Pour ces qui est des symptômes processuels "primaires" :

- Humeur discordante (dysthymie)
- Humeur anxieuse
- Humeur euphorique
- Rares oscillations
- Symptômes psychotiques à bas bruit : illusions, pseudo-hallucinations (corporelles ++), idées de référence

Il rapporte aussi des réactions psychologiques secondaires à l'apparition des premiers symptômes résiduels noté par le patient, mais pas encore forcément par l'entourage :

- Abattement
- Sensation de catastrophe imminente
- Rationalisation

Annexe 5

Critères diagnostiques principaux des catatonies systématisées

Catatonie parakinétique

Mouvement	▶ <u>Parakinésies</u>, impression de marionnette en bois agitée (manoeuvre de provocation)
Langage	▶ Expressions aprosodiques, brèves, coq à l'âne hors contexte, agrammatisme (<u>*absprigendes Denken*</u>)
Affectivité	▶ Préservation des réactions affectives
Initiative	▶ Inconsistance de la volonté
Psychose	▶ Ni hallucination ni délire
Pensée	▶ Logique préservée

Catatonie proskinetique

Mouvement	▶ <u>Réduction des l'initiative</u> donc des gestes volontaires, remplacés par <u>gestes orientés vers l'extérieur</u> : manipulation d'objets (*Nesteln*), grasping de réponse (*Gegengreigens*), obéissance passive sans fatigue (Sugesstibilité, *Mitgehens*)
Langage	▶ Vorbigorations marmonnées tant que attitude d'écoute
Affectivité	▶ Ne manifeste pas d'émotions profondes, air de contentement indifférent
Initiative	▶ Réduction de l'activité volontaire
Psychose	▶ Idées de référence au début
Pensée	

Catatonie à réponses précipitées

Mouvement	▶ Réduction des mouvements spontanés, indifférence à l'environnement proche d'un comportement autistique
Langage	▶ Pas de discours spontané, <u>réponses précipitées</u> et à coté, contamination, persévération
Affectivité	▶ Indifférence à l'environnement
Initiative	▶ Manque d'initiative
Psychose	
Pensée	

Catatonie maniérée

▶ Compulsion au début, <u>maniérisme</u>, puis <u>réduction</u> progressive du registre gestuel
▶ Expression monotone

▶ Préservation de l'affectivité, même si expression réduite
▶ Réduction allant jusqu'à la disparition de toute initiative, mais <u>fait sur sollicitation</u>
▶ Ni hallucination ni délire
▶ Intelligence préservée, pas de paralogisme

Catatonie négativiste

▶ <u>Négativisme</u>, refus de la main tendu, absence de réaction à l'environnement, phase d'agitation avec impulsivité, gestes orientés vers l'extérieur: grasping de réponse, obéissance passive limitée

▶ Mutisme par refus de répondre aux questions

▶ Irritabilité, disparition des affects

▶ Réduction de l'activité volontaire

Catatonie inertielle

▶ <u>Orienté vers monde intérieur</u>, air absent, parfois lenteur, réduction à disparition activité volontaire, alternance de phases d'agitation de quelques jours
▶ Alternance entre inhibition verbale sous forme d'inertie et excitation avec propos incohérent
▶ Pas d'affect perceptible
▶ Disparition importante de l'initiative, la stimulation doit être maintenue pour que le sujet aille jusqu'au bout
▶ Idées délirantes fantastiques dans phase d'excitation verbales, confabulation, <u>hallucinations</u> quasi-permanentes (mouvements labiaux)
▶ Distractibilité

35 psychoses – La classification des psychoses endogènes de Leonhard

Annexe 6

Critères diagnostiques principaux des hébéphrénies systématisées

Hébéphrénie niaise

Comportement	▶ <u>Puérile</u>, farces malveillante, voir cruelles évoluant vers l'inactivité
Langage	▶ Réponse à côté
Affectivité	▶ <u>Emoussement</u> considérable, exagération instinctuelles, <u>immoralité</u>, tempérament <u>gai</u>
Initiative	▶ Perte des initiatives avec le temps et <u>rires/sourires niais</u> immotivés
Début	▶ Phase dépression, euphorie, stupeur
Pensée	▶ Alogie, appauvrissement de la pensée

Hébéphrénie bizarre

▶ Compulsion au début, puis <u>maniérisme</u> et stéréotypies, comportement antisocial
▶ Logorrhée monotone, plaintes hypocondriaques
▶ <u>Rouspéteur</u>, grongnon, tempérament triste, immoralité
▶ Perte des intérêts

▶ Surtout anxiété, parfois dépression
▶ Alogie moins importante que dans l'hébéphrénie niaise

Hébéphrénie superficielle

Comportement	▶ Quasi normal en dehors des épisodes d'agitation et d'irritabilité, rarement agressivité en lien avec les phases psychotiques
Langage	▶ Normal, si ce n'est qu'il reste factuel
Affectivité	▶ <u>Perte complète du ressenti des émotions</u>, insouciance
Initiative	▶ Manque d'initiative, mais fait ce qu'il lui est demandé
Début	▶ Humeur fluctuante, tonalité anxieuse, maussade, irritable, pseudo-hallucinations, idées de référence
Pensée	▶ Pas de perte d'intelligence

Hébéphrénie autistique

▶ Comportement <u>autistique</u>, réalise des tâches à la demande, épisode d'agitation et d'agressivité dirigée en lien avec les phases psychotiques
▶ Aucune initiative de conversation, parle peu, réponses incomplètes, évasives, voir refus
▶ <u>Émoussement</u> des affects

▶ Réduction des initiatives

▶ Humeur triste, période d'irritabilité avec agression et pseudo-hallucinations

▶ Réduction des productions verbales, mais réalisation taches complexes possible

Annexe 7
Critères diagnostiques principaux des paraphrénies systématisées

Paraphrénie hypochondriaque

Comportement
Affectivité ▶ Préservées, <u>humeur maussade</u>, grognon, irritation si opposition
Initiative
Psychose ▶ Hallucinations <u>corporelles</u> d'organes insensibles, +/- réflexes, interprétées ou ressenties comme d'origine étrangère à soi, exprimées de façon absurde, Hallucinations <u>acoustico-verbales</u> constantes, difficile à répéter. Echo de la pensée.
▶ Pense être influencé par machine.
Pensée ▶ Non concentrée, distraite, circonstanciée

Paraphrénie incohérente

Comportement ▶ <u>Orientation de l'attention sur vie intérieure</u>, parle avec les voix en public, ne fait rien, incontinent, sale, mais posture et gestes normaux
Affectivité ▶ Préservée pour les voix, absentes pour le reste

Initiative ▶ Complète apathie, secondaire orientation interne de l'attention, période d'agitation
Psychose ▶ En <u>permanence</u> occupé par ses <u>hallucinations acoustico-verbales</u>, même <u>pendant conversation</u>

Pensée ▶ <u>Incohérence</u> complète, impossible de faire le lien d'une idée à l'autre, contaminations, amalgame

Paraphrénie confabulante

Comportement ▶ Se comportent normalement et non comme leurs idées de grandeur pourraient le laisser supposer
Affectivité
Initiative ▶ Début, quelques hallucinations qui disparaîtront, plaintes de <u>changement dans leur environnement</u>
Psychose ▶ Début vécu onirique, <u>compte fantastique du baron de Munchausen</u>, idées de grandeur, invention au fur et à mesure, falsification mnésique (confabulation), parfois majoritairement nocturnes ± reconnues

Pensée ▶ Histoires qui se tiennent, <u>pensée concrète</u>

Paraphrénie phonémique
▶ Adapté, ne parle pas aux voix en public
▶ Préservé, mais pas d'irritation lorsque remise en doute, débute souvent par épisode dépressif

▶ Hallucination <u>acoustico-verbales</u> pouvant être répétées, phrase complète, contenu précis et émotionnellement douloureux, commentaire de la pensée.
▶ Idées de référence au début, souvent épisode dépressif
▶ Limité, pensée floue, peu de questionnement

Paraphrénie fantastique
▶ Se comportent comme simple patient malgré idées de grandeur

▶ <u>Idées délirantes peu investies affectivement</u> (≠ paraphrénie affective), mais préservation liens affectifs

▶ Délire : idées <u>fantastiques</u> changeantes dont le caractère <u>absurde</u> n'est pas critiqué
▶ Hallucinations <u>visuelles scéniques</u> surtout, mais aussi auditives (acoustico-verbales et simple) et psychosensorielles, autour du <u>sommeil</u>
▶ <u>Diffluence</u>, réponse à coté mais cheminement compréhensible

▶ Fausses reconnaissances absurdes

Paraphrénie expansive
▶ En <u>adéquation avec idées de grandeur</u>, <u>démonstratif</u>

▶ <u>Émoussement</u> important
▶ Manque d'initiative

▶ Seulement au début, hallucination, erreurs de mémoire, idées de référence, de sens, de persécution
▶ <u>Essentiellement délirant</u> en phase d'état : délire confabulatoire (imaginatif) pauvre, stéréotypé, monotone
▶ <u>Alogie</u>, <u>pensée grossière</u>
▶ Pas bon mot, phrase incomplète, erreurs grammaticales

35 psychoses – La classification des psychoses endogènes de Leonhard

Annexe 8

Arbre diagnostic des formes terminales de schizophrénies
(Astrup, 1979, p18)

Symptômes psychotiques prédominants

Principalement délirantes
- Paraphrénie expansive
- Paraphrénie confabulante
- Paraphrénie fantastique
- Paraphrénie incohérente

Principalement hallucinatoires
- Paraphrénie phonémique
- Paraphrénie hypocondriaque

Chargée en affects
- Paraphrénie affective

Troubles du langage marqués
- Cataphasie

Symptômes psychomoteurs prédominants

Akinésie légère, hyperkinésie périodique
- Catatonie prériodique

Vorbeireden
- Catatonie prompte à parler

Sursauts, aspect choréique
- Catatonie parakinétique

Mitgehen
- Catatonie proskinétique

Gegenhalten, oppposition
- Catatonie maniérée

Négativisme véritable
- Catatonie négativiste

Occupé par monde intérieur, parle avec hallucination
- Catatonie autistique

Émoussement affectif prédominants

Humeur enjouée, niaiserie
- Hébéphrénie niaise

Période d'hallucinations, irritation, agitation, agressivité
- Hébéphrénie superficielle

Irritabilité, isolement
- Hébéphrénie autistique

Comportement maniéré, excentrique, collectionnisme
- Hébéphrénie bizarre

Annexe 9

Catalogue des symptômes ayant pour objectif la séparation des différentes formes de psychoses endogènes dont le pronostic est différent

(Leonhard, 1990; Leonhard, 1991, p7-10)

	Symptôme	Caractéristique pour	Attire l'attention sur
1	Humeur anxieuse, craintive, inquiète	Psychose anxiété-félicité	Dépression soupçonneuse Paraphrénie affective Catatonie périodique
2	Dépression labile, instable (qui est améliorable par les circonstances, en particulier pendant la conversation)	PMD	
3	Dépression stable (si ne s'améliore pas en fonction des circonstances comme la conversation)	Mélancolie pure Dépression pure (++ auto-supliciante)	PMD Paraphrénie affective
4	Dépression sur une thématique précise (la profondeur dépend de la thématique)	Dépression hypocondriaque Dépression soupçonneuse Dépression indifférente	
5	Elation de l'humeur instable, labile (transition vers l'irritation)	PMD	
6	Elation de l'humeur stable	Manie pure Euphorie pure	PMD Paraphrénie affective
7	Humeur euphorique pathétique (avec emphase, propre à émouvoir)	Psychose anxiété-félicité Euphorie exaltée	
8	Alternance rapide entre anxiété (angoisse) et euphorie	Psychose anxiété-félicité	PMD
9	Aplatissement, affaiblissement, émoussement des affects	Hébéphrénies systémiques Catatonies systémiques Paraphrénies systémiques	Cataphasie
10	Idée de référence avec anxiété	Psychose anxiété-félicité Dépression soupçonneuse	Psychose confusionnelle Paraphrénie affective
11	Idée de référence dans un état de perplexité et d'inhibition	Psychose confusionnelle	Psychose anxiété-félicité Cataphasie
12	Idée de référence avec méfiance et hostilité	Paraphrénie affective	Paraphrénie systémique
13	Idée de signification (*Bedeutungsideen*) en raison d'un état de perplexité	Psychose confusionnelle	Cataphasie
14	Sentiment d'incapacité, d'insuffisance, d'indignité (*Insuffizengefühl*)	PMD Mélancolie pure	
15	Anxiété anticipatoire (*Angstvorstellungen*, idée, imagination d'anxiété)	Psychose anxiété-félicité Dépression soupçonneuse Dépression agitée	PMD Paraphrénie affective Catatonie périodique

	Symptôme	Caractéristique pour	Attire l'attention sur
16	Auto-accusation (*Selbstvorwürfe*)	PMD	Mélancolie pure Dépression tourmentée
17	Auto-dévalorisation (*Selbsterniedrigung*, s'abaisser soi-même)	Dépression tourmentée	PMD
18	Idée de ruine (*Verarmungsideen*)	PMD Mélancolie pure	
19	Idées hypocondriaques	Dépression hypocondriaque Euphorie hypocondriaque Psychose anxiété-félicité	PMD Paraphrénie affective
20	Sentiment de détachement du corps, d'être étrangé à son corps (*Entfremdung des Körpers*)	Dépression hypocondriaque	Hébéphrénies systémiques
21	Sentiment de détachement par rapport à ses sentiments, son ressenti (*Entfremdung im Gefühl*)	Dépression indifférente	PMD Hébéphrénies systémiques
22	Plaintes et demandes insistantes stéréotypées	Dépression agitée	Hébéphrénies systémiques
23	Irritation avec agressivité	Paraphrénie affective Catatonie périodique	Psychose motrice
24	Idées de bonheur, de félicité (*Beglükungsideen*)	Psychose anxiété-félicité Euphorie exaltée	Cataphasie
25	Idée de rédemption au travers du sacrifice de sa personne (*Erlösung durch Selbstopferung*)	Psychose anxiété-félicité	
26	Confabulations par falsification ou erreur de mémoire (*K als Erinnerungsfalschungen*)	Euphorie confabulante Paraphrénies systémiques	Cataphasie
27	Idées de grandeur désinvoltes, pour rire (*spielerisch*)	Manie pure Euphorie confabulante	PMD
28	Idées de grandeur solide, robuste (*stabil*)	Paraphrénies systémiques Paraphrénie affective	Manie pure Euphorie confabulante
29	Érotomanie (*Liebeswahn*)	Paraphrénie affective	
30	Idées fantastiques	Paraphrénies systémiques	Paraphrénie affective Cataphasie
31	Erreur d'identification des personnes à caractère transitoire, fugitif (*Personnenverkennungen*, méconnaissance des personnes)	Psychose confusionnelle	
32	Erreur d'identification des personnes à caractère affectivement chargé	Paraphrénie affective	
33	Erreur d'identification des personnes à caractère absurde	Paraphrénies systémiques	Paraphrénie affective
34	Illusions visuelles	Psychose anxiété-félicité	Euphorie exaltée Paraphrénies systémiques
35	Hallucinations intrapsychiques (*innere Stimmen*)	Dépression tourmentée Dépression soupçonneuse Euphorie exaltée Psychose anxiété-félicité	PMD

	Symptôme	Caractéristique pour	Attire l'attention sur
36	Hallucinations acoustico-verbales extérieures à soi	Paraphrénies systémiques (*sauf phonémique*) Catatonies systémiques Hébéphrénies systémiques Paraphrénie affective	
37	Hallucinations acoustico-verbales dans le cadre d'une perplexité	Psychose confusionnelle	
38	Hallucinations acoustico-verbales conditionnées par l'affect (anxiété, exstase) (*Affektiv bedingte Stimmen*)	Psychose anxiété-félicité Dépression soupçonneuse Euphorie exaltée	
39	Sensations corporelles	Paraphrénies systémiques Paraphrénie affective	Psychose anxiété-félicité *Hébéphrénie bizarre* *Euph/Dépres hypocondriaques*
40	Inhibition de la pensée (*Denkhemmung*)	Psychose confusionnelle Mélancolie pure PMD	Cataphasie
41	Fuite des idées (*Ideenflucht*)	PMD Manie pure	Psychose confusionnelle Cataphasie Paraphrénie affective
42	Incohérence de l'ordonnancement des phrases (*Satzordnung*)	Psychose confusionnelle Psychose motrice Cataphasie	PMD
43	Incohérence du choix thématique (*Themenwahl*)	Psychose confusionnelle	
44	Pensée paralogique (*Entgleisungen*, relâchement des associations, coq à l'âne, déraillement, *Kontaminationen*, contamination)	Cataphasie Paraphrénies systémiques Catatonies systémiques	
45	Logorrhée, besoin de parler, pression de parole (*Rededrang, pressure of speech*)	Manie pure Euphorie confabulante PMD Psychose confusionnelle Cataphasie	
46	Erreurs linguistiques (agrammatisme, paragrammatisme, néologisme)	Cataphasie Paraphrénies systémiques Catatonies systémiques	
47	Agitation psychomotrice avec augmentation des mouvements réactifs et expressifs	Psychose motrice	PMD
48	Agitation psychomotrice avec déroulement parakinétique	Catatonie périodique	Catatonies systémiques
49	Ralentissement psychomoteur	Psychose motrice PMD Mélancolie pure	
50	Hyperactivité orientée vers un but (*Vielgeschäftigheit*)	Manie Pure PMD	
51	Stupeur avec perplexité	Psychose confusionnelle	Cataphasie
52	Stupeur avec dépression	PMD	Psychose motrice
53	Stupeur avec motricité rigide	Psychose motrice	

35 psychoses – La classification des psychoses endogènes de Leonhard

	Symptôme	Caractéristique pour	Attire l'attention sur
55	Stupeur avec apathie (*Stumpfheit*)	Cataphasie	Catatonie périodique
56	Réduction de la motivation (*Antriebsminderung*) avec posture rigide	Catatonie périodique Catatonies systémiques	
57	Réduction de la motivation avec négativisme	Catatonie périodique Catatonies systémiques	
58	Réduction de la motivation avec hyperkinésies isolées, sporadique (*vereinzelt*) (grimaces, stéréotypies, gestes impulsifs, agressivité)	Catatonie périodique	Catatonies systémiques

Le tableau a été modifié par rapport à l'original. Ces modifications apparaissent en italique.

Annexe 10

Atteinte fonctionnelle supposées pour les différents troubles monopolaires

L'exposé complet se trouve dans (Leonhard, 1970), cf pour une version anglaise édulcorée (Leonhard, 1995a; Sonntag, 1995). Les termes exactes ont été replacés par l'explication du terme employé par Leonhard.

Psychoses phasiques unipolaires

Trouble des émotions	Émotions instinctuelles à motivation (faim, soif, sexe)	Dépression agitée
		Euphorie improductive
	Émotions liées au contexte (peur, fierté, sympathie, embarras)	Dépression tourmentée
		Euphorie exaltée
	Émotions provoquées par les sens (froids, faim, douleur)	Dépression hypocondriaque
		Euphorie hypocondriaque
	Émotion émergeant du caractère harmonieux ou non d'un élément d'un ensemble	Dépression suspicieuse
		Euphorie confabulantoire
	Sentiments indirectes	Dépression indifférente
		Euphorie indifférente
Trouble des tempéraments (niveau vital)		Mélancolie pure
		Manie pure

Schizophrénies systémiques

		Paraphrénies
Trouble des capacités logiques	Déficit de sélection par l'attention	Paraphrénie incohérente
	Déficit de l'inhibition par l'attention	Paraphrénie fantastique
	Surévaluation des distinctions	Paraphrénie expansive
	Mauvaise capacité à établir des distinctions conceptuelles	Paraphrénie phonémique
Trouble de "l'ampan" de la pensée	Trouble de la focalisation de l'activité mentale par le désire (restriction)	Paraphrénie hypocondriaque
	Trouble de la diversification de l'activité mentale par l'indifférence (expansion)	Paraphrénie confabulantoire
		Hébéphrénies
Trouble de la capacité à mettre en relation les émotions avec le passé, la projection dans l'avenir et les buts de vie	Positif	Hébéphrénie niaise
	Négatif	Hébéphrénie superficielle
Trouble de la capacité à vouloir	Capacité de tension (éveil de la volonté)	Hébéphrénie autistique
	Capacité de relaxation (réduction de la volonté)	Hébéphrénie bizarre
		Catatonies
Anomalie de la volonté	Volonté de vouloir régler les problèmes	Catatonie parakinétique
	Volonté à se détacher des problèmes s'ils ne sont pas réglables	Catatonie maniérée
	Volonté de choix positif	Catatonie à réponses précipitées
	Volonté de choix négatif	Catatonie inertielle
	Volonté d'arrêt	Catatonie proskinétique
	Volonté de nivellement	Catatonie négativiste

Il faut rappeler que la classification de Leonhard est essentiellement empirique. Ce n'est que secondairement que Leonhard a tâché de faire coïncider des fonctions psychologies spécifiques à chacun de ses tableaux.

Annexe 11
Réponse des différentes formes de psychoses endogènes aux thérapeutiques

Ce tableau de synthèse correspond à une expérience clinique, et ne repose que sur un nombre très limité d'essais. En l'absence de pression de la part de la communauté psychiatrique, les industrie pharmaceutiques n'ont aucun intérêt à rendre leur études plus lourdes, plus chères et surtout menant à un nombre plus limité de prescriptions dès lors qu'elle ne s'adresse qu'à des sous-groupes.

	Neuroleptiques	Stabilisateurs de l'humeur	ECT	Divers
Psychoses cycloïdes				
Anxiété-félicité	Intérêt dans le traitement de l'épisode, peu dans la prévention, mais difficulté à l'arrêter (psychose de sevrage) favoriser +++ les atypiques	Lithium efficace dans la prévention, peu d'intérêt dans le traitement de l'épisode		Benzodiazépines
Confusionnelle			Traitement le plus rapide, première ou seconde intention	Benzodiazépines, Anticholinesthérasiques ? Attention parfois entretien par antidépresseur
Motrice	A éviter (catatonie fatale), ou alors atypiques		Traitement de seconde intention après les benzodiazépines	Benzodiazépines +++
Schizophrénies non-systémiques	Dyskinésies tardives dans 4.5%	Intérêt du lithium en add-on pour le traitement de l'épisode ± symptômes rémanents : 90%, pas de neurotoxicité (0%). Jamais seul	Dans le traitement de l'épisode	Pas de switch avec antidépresseurs
Paraphrénie affective	84.4% (typique)			Antidépresseurs pour réduire dépression ou anxiété
Cataphasie	78.5% (typiqe)			
Catatonie périodique	60% avec typique, mas intérêt de la clozapine ++		Traitement de l'épisode	Antidépresseurs pour redonner de l'énergie
Schizophrénies systémiques	Dyskinésies tardives dans 13.9%	Aucune efficacité du lithium en add-on (0%) et risque de neurotoxicité (35%)	Aucun effet, ou très faible	Ergothérapie (catatonies +++) Effet significatif, mais peu cliniquement pertinent de l'amineptine, pas d'effet du lorazépam ou du bezhexol
Catatonies	0.9%			
Hébéphrénies	23%			
Paraphrénies	40.3%			

Attention, il ne faut pas déduire du tableau ci-dessus que les traitements aient une spécificités sur les pathologies. Ils ne sont essentiellement efficaces que sur les troubles thymiques et la psychose considérées comme des manifestations aspécifiques (secondaires) en réaction à l'installation du trouble (primaire). En conséquence, ils sont essentiellement considérés comme inefficaces dans la prévention des symptômes déficitaires.

Annexe 12

Classification des psychoses en lien avec l'épilepsie

Rappelons que la classification des psychoses en lien avec l'épilepsie se base sur le rapport temporel entre la crise et le développement du trouble psychotique.

Les psychoses ictales

Les éléments psychotiques sont contingents avec la crise. On est donc forcément dans le cadre d'état de mal. La symptomatologie comprend des éléments confusionnels qui doivent faire pratiquer un EEG si possible avec électrodes temporales basses. Dans certains cas, il n'y a pas d'antécédent de comitialité, et pour que ces personnes soient vu en psychiatrie, c'est qu'elles n'ont pas présenté de convulsions.

- État de mal généralisée non convulsivant (petit mal status) : C'est une forme prédominant chez la personne âgée dans un contexte de sevrage aux benzodiazépines. L'EEG n'est pas simple à interprété (rythmes rapides), mais la normalisation du tracé lors de l'injection de benzodiazépine (à faire pendant l'enregistrement, permet le diagnostic). Plus exceptionnellement, chez un enfant, adolescent, voir un adulte jeune un état d'obnubilation s'accompagnant d'hallucinations correspond à un petit mal absence (3 c/s en percritique et un delta frontal (2 c/s) en intercritique). Ces états de mal absence s'observe surtout dans les chromosome 20 en anneau.

- État de mal partiel : temporal (+ dysthymie) ou frontal (+ desinhibition, euphorie).

La psychose post ictale

Les éléments psychotiques se déclarent dans 80% des cas dans les 3 jours qui suivent la crise (en générale quelques heures après – délai moyen de 25h). Il s'agit d'un trouble très particulier, et reconnaissable. Avant tout, il ne surviendra que sur un terrain de crises partielle complexe (temporales surtout, parfois frontales), mais jamais sur un terrain d'épilepsie généralisée. La psychose survient généralement suite à une salve de crises chez un sujet épileptique de longue date (>10 ans). Soit l'épilepsie est mal contrôlée, soit le sujet à arrêté son traitement, parfois pour des raison médicale (lorsque l'on cherche à enregistrer des crise lors d'un bilan préchirurgical).

Sur le plan clinique, le trouble débute par une insomnie sans fatigue, puis apparaissent rapidement (quelques heures à quelques jours) une desinhibition (avances sexuelles ...), des idées délirantes de grandeur souvent à thématique religieuse, une hyperactivité, une euphorie se changeant rapidement en irritabilité, qui est à l'origine du risque élevé de violence envers les autres (23%), mais aussi suicide (7%). On n'observent qu'occasionnellement des symptômes de premier rang, et il n'y a pas de symptômes négatifs. A noter l'absence de confusion qui avec la présence d'un intervalle libre, permet le diagnostic différentiel avec la confusion post-critique. L'épisode est bref, puisque dans 50% des cas, il dure moins d'1 semaine et en règle il ne dépasse pas 1 mois. Les récidives sont fréquentes si le trouble survient spontanément.

Le traitement dépend de la précocité de l'intervention. Il faut si possible repérer l'insomnie et l'hypomanie débutante. En générale à ce stade, la prescription d'une benzodiazépine à une dose suffisante pour permettre quelques heures de sommeil permet d'enrailler l'évolution vers la psychose avec agitation. Au delà, le traitement repose sur les benzodiazépines à forte dose le plus souvent avec l'adjonction d'un neuroleptique incisif. La prévention repose sur un meilleur contrôle des crises, ce qui passe parfois pas une chirurgie de l'épilepsie que ces épisodes ne doivent pas contre-indiquer (Kanemoto, 2002; de Toffol, 2001, p109-121).

Les psychoses interictales ou intercritiques

Dans ce cas, la psychose n'as pas de lien chronologique avec les crises. On peut distinguer deux grands cas de figure .

<u>Les psychoses interictales épisodiques</u>

- Complication épilepsies partielles réfractaires : contexte de diminution du nombre de crise (> - 80% au cours du mois précédent). Pas de modification du tracé. Hallucinations, délire de référence et de persécution. Rareté des délires de grandeur et religieux. Dure moins de 3 semaines. Survenue après longue période d'épilepsie. Chez 21% des sujets, les crises s'accompagnent de troubles dysautonomiques. Nouvelle crise permet de finir épisode, d'où diminution des antiépileptiques comme thérapeutique.

- Complication épilepsies généralisées : Normalisation forcée (alternative psychosis of Landold) = disparition complète des crises et des anomalies EEG. Peut s'observer chez des sujets jeunes, pas besoin d'une évolution longue. Période prodromique : insomnie, oppression, anxiété, baisse du rendement, retrait social. Si possible agir dès ce moment là par prescription bdz pour contrôler l'insomnie. Phase d'état = délire à mécanisme interprétatif, idée persécutives, compréhensible. Hallucinations parfois. Crise généralisée permet de finir épisode, d'où diminution des antiépileptiques comme thérapeutique.
- Troubles psychotiques brefs (schizophrèniforme, mais durée de 1 à 3 sem). Début et fin brutales. Pas lié à un type de crise particulier. Traitement par réduction des antiépileptiques et occasionnellement par neuroleptiques.
- Psychose médicamenteuse

Psychoses interictales chroniques (> 3 mois)

Ressemble à une schizophrénie paranoïde (pas ou peu de symptômes négatifs, fréquence des éléments thymique) : délire de référence, de persécution, hallucinations, rareté des délires religieux ou de grandeur. Fréquentes tentatives de suicides (65% contre 16% des schizophrènes dans une étude)

On peut en reconnaître deux grandes formes :

- Une forme ou prédomine les idées de persécution. Elles sont souvent sous-tendues par des fluctuations rapides de l'humeur réalisant ce que ?? appelle les troubles dysphorique interictaux (interictal dysphoric disorder) définit par la présence d'au moins 3 des symptômes suivant : Humeur dépressive, Anergie, Irritabilité, Douleur, Insomnie, Peurs, Anxiété, Humeur dysphorique.

    Pas de personnalité prémorbide, antécédents familiaux de psychose plus rare, mais surtout épilepsies temporales réfractaires (risque x10 par rapport à migraine). Si compare à épilepsies temporales : moins de généralisations secondaires, plus de crises partielles complexes. Souvent dans contexte d'exacerbation. Pas d'effet de latéralité du foyer.

    Sur le plan métabolique : essentiellement hypo-débit temporal G et anomalies spectroscopiques temporales G.

Sur le plan anatomique : pas plus de sclérose, pas de lésion temporale plus fréquente. En revanche : élargissement ventriculaire, gliose péri-ventriculaire, et surtout lésions de la substance blanche liées à une pathologie des petits vaisseaux.

Traitement : neuroleptiques, mais pour certains, surtout associations d'antidépresseurs (imipramine 150mg/j + fluoxetine 60mg/j) +/- atypique à dose modérée (risperidone à 4mg/j)

- Une forme qui ressemblent de très près aux paraphrénie phonémiques de par la phénoménologique des hallucinations. Cependant le mode de survenue de celles-ci est différent. Plutôt que de débuter lors d'un épisode dépressif, c'est souvent à l'occasion d'un meilleur contrôle des crises que les hallucinations débutent. Le plus souvent la zone épiletogène implique les régions temporales externes de l'hémisphère dominant, et les examens métaboliques montrent un hypométabolisme de base englobant ces régions. Rappelons que la diminution de la substance grise et l'hypométabolisme dans ces régions sont associés aux paraphrénie phonémiques. Ces formes en seraient l'équivalent fonctionnel par un renforcement de l'inhibition de la zone épileptogène. Les neuroleptiques améliorent la symptomatologie, mais la reversent rarement complètement. Persistent de petits phénomène hallucinatoires non gênants. Nous ignorons dans quelle mesure ces formes pourraient régresser, en particulier en tout début d'évolution si le traitement antiépileptique était allégé.

Jack Foucher

Bibliographie

Abramowitz, J. S. & Braddock, A.E. (2006). Hypochondriasis: conceptualization, treatment, and relationship to obsessive-compulsive disorder.. *Psychiatr Clin North Am*, 29, pp. 503-519.

Ahokas, A., Aito, M. & Rimón, R. (2000). Positive treatment effect of estradiol in postpartum psychosis: a pilot study.. *J Clin Psychiatry*, 61, pp. 166-169.

Albert, E. (1986). Über den Einfluβ von neuroleptischer Langzeitmedikation auf den Verlauf von physischen und remittierenden Unterformen endogener Psychosen. In K. Seidel, K. J. Neumärker & H. A. F. Schulze (Eds.), *Zur Klassifikation endogener Psychosen*. : Hirzel, Leipzig. pp. 97-107.

Althaus, G., Pfuhlmann, B. & Franzek, E. (2000). Is the premenstrual exacerbation of psychotic symptoms specific to schizoprenia?. In E. Franzek, G. S. Ungvari, E. Rüther & H. Beckmann (Eds.), *Progress in differentiated psychopathology*. : International Wernicke-Kleist-Leonhard Society, Würzburg, Germany. pp. 206-212.

Aman, M. G., Collier-Crespin, A. & Lindsay, R.L. (2000). Pharmacotherapy of disorders in mental retardation.. *Eur Child Adolesc Psychiatry*, 9 Suppl 1, p. I98-107.

Ando, M. & Ito, K. (1959). Clinical and electroencephalographical studies on catatonia. *Folia Psychiatr Neurol Jpn*, 13, pp. 133-142.

Andreasen, N. (1984) Scale for the Assessment of Positive Symptoms (SAPS). University of Iowa.

Andreasen, N. C., Carpenter, W. T. J., Kane, J. M., Lasser, R. A., Marder, S. R. & Weinberger, D.R. (2005). Remission in schizophrenia: proposed criteria and rationale for consensus.. *Am J Psychiatry*, 162, pp. 441-449.

Andreasen, N. C., Rice, J., Endicott, J., Coryell, W., Grove, W. M. & Reich, T. (1987). Familial rates of affective disorder. A report from the National Institute of Mental Health Collaborative Study.. *Arch Gen Psychiatry*, 44, pp. 461-469.

Angst, J. (1966). Zur Ätiologie und Nosologie endogener depressiver Psychosen. : Springer, Berlin.

Angst, J., Dittrich, A. & Grof, P. (1969). Course od endogenous affective psychoses and its modification by prophylactic administration of imipramine and lithium. *Inter Pharmacopsychiatr*, 2, pp. 1-11.

Angst, J., Felder, W. & Lohmeyer, B. (1979). Schizoaffective disorders: I. Results of a genetic investigation. *J Affect Dis*, 1, pp. 139-153.

Armbruster, B. & Huber, G. (1986). Die zycloiden und schizo-affektiven Psychosen der Bonner Schizophrenie-Studie. In K. Seidel, K. J. Neumärker & H. A. F. Schulze (Eds.), *Zur Klassifikation endogener Psychosen*. : Hirzel, Leipzig. pp. 54-62.

Astrup, C. (1957). Experimentelle Untersuchungen über die Störungen der höheren Nerventätigkeit bei Defektschizophrenien. *Psychiatr Neurol Med Psychol*, 9, p. 9-.

Astrup, C. (1979). The chronic schizophrenias. : Universitetsforlaget, Oslo.

Astrup, C. & Fish, F. (1964). The response of the different Leonhard subgroups of schizophrenia on psychotropic drugs. *Fol Psychiat Neurol Japon*, 18, pp. 133-140.

Aziz, M., Maixner, D. F., DeQuardo, J., Aldridge, A. & Tandon, R. (2001). ECT and mental retardation: a review and case reports.. *J ECT, 17*, pp. 149-152.

Azorin, J. M., Akiskal, H. & Hantouche, E. (2006). The mood-instability hypothesis in the origin of mood-congruent versus mood-incongruent psychotic distinction in mania: validation in a French National Study of 1090 patients.. *J Affect Disord, 96*, pp. 215-223.

Baethge, C. (2003). Long-term treatment of schizoaffective disorder: review and recommendations.. *Pharmacopsychiatry, 36*, pp. 45-56.

Baethge, C. (2007). Biological treatment of schizoaffective disorders. In A. Marneros & H. S. Akiskal (Eds.), *The overlap of affective and schizophrenic spectra*. : Cambridge University Press, Cambridge, UK. pp. 248-263.

Ballet, G. (1911). La psychose hallucinatoire chronique et la désagrégation de la personnalité. *Encephale, 8*, pp. 501-508.

Ban, T. A. (1989). Composite Diagnostic Evaluation of Depressive Disorders (CODE-DD). : JM productions, Brentwood, USA.

Ban, T. A. (1990). Clinical pharmacology and Leonhard's classification of endogenous psychoses.. *Psychopathology, 23*, pp. 331-338.

Ban, T. A. (2000). From DSM-III to DSM-IV: progress or standstill?. In E. Franzek, G. S. Ungvari, E. Rüther & H. Beckmann (Eds.), *Progress in differentiated psychopathology*. : International Wernicke-Kleist-Leonhard Society, Würzburg, Germany. pp. 1-11.

Ban, T. A. (2001). Pharmacotherapy of mental illness--a historical analysis.. *Prog Neuropsychopharmacol Biol Psychiatry, 25*, pp. 709-727.

Ban, T. A. (2004). Neuropsychopharmacology and the genetics of schizophrenia: a history of the diagnosis of schizophrenia.. *Prog Neuropsychopharmacol Biol Psychiatry, 28*, pp. 753-762.

Ban, T. A., Guy, W. & Wilson, W.H. (1984). Leonhard's classification of the chronic schizophrenias. *Can J Psychiatry, 29*, pp. 467-472.

Banov, M. D., Zarate, C. A. J., Tohen, M., Scialabba, D., Wines, J. D. J., Kolbrener, M., Kim, J. W. & Cole, J.O. (1994). Clozapine therapy in refractory affective disorders: polarity predicts response in long-term follow-up.. *J Clin Psychiatry, 55*, pp. 295-300.

Barcia Salorio, D. (2000). Trastornos delirantes crónicos. In D. Barcia Salorio (Ed.), *Tratado de psichiatria*. : Arán, Madrid, Spain. pp. 315-332.

Barcia, C. (1999). Evalutation clinique des psychoses cycloïdes. In P. Pichot & W. Rein (Eds.), *L'approche clinique en psychiatrie*. : Institut Synthélabo. pp. 421-446.

Barcia, D. (1997). The kindling phenomenon: a likely etiopathogenic mechanism of cycloid psychosis. Abstract of the 6th world congress of Biological psychiatry. *Biol psychiatry, 42 (Suppl)*, p. S195.

Barcia, D. (1998). Psicosis cicloides: Psicosis marginales, Bouffées délirantes. : Triascastelas, Madrid.

Baron, M., Gruen, R., Asnis, L. & Kane, J. (1982). Schizoaffective illness, schizophrenia and affective disorders: morbidity risk and genetic transmission.. *Acta Psychiatr Scand, 65*, pp. 253-262.

Becker, T., Stöber, G., Lanczik M H, Hofmann, E. & Frankez, E. (1995). Cranial computed tomography and differentiated psychopathology. Are there patterns of abnormal CT findings?. In H. Beckmann & K. J. Neumärker (Eds.), *Endogenous psychoses. Leonhard impact on modern psychiatry.* : Ullstein-Mosby, Berlin. pp. 230-234.

Beckman, G., Beckman, L., Cedergren, B., Perris, C., Strandman, E. & Wahlby, L. (1978). Genetic markers in cycloid psychosis. *Neuropsychobiology*, 4, pp. 276-282.

Beckman, L., Beckman, G. & Perris, C. (1980). Gc serum groups and schizophrenia. *Clin Genet*, 17, pp. 149-152.

Beckmann, H. (1995). Leonhard's nosology in psychiatric research - recent results. In H. Beckmann & K. J. Neumärker (Eds.), *Endogenous psychoses. Leonhard impact on modern psychiatry.* : Ullstein-Mosby, Berlin. pp. 4-13.

Beckmann, H. & Franzek, E. (1992). Deficit of birthrates in winter and spring months in distinct subgroups of mainly genetically determined schizophrenia.. *Psychopathology*, 25, pp. 57-64.

Beckmann, H. & Franzek, E. (1997). The genetic heterogeneity of "schizophrenia". In E. Franzek & G. S. Ungvari (Eds.), *Recent advances in Leonhardian nosology.* : International Wernicke-Kleist-Leonhard Society, Wuertzburg, Germany. pp. 115-139.

Beckmann, H. & Franzek, E. (1999). La nosologie de Wernicke-Kleist-Leonhard et son importance dans la recherche et la pratique clinique. In P. Pichot & W. Rein (Eds.), *L'approche clinique en psychiatrie.* : Institut Synthélabo. pp. 584-618.

Beckmann, H. & Franzek, E. (2000). The genetic heterogeneity of "schizophrenia".. *World J Biol Psychiatry*, 1, pp. 35-41.

Beckmann, H., Franzek, E. & Stober, G. (1996). Genetic heterogeneity in catatonic schizophrenia: a family study. *Am J Med Genet*, 67, pp. 289-300.

Beckmann, H., Fritze, J. & Franzek, E. (1992). The influence of neuroleptics on specific syndromes and symptoms in schizophrenics with unfavourable long-term course. A 5-year follow-up study of 50 chronic schizophrenics.. *Neuropsychobiology*, 26, pp. 50-58.

Beckmann, H., Fritze, J. & Lanczik, M. (1990a). Prognostic validity of the cycloid psychoses. A prospective follow-up study. *Psychopathology*, 23, pp. 205-211.

Beckmann, H., Fritze, J. & Lanczik, M. (1990b). Prognostic validity of the cycloid psychoses. A prospective follow-up study.. *Psychopathology*, 23, pp. 205-211.

Benazzi, F. & Akiskal, H. (2003). Clinical and factor-analytic validation of depressive mixed states: a report from the Ravenna–San Diego collaboration. *Current Opinion in Psychiatry*, 16 (Suppl 2), p. S71-S78.

Bengel, D., Balling, U., Stober, G., Heils, A., Li, S. H., Ross, C. A., Jungkunz, G., Franzek, E., Beckmann, H., Riederer, P. & Lesch, K.P. (1998). Distribution of the B33 CTG repeat polymorphism in a subtype of schizophrenia. *Eur Arch Psychiatry Clin Neurosci*, 248, pp. 78-81.

Berrettini, W. H. (2000). Genetics of psychiatric disease.. *Annu Rev Med*, 51, pp. 465-479.

Bhaskara, S. M. (1998). A woman with recurrent acute confusion: a case of cycloid psychosis. *J Psychiatry Neurosci*, 23, pp. 61-63.

Biederman, J., Lerner, Y. & Belmaker, R.H. (1979). Combination of lithium carbonate and haloperidol in schizo-affective disorder: a controlled study.. *Arch Gen Psychiatry*, 36, pp. 327-333.

Bleuler, E. (1911). Dementia praecox, oder Gruppe der Schizophrenien. : F. Deuticke,

Leipzig.

Bleuler, E. (1993). La démence précoce ou le groupe des schizophrenies. : EPEL/GREC, Paris.

Boeker, W. & Haefner, H. (1973). Gewalttaten Geistesgestorter. Eine psychiatrisch-epidemiologische Untersuchung in der Bundesrepublik Deutschland. : Springer, Berlin, Germany.

Bonkalo, A., Doust, J. W. L. & Stokes, A.B. (1955). Physiological concomitants of the phasic disturbances seen in periodic catatonia. *Am J Psychiatry, 112*, pp. 114-122.

Bräunig, P. (1990). Switch processes and rapid cycling in bipolar affective disorders, cycloid psychoses and nonsystematic schizophrenia.. *Psychopathology, 23*, pp. 291-302.

Bräunig, P. & Fimmers, R. (1995). Long-term course and outcome of cycloïd psychoses in comparison to shizoaffective psychoses. In H. Beckmann & K. J. Neumärker (Eds.), *Endogenous psychoses. Leonhard impact on modern psychiatry.* : Ullstein-Mosby, Berlin. pp. 68-75.

Brockington, I. (1995). Bipolar disorder, cycloid psychosis and schophrenia: a taxonomic map of the psychoses. In H. Beckmann & K. J. Neumärker (Eds.), *Endogenous psychoses. Leonhard impact on modern psychiatry.* : Ullstein-Mosby, Berlin. pp. 197-207.

Brockington, I. F. & Leff, J.R. (1979). Schizoaffective psychosis: definitions and incidence. *Psychol Med, 9*, pp. 91-99.

Brockington, I. F., Perris, C. & Meltzer, H.Y. (1982a). Cycloid psychoses: diagnosis and heuristic value. *J Nerv Ment Dis, 170*, pp. 651-656.

Brockington, I. F., Perris, C., Kendell, R. E., Hillier, V. E. & Wainwright, S. (1982b). The course and outcome of cycloid psychosis. *Psychol Med, 12*, pp. 97-105.

Brodaty, H., Sachdev, P., Rose, N., Rylands, K. & Prenter, L. (1999). Schizophrenia with onset after age 50 years. I: Phenomenology and risk factors.. *Br J Psychiatry, 175*, pp. 410-415.

Castle, D. J. & Rossell, S.L. (2006). An update on body dysmorphic disorder.. *Curr Opin Psychiatry, 19*, pp. 74-78.

Chouinard, G. (1991). Severe cases of neuroleptic-induced supersensitivity psychosis. Diagnostic criteria for the disorder and its treatment.. *Schizophr Res, 5*, pp. 21-33.

Chouinard, G., Jones, B. D. & Annable, L. (1978). Neuroleptic-induced supersensitivity psychosis.. *Am J Psychiatry, 135*, pp. 1409-1410.

Clark, L. (2007). State- and trait-related deficits in sustained attention in bipolar disorder: are there any overlaps with schizophrenia?. In A. Marneros & H. S. Akiskal (Eds.), *The overlap of affective and schizophrenic spectra.* : Cambridge University Press, Cambridge, UK. pp. 79-103.

Coryell, W. (2007). Phenomenological approaches to the schizoaffective spectrum. In A. Marneros & H. S. Akiskal (Eds.), *The overlap of affective and schizophrenic spectra.* : Cambridge University Press, Cambridge, UK. pp. 133-144.

Coryell, W. & Zimmerman, M. (1988). The heritability of schizophrenia and schizoaffective disorder. A family study.. *Arch Gen Psychiatry, 45*, pp. 323-327.

Cotard, L. (1909). Société médico-psychologique. Séance du 28 décembre 1908. Présidence de M. Séglas. Deux cas de psychose hallucinatoire.. *Annales médico-*

psychologiques, 9, pp. 256-262.

Cutting, J. C., Clare, A. W. & Mann, A.H. (1978). Cycloid psychosis: an investigation of the diagnostic concept. *Psychol Med*, 8, pp. 637-648.

D'Amato, T., Dalery, J., Rochet, T., Terra, J. L. & Marie-Cardine, M. (1991). [Seasons of birth and psychiatry. A retrospective inpatients study]. *Encephale*, 17, pp. 67-71.

de Toffol, B. (2001). Syndromes épileptiques et troubles psychotiques. : John Libbey Eurotext, Paris.

Descheemaeker, M. J., Vogels, A., Govers, V., Borghgraef, M., Willekens, D., Swillen, A., Verhoeven, W. & Fryns, J.P. (2002). Prader-Willi syndrome: new insights in the behavioural and psychiatric spectrum. *J Intellect Disabil Res*, 46, pp. 41-50.

Devaney, J. M., Donarum, E. A., Brown, K. M., Meyer, J., Stober, G., Lesch, K. P., Nestadt, G., Stephan, D. A. & Pulver, A.E. (2002). No missense mutation of WKL1 in a subgroup of probands with schizophrenia. *Mol Psychiatry*, 7, pp. 419-423.

Dluzen, D. E. (2005). Unconventional effects of estrogen uncovered.. *Trends Pharmacol Sci*, 26, pp. 485-487.

Dormann, W. U. (1995). Spontaneous and event-related electrical brain acivity in cycloid spycoses and non-systematic schizophrenia. In H. Beckmann & K. J. Neumärker (Eds.), *Endogenous psychoses. Leonhard impact on modern psychiatry*. : Ullstein-Mosby, Berlin. pp. 141-146.

Dubertret, C., Gorwood, P. & Ades, J. (1997). Psychose Hallucinatoire Chronique et schizophrénie d'apparition tardive : une même entité?. *Encéphale*, 23, pp. 157-167.

Duggal, H. S. & Gandotra, G. (2005). Risperidone treatment of periodic catatonia. *Can J Psychiatry*, 50, pp. 241-242.

Egan, M. F., Duncan, C. C., Suddath, R. L., Kirch, D. G., Mirsky, A. F. & Wyatt, R.J. (1994). Event-related potential abnormalities correlate with structural brain alterations and clinical features in patients with chronic schizophrenia.. *Schizophr Res*, 11, pp. 259-271.

Ernst, C. L. & Goldberg, J.F. (2004). Antisuicide properties of psychotropic drugs: a critical review.. *Harv Rev Psychiatry*, 12, pp. 14-41.

Etcharry-Bouyx, F., Barbeau, E. & Poncet, M. (2004). Dyspraxie diagnostique et main capricieuse. In M. Enjalbert, J. Touchon & J. Pélissier (Eds.), *Les mouvements anormaux*. : Masson, Paris, France. pp. 138-144.

Ey, H. (1950). Etudes psychiatriques. : Desclée de Brouwer - Paris.

Ey, H. (1954). Etudes psychiatriques, Vol 3. : Desclée de Brouwer - Paris.

Ey, H. (1973). Traité des hallucinations. : Masson, Paris, France.

Ey, H., Bernard, P. & Brisset, C. (1989). Manuel de psychiatrie. 6ème édition. : Masson, Paris, France.

Falkai, P., Bogerts, B., Klieser, E., Mooren, I., Waters, H. & Schlüter, U. (1995). Cranial computed tomography in schizophrenics, patients with cycloïd psychosis and controls. In H. Beckmann & K. J. Neumärker (Eds.), *Endogenous psychoses. Leonhard impact on modern psychiatry*. : Ullstein-Mosby, Berlin. pp. 213-215.

Falkai, P., Franzek, E., Schneider-Axmann, T., Blank, B., Kleinschmidt, A. & Steinmetz, H. (1997). Magnetic resonance imaging findings in schizophrenic patients diagnosed according to Leonhard's classification: a quantitative morphometric study. In E. Franzek &

G. S. Ungvari (Eds.), *Recent advances in Leonhardian nosology*. : International Wernicke-Kleist-Leonhard Society, Wuertzburg, Germany. pp. 77-87.

Fallgatter, A. J. (2000). Electrophysiological correlates of response control in cycloid psychoses, non-systematic and systematic schizophrenia. In E. Franzek, G. S. Ungvari, E. Rüther & H. Beckmann (Eds.), *Progress in differentiated psychopathology*. : International Wernicke-Kleist-Leonhard Society, Würzburg, Germany. pp. 102-106.

Finger, I. (1986). [Prognosis of the rehabilitation of psychiatric patients by Leonhard's differential diagnosis]. *Psychiatr Neurol Med Psychol (Leipz)*, 38, pp. 198-206.

Finger, I. (1995). Differential diagnosis between schizophrenic courses according to Leonhard's classification, and neuroses - A contribution to early detection of schizophrenia. In H. Beckmann & K. J. Neumärker (Eds.), *Endogenous psychoses. Leonhard impact on modern psychiatry*. : Ullstein-Mosby, Berlin. pp. 125-128.

Fink, M. & Taylor, M.A. (2003). Catatonia: A Clinician's Guide to Diagnosis and Treatment. : Cambridge University Press.

First M.B., Spitzer R.L., Gibbon M., Williams J.B.W. (1997) Structured Clinical Interview for DSM-IV® Axis I Disorders (SCID-I), Clinician Version, American Psychiatric Association.

Fish, F. J. (1958). Leonhard's classification of schizophrenia. *J Ment Sci*, 104, p. 944-.

Fish, F. J. (1962). Schizophrenia. : Wright, Bristol.

Fish, F. J. (1964a). The cycloid psychoses. *Comprehensive Psychiatry*, 5, pp. 155-169.

Fish, F. J. (1964b). The influence of tranquilizers on the Leonhard schizophrenic syndromes. *L'Encéphale*, 1, pp. 245-249.

Foucher, J. R. (2007). *L'intégration fonctionnelle cérébrale dans la schizophrénie*. Unpublished master's thesis.

Foucher, J. R., Lacambre, M., Pham, B., Giersch, A. & Elliott, M.A. (2007a). Low time resolution in schizophrenia Lengthened windows of simultaneity for visual, auditory and bimodal stimuli.. *Schizophr Res*, in press.

Foucher, J. R., Lalanne, L., Giersch, A., Elliott, M. A. & Pham, B.T. (2007b). Simultaneity perception disentangles different kinds of schizophrenic disorders. *WEBP - Eur Archiv Psychiat Clin Neurosci*, , .

Franzek, E. (1997). Cycloid psychosis, neuroleptic malignant syndrome and "lethal" catatonia. In E. Franzek & G. S. Ungvari (Eds.), *Recent advances in Leonhardian nosology*. : International Wernicke-Kleist-Leonhard Society, Wuertzburg, Germany. pp. 25-35.

Franzek, E. & Beckmann, H. (1992). Sex differences and distinct subgroups in schizophrenia. A study of 54 chronic hospitalized schizophrenics. *Psychopathology*, 25, pp. 90-99.

Franzek, E. & Beckmann, H. (1998). Different genetic background of schizophrenia spectrum psychoses: a twin study. *Am J Psychiatry*, 155, pp. 76-83.

Franzek, E. & Beckmann, H. (1999). Psychoses of the Schizophrenic Spectrum in Twins. : Springer - Wien.

Franzek, E. & Beckmann, H. (2000). Schizophrenia is not a disease entity. In E. Franzek, G. S. Ungvari, E. Rüther & H. Beckmann (Eds.), *Progress in differentiated psychopathology.* : International Wernicke-Kleist-Leonhard Society, Würzburg, Germany. pp. 25-29.

Franzek, E., Becker, T., Hofmann, E., Flohl, W., Stober, G. & Beckmann, H. (1996). Is computerized tomography ventricular abnormality related to cycloid psychosis?. *Biol Psychiatry, 40*, pp. 1255-1266.

Franzek, E., Beckmann, H. (1995). Sex difference in chronic schizophrenia - Study on 54 chronic hospitalized schizophrenics. In H. Beckmann & K. J. Neumärker (Eds.), *Endogenous psychoses. Leonhard impact on modern psychiatry.* : Ullstein-Mosby, Berlin. pp. 152-157.

Fukuda, T. (2000). Long-term personal follow-through investigation of atypical psychotic and schizophrenic patients: evidence of an epileptic component in atypical psychosis. In E. Franzek, G. S. Ungvari, E. Rüther & H. Beckmann (Eds.), *Progress in differentiated psychopathology.* : International Wernicke-Kleist-Leonhard Society, Würzburg, Germany. pp. 217-222.

Furukawa, T. A., Anraku, K., Hiroe, T., Takahashi, K., Yoshimura, R., Hirai, T., Kitamura, T. & Takahashi, K. (1999). A polydiagnostic study of depressive disorders according to DSM-IV and 23 classical diagnostic systems.. *Psychiatry Clin Neurosci, 53*, pp. 387-396.

Gaebel, W. & Riesbeck, M. (2007). Revisiting the relapse predictive validity of prodromal symptoms in schizophrenia.. *Schizophr Res, 95*, pp. 19-29.

Gaebel, W., Bittner, E. & Wölwer, W. (2007). Depressive syndromes in schizophrenia. In A. Marneros & H. S. Akiskal (Eds.), *The overlap of affective and schizophrenic spectra.* : Cambridge University Press, Cambridge, UK. pp. 156-181.

Garrabé, J. & Barcia, D. (2002). Psychoses cycloides, psychoses marginales, psychoses atypiques. *Confront psychiatr, 43*, pp. 65-91.

Gemzell, C. A. & Gunne, L.M. (1956). Adrenocortical and thyroid function in periodic catatonia. *Acta Psychiatr Neurol Scand, 31*, pp. 367-378.

Ghaemi, S. N., Saggese, J. & Goodwin, F.K. (2006). Diagnosis of bipolar depression. In R. El-Mallakh & S. N. Ghaemi (Eds.), *Bipolar depression: a comprehensive guide.* : American Psychiatric Publishing, Washington DC, USA. pp. 3-33.

Gjessing, L. R. (1967a). Lithium citrate loading of a patient with periodic catatonia. *Acta Psychiatr Scand, 43*, pp. 372-375.

Gjessing, L. R. (1967b). Effect of thyroxine, pyridoxine, orphenadrine-HCl, resperine and disulfiram in periodic catatonia. *Acta Psychiatr Scand, 43*, pp. 376-384.

Gjessing, L. R. (1974). A review of periodic catatonia. *Biol Psychiatry, 8*, pp. 23-45.

Gjessing, L. R., Harding, G. F., Jenner, F. A. & Johannessen, N.B. (1967a). The EEG in three of Gjessing's patients with periodic catatonia. *Electroencephalogr Clin Neurophysiol, 23*, p. 490.

Gjessing, L. R., Harding, G. F., Jenner, F. A. & Johannessen, N.B. (1967b). The EEG in three cases of periodic catatonia. *Br J Psychiatry, 113*, pp. 1271-1282.

Goes, F. S., Zandi, P. P., Miao, K., McMahon, F. J., Steele, J., Willour, V. L., Mackinnon, D. F., Mondimore, F. M., Schweizer, B., Nurnberger, J. I. J., Rice, J. P., Scheftner, W., Coryell, W., Berrettini, W. H., Kelsoe, J. R., Byerley, W., Murphy, D. L., Gershon, E. S., Bipolar Disorder Phenome Group, Depaulo, J. R. J., McInnis, M. G. & Potash, J.B. (2007). Mood-incongruent psychotic features in bipolar disorder: familial aggregation and suggestive linkage to 2p11-q14 and 13q21-33.. *Am J Psychiatry, 164*, pp. 236-247.

Greil, W., Ludwig-Mayerhofer, W., Erazo, N., Engel, R. R., Czernik, A., Giedke, H., Müller-Oerlinghausen, B., Osterheider, M., Rudolf, G. A., Sauer, H., Tegeler, J. & Wetterling, T. (1997). Lithium vs carbamazepine in the maintenance treatment of schizoaffective disorder: a randomised study.. *Eur Arch Psychiatry Clin Neurosci, 247*, pp. 42-50.

Gross, G. & Huber, G. (1995). Differentiation of endogenous psychoses in psychiatry of German-language countries since K Leonhard and K Schneider. In H. Beckmann & K. J. Neumärker (Eds.), *Endogenous psychoses. Leonhard impact on modern psychiatry.* : Ullstein-Mosby, Berlin. pp. 29-35.

Gross, G., Huber, G., Klosterkotter, J. & Linz, M. (1992). BSABS. Bonner Skala für die Beurteilung von Basissymptomen. Bonn Scale for the Assessment of Basic Symptoms. : Springer, Berlin.

Grosse, U. (1968). [Diagnostic evaluation of psychoses developing during the puerperium]. *Psychiatr Neurol Med Psychol (Leipz), 20*, pp. 222-225.

Gunne, L. M. & Holmberg, G. (1957). Electroencephalographic changes in a typical case of periodic catatonia. *Acta Psychiatr Neurol Scand, 32*, pp. 50-57.

Guy, W., Ban, T. A. & Wilson, W.H. (1985). An international survey of tardive dyskinesia.. *Prog Neuropsychopharmacol Biol Psychiatry, 9*, pp. 401-405.

Häfner, H., Maurer, K., Ruhrmann, S., Bechdolf, A., Klosterkötter, J., Wagner, M., Maier, W., Bottlender, R., Möller, H., Gaebel, W. & Wölwer, W. (2004). Early detection and secondary prevention of psychosis: facts and visions.. *Eur Arch Psychiatry Clin Neurosci, 254*, pp. 117-128.

Hatotani, N. (1996). The concept of 'atypical psychoses': special reference to its development in Japan. *Psychiatry Clin Neurosci, 50*, pp. 1-10.

Heath, R. G., Mickle, W. A. & Monroe, R.R. (1955-1956). Characteristics of recordings from various specific subcortical nuclear masses in the brain of psychotic and non-psychotic patients.. *Trans Am Neurol Assoc,* , pp. 17-21.

Heidrich, A. & Franzek, E. (1995). Leonhrad's nosology and neuropsychological profiles: cycloid psychosis and periodic catatonia. In H. Beckmann & K. J. Neumärker (Eds.), *Endogenous psychoses. Leonhard impact on modern psychiatry.* : Ullstein-Mosby, Berlin. pp. 185-188.

Höffler, J., Bräunig, P. & Ludvik, M. (1995). Cycloid psychoses: Neuroimaging in first episode and long-term course. In H. Beckmann & K. J. Neumärker (Eds.), *Endogenous psychoses. Leonhard impact on modern psychiatry.* : Ullstein-Mosby, Berlin. pp. 216-221.

Höffler, J., Bräunig, P., Krüger, S. & Ludvik, M. (1997). Morphology according to cranial computed tomography of first-episode cycloid psychosis and its long-term-course: differences compared to schizophrenia.. *Acta Psychiatr Scand, 96*, pp. 184-187.

Hollis, C. (2000). Adult outcomes of child- and adolescent-onset schizophrenia: diagnostic stability and predictive validity. *Am J Psychiatry, 157*, pp. 1652-1659.

Honig, A., Romme, M. A., Ensink, B. J., Escher, S. D., Pennings, M. H. & deVries, M.W. (1998). Auditory hallucinations: a comparison between patients and nonpatients. *J Nerv Ment Dis, 186*, pp. 646-651.

Howard, R. J., Graham, C., Sham, P., Dennehey, J., Castle, D. J., Levy, R. & Murray, R. (1997). A controlled family study of late-onset non-affective psychosis (late paraphrenia)..

Br J Psychiatry, 170, pp. 511-514.

Howard, R., Almeida, O. & Levy, R. (1994). Phenomenology, demography and diagnosis in late paraphrenia.. *Psychol Med*, 24, pp. 397-410.

Huber, G. (1966). Reine Defektsyndrom and Basisstadien endogener Psychosen. *Fortschr Neurol Psychiat*, 34, pp. 409-421.

Iwanami, A., Okajima, Y., Kuwakado, D., Shinoda, J., Isono, H. & Kamijima K (2000). P300 in systematic and non-systemtic schizophrenia: preliminary findings. In E. Franzek, G. S. Ungvari, E. Rüther & H. Beckmann (Eds.), *Progress in differentiated psychopathology*. : International Wernicke-Kleist-Leonhard Society, Würzburg, Germany. pp. 135-140.

Jabs, B., Althaus, G., Bartsch, A., Schmidtke, A., Stober, G., Beckmann, H. & Pfuhlmann, B. (2006). [Cycloid psychoses as atypical manic-depressive disorders. Results of a family study]. *Nervenarzt*, 77, p. 1096-100, 1102-4.

Jabs, B., Althaus, G., Bartsch, A., Schmidtke, A., Stober, G., Beckmann, H., Franzek, E. & Pfuhlmann, B. (2005). [Cycloid psychoses as atypical manic-depressive disorders : Results of a family study.]. *Nervenarzt*.

Jabs, B., Krause, U., Althaus, G., Stober, G. & Pfuhlmann, B. (2004). [Comparative study of life quality in patients with cycloid and schizophrenic psychoses]. *Nervenarzt*, 75, pp. 460-466.

Janicak, P. G., Keck, P. E. J., Davis, J. M., Kasckow, J. W., Tugrul, K., Dowd, S. M., Strong, J., Sharma, R. P. & Strakowski, S.M. (2001). A double-blind, randomized, prospective evaluation of the efficacy and safety of risperidone versus haloperidol in the treatment of schizoaffective disorder.. *J Clin Psychopharmacol*, 21, pp. 360-368.

Jönsson, S. A. (1995). Cycloid and symptomatically related syndromes - A multivariate study. In H. Beckmann & K. J. Neumärker (Eds.), *Endogenous psychoses. Leonhard impact on modern psychiatry*. : Ullstein-Mosby, Berlin. pp. 64-68.

Jonsson, S. A., Jonsson, H., Nyman, A. K. & Nyman, G.E. (1991). The concept of cycloid psychosis: sensitivity and specificity of syndromes derived by multivariate clustering techniques. *Acta Psychiatr Scand*, 83, pp. 353-362.

Kanemoto, K. (2002). Post-ictal psychoses revived. In M. Trimble & B. Schmitz (Eds.), *The Neuropsychiatry of Epilepsy*. : Cambridge University Press, Cambridge. .

Kapur, S. (2003). Psychosis as a state of aberrant salience: a framework linking biology, phenomenology, and pharmacology in schizophrenia. *Am J Psychiatry*, 160, pp. 13-23.

Kasanin, J. (1933). The acute schizo-affective psychoses. *Am J Psychiatry*, 13, pp. 97-126.

Keck, P. E. J., Reeves, K. R., Harrigan, E. P. (2001). Ziprasidone in the short-term treatment of patients with schizoaffective disorder: results from two double- blind, placebo-controlled, multicenter studies.. *J Clin Psychopharmacol*, 21, pp. 27-35.

Kelsoe, J. R. (2007). The overlapping of the spectra: overlapping genes and genetic models . In A. Marneros & H. S. Akiskal (Eds.), *The overlap of affective and schizophrenic spectra*. : Cambridge University Press, Cambridge, UK. pp. 25-42.

Kendler, K. S. & Hays, P. (1981). Paranoid psychosis (delusional disorder) and schizophrenia. A family history study.. *Arch Gen Psychiatry*, 38, pp. 547-551.

Kendler, K. S., Gruenberg, A. M. & Strauss, J.S. (1981). An independent analysis of the

Copenhagen sample of the Danish adoption study of schizophrenia. III. The relationship between paranoid psychosis (delusional disorder) and the schizophrenia spectrum disorders.. *Arch Gen Psychiatry, 38*, pp. 985-987.

Kendler, K. S., Karkowski, L. M. & Walsh, D. (1998). The structure of psychosis: latent class analysis of probands from the Roscommon Family Study.. *Arch Gen Psychiatry, 55*, pp. 492-499.

Kendler, K. S., McGuire, M., Gruenberg, A. M. & Walsh, D. (1995). Examining the validity of DSM-III-R schizoaffective disorder and its putative subtypes in the Roscommon Family Study.. *Am J Psychiatry, 152*, pp. 755-764.

Kinney, D. F. & Jacobsen, B. (1978). Environmental factors in schizophrenia: new adoption study evidence. In L. W. Wynne, R. L. Cromwell & S. Matthysse (Eds.), *The nature of schizophrenia: New approaches to research and treatment.* : Willey, New York, USA. p. 38–51.

Kirow, K. (1972). Untersuchungen über den Verlauf zykloïder Psychosen. *Psychiatr Neurol Med Psychol, 24*, pp. 726-732.

Kirow, K. & Michow, W. (1995). Aggression and autoaggression in anxiety psychosis. In H. Beckmann & K. J. Neumärker (Eds.), *Endogenous psychoses. Leonhard impact on modern psychiatry.* : Ullstein-Mosby, Berlin. pp. 75-78.

Kleist, K. (1960). Schizophrenic symptoms and cerebral pathology.. *J Ment Sci, 106*, pp. 246-255.

Kleist, K. & Ritter, M.R. (1956). [Perplexity psychosis.]. *Arch Psychiatr Nervenkr Z Gesamte Neurol Psychiatr, 195*, pp. 163-185.

Klosterkötter, J., Hellmich, M., Steinmeyer, E. M. & Schultze-Lutter, F. (2001). Diagnosing schizophrenia in the initial prodromal phase.. *Arch Gen Psychiatry, 58*, pp. 158-164.

Knorring, L., Oreland, L., Perris, C. & Wiberg, A. (1976). Evaluation of the lithium RBC/plasma ratio as a predictor of the prophylactic effect of lithium treatment in affective disorders. *Pharmakopsychiatr Neuropsychopharmakol, 9*, pp. 81-84.

Kojo, K. (1995). Cycloid osychotic features in delusions of persecution from a structural dynamic standpoint. In H. Beckmann & K. J. Neumärker (Eds.), *Endogenous psychoses. Leonhard impact on modern psychiatry.* : Ullstein-Mosby, Berlin. pp. 59-64.

Kolle, K. (1931). *Die primäre Verrücktheit (Primary madness (Paranoïa)).* : Thieme, Leipzig, Germany.

Komori, T., Nomaguchi, M., Kodama, S., Takigawa, M. & Nomura, J. (1997). Thyroid hormone and reserpine abolished periods of periodic catatonia: a case report. *Acta Psychiatr Scand, 96*, pp. 155-156.

Koukopoulos, A., Sani, G., Albert, M., Minnai, G. & Koukopoulos, A. (2005). Agitated depression: spontaneous and induced. In A. Marneros & F. Goodwin (Eds.), *Bipolar disorders: mixed states, rapid-cycling and atypical forms.* : Cambridge University Press - Cambridge. pp. 157-186.

Kraepelin, E. (1920). Die Erscheinungsformen des Irreseins. *Z ges Neurol Psychiat, 62*, pp. 1-29.

Kraepelin, E. (2002a). *Lifetime editions of Kraepelin in English, Vol 2: Clinical Psychiatry.* : Thoemmes Continuum, Bristol, England.

Kraepelin, E. (2002b). Lifetime editions of Kraepelin in English, Vol 5: Manic-Depressive

Insanity and Paranoia. : Thoemmes Continuum, Bristol, England.

Kraepelin, E. (2002c). Lifetime editions of Kraepelin in English, Vol 4: Dementia Praecox and Paraphrenia. : Thoemmes Continuum, Bristol, England.

Krahl, A. (2000). Carl Wernickes's elementary symptom (Elementarsymptom). In E. Franzek, G. S. Ungvari, E. Rüther & H. Beckmann (Eds.), *Progress in differentiated psychopathology*. : International Wernicke-Kleist-Leonhard Society, Würzburg, Germany. pp. 43-48.

Kramer, M. S., Vogel, W. H., DiJohnson, C., Dewey, D. A., Sheves, P., Cavicchia, S., Little, P., Schmidt, R. & Kimes, I. (1989). Antidepressants in 'depressed' schizophrenic inpatients. A controlled trial.. *Arch Gen Psychiatry*, 46, pp. 922-928.

Kretschmer, E. (1963). Paranoïa et sensibilité (traduction française de la 3 e éd. allemande). : P.U.F., Paris.

Krüger, S. & Bräunig, P. (1995). Studies on course, outcome and genetic loading of periodic catatonia. In H. Beckmann & K. J. Neumärker (Eds.), *Endogenous psychoses. Leonhard impact on modern psychiatry*. : Ullstein-Mosby, Berlin. pp. 181-185.

KRUSE, W. (1957). Paradoxical effect of chlorpromazine in a case of periodic catatonia. *Am J Psychiatry*, 114, pp. 463-464.

Küfferle, B. & Lenz, G. (1983). Classification and course of schizo-affective psychoses. Follow-up of patients treated with lithium.. *Psychiatr Clin (Basel)*, 16, pp. 169-177.

Kumar, C., McIvor, R. J., Davies, T., Brown, N., Papadopoulos, A., Wieck, A., Checkley, S. A., Campbell, I. C. & Marks, M.N. (2003). Estrogen administration does not reduce the rate of recurrence of affective psychosis after childbirth.. *J Clin Psychiatry*, 64, pp. 112-118.

Kury, S., Rubie, C., Moisan, J. P. & Stober, G. (2003). Mutation analysis of the zinc transporter gene SLC30A4 reveals no association with periodic catatonia on chromosome 15q15. *J Neural Transm*, 110, pp. 1329-1332.

Kutcher, M., Ban, T. A., Fjetland, O. K. & Morey, L.C. (1995). Leonhard's classification of unipolar depression - a comparison with other classifications. In H. Beckmann & K. J. Neumärker (Eds.), *Endogenous psychoses. Leonhard impact on modern psychiatry*. : Ullstein-Mosby, Berlin. pp. 203-207.

Lanczik, M., Fritze, J. & Beckmann, H. (1990). Puerperal and cycloid psychoses. Results of a retrospective study.. *Psychopathology*, 23, pp. 220-227.

Lange, V. (1973). [Serum groups and schizophrenia. Study on a problem of biological correlations]. *Arch Genet (Zur)*, 46, pp. 151-172.

Lange, V. (1980). [Genetic markers of atypical phasic psychoses]. *Psychiatr Clin (Basel)*, 13, pp. 38-56.

Lange, V. (1982). Genetic markers for schizophrenic subgroups. *Psychiatr Clin (Basel)*, 15, pp. 133-144.

Lange, V. (1995). Contribution of human genetics to the Leonhardien classification of endogenous psychoses. In H. Beckmann & K. J. Neumärker (Eds.), *Endogenous psychoses. Leonhard impact on modern psychiatry*. : Ullstein-Mosby, Berlin. pp. 133-141.

Legrain, M. (1886). *Délire chez les dégénérés*. Unpublished master's thesis, , .

Leonhard, H. W. (1995a). Structure of psychic features and powers in Biologische

Psychologie by Karl Leonhard. In H. Beckmann & K. J. Neumärker (Eds.), *Endogenous psychoses. Leonhard impact on modern psychiatry.* : Ullstein-Mosby, Berlin. pp. 37-43.

Leonhard, K. (1936). Die defektschizophrenen Krankheitsbielder : ihre Einteilung in zwei klinisch und erbbiologisch verschiedene Gruppen und in Unterformen vom Charakter der Systemkrankheiten. : Thieme - Leipzig.

Leonhard, K. (1950). Eine Sippe affektvoller Paraphrenie mit gehäuften Erkrankungen aus Verwandtenehen (zugleich ein Beitrag zur Frage der Paranoïa). *Arch Psychiatr Nervenkr Z Gesamte Neurol Psychiatr, 184*, pp. 291-356.

Leonhard, K. (1957). Aufteilung der endogenen Psychosen. : Akademie - Berlin.

Leonhard, K. (1970). Biopsychologie der endogenen Psychosen. : Hirzel, Leipzig, Germany.

Leonhard, K. (1976). Genese der zycloiden Psychosen. *Psychiatr Neurol Med Psychol, 33*, pp. 145-157.

Leonhard, K. (1978). Zwillingsuntersuchungen Psycosen - Psychisch - soziale Einflüsse bei gewissen Formen. *Psychiatr Neurol Med Psychol, 28*, pp. 78-88.

Leonhard, K. (1979). The classification of endogenous psychoses. : John Willey and sons - New York.

Leonhard, K. (1983). Is the concept of 'schizo-affective psychoses' prognostically of value?. *Psychiatr Clin (Basel), 16*, pp. 178-185.

Leonhard, K. (1986). [The recessive inheritance of affective paraphrenia of King Ludwig and King Otto of Bavaria]. *Nervenarzt, 57*, pp. 692-697.

Leonhard, K. (1990). Differenzierte Diagnostik der endogenen Psychosen unter Anlehnung an einen Symptomenkatalog. *Psychiatr Neurol Med Psychol, 42*, pp. 136-145.

Leonhard, K. (1991). Differenzierte Diagnostik der endogenen Psychosen, abnormen Persönlichkeitsstrukturen un neurotischen Entwicklungen. 4 Auflage. : Verlag Gesundheit GmbH, Berlin, Germany.

Leonhard, K. (1992). Bedeutende Persönlichkeiten in ihren psychischen Krankheiten : Beurteilung nach ihren eigenen Schriften und Briefen. : Ullstein Mosby GmbH & Co, Berlin, Germany.

Leonhard, K. (1995b). Aufteilung de endogenen Psychosen und ihre differentzierte Ätiologie, 7. Neubearbeitete und ergänzte Auflage. : Thieme - Stuttgart.

Leonhard, K. (1999). Classification of endogenous psychoses and their differentiated etiology, Second, revised and enlarged edition. : Springer verlag - Wien.

Leonhard, K. (2003). Aufteilung de endogenen Psychosen und ihre differentzierte Ätiologie, 8. Auflage. : Thieme - Stuttgart.

Leonhard, K. & von Trostorff, S. (1964). Prognotische Diagnostik der endogenen Psychosen. : Fischer - Stuttgart.

Lerner, Y., Mintzer, Y. & Schestatzky, M. (1988). Lithium combined with haloperidol in schizophrenic patients.. *Br J Psychiatry, 153*, pp. 359-362.

Lesch, K. P., Stober, G., Balling, U., Franzek, E., Li, S. H., Ross, C. A., Newman, M., Beckmann, H. & Riederer, P. (1994). Triplet repeats in clinical subtypes of schizophrenia: variation at the DRPLA (B 37 CAG repeat) locus is not associated with periodic catatonia. *J Neural Transm Gen Sect, 98*, pp. 153-157.

Levinson, D. F., Umapathy, C. & Musthaq, M. (1999). Treatment of schizoaffective disorder and schizophrenia with mood symptoms.. *Am J Psychiatry*, *156*, pp. 1138-1148.

Lindvall, M., Axelsson, R. & Ohman, R. (1993). Incidence of cycloid psychosis. A clinical study of first-admission psychotic patients. *Eur Arch Psychiatry Clin Neurosci*, *242*, pp. 197-202.

Lindvall, M., Hagnell, O. & Ohman, R. (1986). Epidemiology of cycloid psychosis. A prospective longitudinal study of incidence and risk in the 1947 cohort of the Lundby Study. *Eur Arch Psychiatry Neurol Sci*, *236*, pp. 109-118.

Lindvall, M., Hagnell, O. & Ohman, R. (1990). Epidemiology of cycloid psychosis. *Psychopathology*, *23*, pp. 228-232.

Little, J. D. (2000). Response to ECT as a function of Leonhard's classification. In E. Franzek, G. S. Ungvari, E. Rüther & H. Beckmann (Eds.), *Progress in differentiated psychopathology*. : International Wernicke-Kleist-Leonhard Society, Würzburg, Germany. pp. 49-56.

Little, J. D., Ungvari, G. S. & McFarlane, J. (2000). Successful ECT in a case of Leonhard's cycloid psychosis. *J ECT*, *16*, pp. 62-67.

Lo, C. W. (1985). Season of birth of schizophrenics in Hong Kong.. *Br J Psychiatry*, *147*, pp. 212-213.

Lo, W., Harano, M., Gawlik, M., Yu, Z., Chen, J., Pun, F. W., Tong, K., Zhao, C., Ng, S., Tsang, S., Uchimura, N., Stober, G. & Xue, H. (2007). GABRB2 association with schizophrenia: commonalities and differences between ethnic groups and clinical subtypes. *Biol Psychiatry*, *61*, pp. 653-660.

Magnan, V. (1893). Leçons cliniques sur les maladies mentales. : Bataille, Paris, France.

Magnan, V. (1998, première édition en 1890). Le délire chronique à évolution systématique. : L'Harmattan, Paris, France.

Maj, M. (1988a). Lithium prophylaxis of schizoaffective disorders: a prospective study.. *J Affect Disord*, *14*, pp. 129-135.

Maj, M. (1988b). Clinical course and outcome of cycloid psychotic disorder: a three-year prospective study. *Acta Psychiatr Scand*, *78*, pp. 182-187.

Maj, M. (1990). Cycloid psychotic disorder: validation of the concept by means of a follow-up and a family study. *Psychopathology*, *23*, pp. 196-204.

Maj, M., Pirozzi, R., Bartoli, L. & Magliano, L. (2002). Long-term outcome of lithium prophylaxis in bipolar disorder with mood-incongruent psychotic features: a prospective study.. *J Affect Disord*, *71*, pp. 195-198.

Maj, M., Pirozzi, R., Formicola, A. M., Bartoli, L. & Bucci, P. (2000). Reliability and validity of the DSM-IV diagnostic category of schizoaffective disorder: preliminary data.. *J Affect Disord*, *57*, pp. 95-98.

Mann, S. C., Francis, A. & Caroff, S.N. (2004). Catatonia: From Psychopathology to Neurobiology. : American Psychiatric Publishing.

Marneros, A. (2007). The paradigma of overlapping affective and schizophrenic spectra: schizoaffective conditions. In A. Marneros & H. S. Akiskal (Eds.), *The overlap of affective and schizophrenic spectra*. : Cambridge University Press, Cambridge, UK. pp. 1-24.

Marneros, A. & Goodwin, F.K. (2005). Bipolar disorders beyond major depression and euphoric mania. In A. Marneros & F. Goodwin (Eds.), *Bipolar disorders: mixed states, rapid-cycling and atypical forms.* : Cambridge University Press - Cambridge. pp. 1-44.

Marneros, A. & Pillmann, F. (2004). Acute and transient psychoses. : Cambridge University Press, Cambridge, UK.

Marneros, A., Diester, A. & Rohde, A. (1986). The Cologne study on schizoaffective disorders and schizophrenia suspecta. In A. Marneros & M. T. Tsuang (Eds.), *Schizoaffective psychoses.* : Springer, Berlin, Germany. pp. 123-142.

Mattes, J. A. & Nayak, D. (1984). Lithium versus fluphenazine for prophylaxis in mainly schizophrenic schizo-affectives.. *Biol Psychiatry, 19*, pp. 445-449.

Mayer, W. (1921). Über paraphrene Psychosen. *Z ges Neurol Psychiat, 71*, p. 187-.

Maziade, M., Gingras, N., Rodrigue, C., Bouchard, S., Cardinal, A., Gauthier, B., Tremblay, G., Cote, S., Fournier, C., Boutin, P., Hamel, M., Roy, M. A., Martinez, M. & Merette, C. (1996). Long-term stability of diagnosis and symptom dimensions in a systematic sample of patients with onset of schizophrenia in childhood and early adolescence. I: nosology, sex and age of onset. *Br J Psychiatry, 169*, pp. 361-370.

McCarley, R. W., Shenton, M. E., O'Donnell, B. F., Faux, S. F., Kikinis, R., Nestor, P. G. & Jolesz, F.A. (1993). Auditory P300 abnormalities and left posterior superior temporal gyrus volume reduction in schizophrenia.. *Arch Gen Psychiatry, 50*, pp. 190-197.

McKeane, D. P., Meyer, J., Dobrin, S. E., Melmed, K. M., Ekawardhani, S., Tracy, N. A., Lesch, K. P. & Stephan, D.A. (2005). No causative DLL4 mutations in periodic catatonia patients from 15q15 linked families. *Schizophr Res, 75*, pp. 1-3.

McNeil, T. F. (1986). A prospective study of postpartum psychoses in a high-risk group. 1. Clinical characteristics of the current postpartum episodes. *Acta Psychiatr Scand, 74*, pp. 205-216.

Meda, G., Martinez, G. & Meda, J. (2000). Diagnostic asessment instrument for endogenous psychoses. In E. Franzek, G. S. Ungvari, E. Rüther & H. Beckmann (Eds.), *Progress in differentiated psychopathology.* : International Wernicke-Kleist-Leonhard Society, Würzburg, Germany. pp. 242-250.

Meyer, J., Huberth, A., Ortega, G., Syagailo, Y. V., Jatzke, S., Mossner, R., Strom, T. M., Ulzheimer-Teuber, I., Stober, G., Schmitt, A. & Lesch, K.P. (2001). A missense mutation in a novel gene encoding a putative cation channel is associated with catatonic schizophrenia in a large pedigree. *Mol Psychiatry, 6*, pp. 302-306.

Meyer, J., Ortega, G., Schraut, K., Nurnberg, G., Ruschendorf, F., Saar, K., Mossner, R., Wienker, T. F., Reis, A., Stober, G. & Lesch, K.P. (2002). Exclusion of the neuronal nicotinic acetylcholine receptor alpha7 subunit gene as a candidate for catatonic schizophrenia in a large family supporting the chromosome 15q13-22 locus. *Mol Psychiatry, 7*, pp. 220-223.

Meynert, T. (1890). Klinische Vorlesungen über Psychiatrie. : Braumüller, Wien.

Mitsuda, H. (1967). Clinical genetics, in psychiatry. *Bull Osaka Med Coll, 7 (Suppl)*, pp. 3-21.

Mitsuda, H. (1968). On a pedigree of atypical psychoses. In H. Mitsuda (Ed.), *Clinical genetics in psychiatry. Problems in nolosogical classification.* : Igau-Shoin, Tokyo, Japan. pp. 108-113.

Mitsuda, H. & Sakai, T. (1968). Comparative studies with monozygotic twins discordant for typical and atypical schizophrenia.. *Jinrui Idengaku Zasshi, 13*, pp. 183-188.

Modestin, J., Huber, A., Satirli, E., Malti, T. & Hell, D. (2003). Long-term course of schizophrenic illness: Bleuler's study reconsidered.. *Am J Psychiatry, 160*, pp. 2202-2208.

Mojtabai, R. (2000). Heterogeneity of cycloid psychoses: a latent class analysis. *Psychol Med, 30*, pp. 721-726.

Monchablon Espinosa, A. J. & Pfuhlmann, B. (1997). Leonhard's concept of cycloïd psychosis: clinical significance, diagnostic criteria and results of recent research. In E. Franzek & G. S. Ungvari (Eds.), *Recent advances in Leonhardian nosology.* : International Wernicke-Kleist-Leonhard Society, Wuertzburg, Germany. pp. 1-24.

Moncrieff, J. (2006). Does antipsychotic withdrawal provoke psychosis? Review of the literature on rapid onset psychosis (supersensitivity psychosis) and withdrawal-related relapse.. *Acta Psychiatr Scand, 114*, pp. 3-13.

Morinigo Escalante, J. C. (2000). Non-systematic schizophrenias. In E. Franzek, G. S. Ungvari, E. Rüther & H. Beckmann (Eds.), *Progress in differentiated psychopathology.* : International Wernicke-Kleist-Leonhard Society, Würzburg, Germany. pp. 249-250.

Muller, T. J., Kalus, P. & Strik, W.K. (2001). The neurophysiological meaning of auditory P300 in subtypes of schizophrenia. *World J Biol Psychiatry, 2*, pp. 9-17.

Neele, E. (1944). Krampftherapie und Differentialdiagnose der bedrohlichen Hyperkinese (fälschlich "tödliche Katatonie" genannt). *Z ges Neurol Psychiat, 178*, pp. 165-189.

Neele, E. (1949). *Die phasichen Psychosen nach ihrem Erscheinungs und Erbbild.* : Barth, Leipzig, Germany.

Neumann, J. & Schulze, H.A.F. (1966). Psychopharmacologische Erfahrungen mit Methophenazin unter besonderer Berücksichtigung der Aufteilung der endogenen Psychosen nach Leonhard. *Psychiatr Neurol Med Psychol, 1*, pp. 11-17.

Neumärker, K. J. (1995). Diagnostic, therapy and couse of catatonic schizophrenias in childhood and adolescence. In H. Beckmann & K. J. Neumärker (Eds.), *Endogenous psychoses. Leonhard impact on modern psychiatry.* : Ullstein-Mosby, Berlin. pp. 159-176.

Neumärker, K. J. (1997). Early childhood catatonia. In E. Franzek & G. S. Ungvari (Eds.), *Recent advances in Leonhardian nosology.* : International Wernicke-Kleist-Leonhard Society, Wuertzburg, Germany. pp. 37-47.

Neumärker, K. J., von Trostorff, S., Burkhardt, U., Weise, C., Yang, L. & Moises, H.W. (1995). Periodic catatonia families diagnosed according to different operational criteria for schizophrenia - preliminary results of linkage analysis. In H. Beckmann & K. J. Neumärker (Eds.), *Endogenous psychoses. Leonhard impact on modern psychiatry.* : Ullstein-Mosby, Berlin. pp. 176-181.

Northoff, G. (1995). Effect of benzodiazepines in hypokinetic catatonia - Pathophysiological model. In H. Beckmann & K. J. Neumärker (Eds.), *Endogenous psychoses. Leonhard impact on modern psychiatry.* : Ullstein-Mosby, Berlin. pp. 188-192.

O'Callaghan, E., Gibson, T., Colohan, H. A., Walshe, D., Buckley, P., Larkin, C. & Waddington, J.L. (1991). Season of birth in schizophrenia. Evidence for confinement of an excess of winter births to patients without a family history of mental disorder.. *Br J Psychiatry, 158*, pp. 764-769.

Okasha, A. (2007). The concept of schizoafective disorder: utility versus validity and reliability - a transcultural perspective. In A. Marneros & H. S. Akiskal (Eds.), *The overlap* of affective and schizophrenic spectra. : Cambridge University Press, Cambridge, UK. pp. 104-132.

Organisation mondiale de la santé (1997). CIM-10/ICD-10 : Descriptions cliniques et directives pour le diagnostic. : Masson.

Otremba, G. (1963). Über das Krankheitsbild der Kataphasie. *Psychiat Neurol Med Psychol, 15*, p. 61.

Pålsson, A., Thulin, S. O. & Tunving, K. (1982). Cannabis psychoses in south Sweden.. *Acta Psychiatr Scand, 66*, pp. 311-321.

Perälä, J., Suvisaari, J., Saarni, S. I., Kuoppasalmi, K., Isometsä, E., Pirkola, S., Partonen, T., Tuulio-Henriksson, A., Hintikka, J., Kieseppä, T., Härkänen, T., Koskinen, S. & Lönnqvist, J. (2007). Lifetime prevalence of psychotic and bipolar I disorders in a general population.. *Arch Gen Psychiatry, 64*, pp. 19-28.

Peralta, V. & Cuesta, M.J. (2003). Cycloid psychosis: a clinical and nosological study. *Psychol Med, 33*, pp. 443-453.

Peralta, V., Cuesta, M. J. & Zandio, M. (2007). Cycloid psychosis: an examination of the validity of the concept. *Curr Psychiatry Rep, 9*, pp. 184-192.

Peralta, V., Cuesta, M. J., Giraldo, C., Cardenas, A. & Gonzalez, F. (2002). Classifying psychotic disorders: issues regarding categorial vs. dimensional approaches and time frame to assess symptoms.. *Eur Arch Psychiatry Clin Neurosci, 252*, pp. 12-18.

Peralta, V., Cuesta, M. J., Serrano, J. F. & Martinez-Larrea, J.A. (2001). Classification issues in catatonia. *Eur Arch Psychiatry Clin Neurosci, 251 Suppl 1*, p. I14-6.

Perris, C. (1966). A study of bipolar (manic-depressive) and unipolar recurrent depressive psychoses (monography). *Acta Psychiatr Scand Suppl, 194*, pp. 1-117.

Perris, C. (1973). Cycloid psychoses: Historical background and nosology. *Nord Psykiat Tidskr, 27*, pp. 369-378.

Perris, C. (1974). A study of cycloid psychoses. *Acta Psychiatr Scand Suppl, 253*, pp. 1-77.

Perris, C. (1978). Morbidity suppressive effect of lithium carbonate in cycloid psychosis. *Arch Gen Psychiatry, 35*, pp. 438-431.

Perris, C. (1988). The concept of cycloid psychotic disorder. *Psychiatr Dev, 6*, pp. 37-56.

Perris, C. (1991). Cycloid psychotic disorders. In A. S. Diaz (Ed.), *The european handbook of psychiatry and mental health*. : . .

Perris, C. & Brockington, I. (1981). Cycloïde psychosis in their relation to the major psychoses. In C. C. Perris, G. Struwe & D. Jansson (Eds.), *Biological psychiatry*. : Elsevier - Amsterdam. pp. 447-450.

Petho, B., Tolna, J., Toth, A. & Szilagyi, A. (2000). Long-term flow through investigations of functional psychotic patients diagnosed at the time of their index-psychoses according to Leonhard. In E. Franzek, G. S. Ungvari, E. Rüther & H. Beckmann (Eds.), *Progress in differentiated psychopathology*. : International Wernicke-Kleist-Leonhard Society, Würzburg, Germany. pp. 251-259.

Petursson, H. (1976). Lithium treatment of a patient with periodic catatonia. *Acta Psychiatr Scand, 54*, pp. 248-253.

Pfuhlmann, B. (2000). Pathological affectivity in Leonhard's concept of hebephrenia. In E.

Franzek, G. S. Ungvari, E. Rüther & H. Beckmann (Eds.), *Progress in differentiated psychopathology*. : International Wernicke-Kleist-Leonhard Society, Würzburg, Germany. pp. 67-71.

Pfuhlmann, B. & Stober, G. (2001). The different conceptions of catatonia: historical overview and critical discussion. *Eur Arch Psychiatry Clin Neurosci, 251 Suppl 1*, p. I4-7.

Pfuhlmann, B., Franzek, E. & Beckmann, H. (1999a). Absence of a subgroup of chronic schizophrenia in monozygotic twins. Consequences for considerations on the pathogenesis of schizophrenic psychoses. *Eur Arch Psychiatry Clin Neurosci, 249*, pp. 50-54.

Pfuhlmann, B., Franzek, E. & Stober, G. (1997a). [The importance of differential analysis of formal thought disorders in confusion psychosis and cataphasia. Incoherence of thematic choice and incoherence with logical and linguistic errors]. *Fortschr Neurol Psychiatr, 65*, pp. 531-539.

Pfuhlmann, B., Franzek, E. & Stober, G. (1998a). [Cataphasia: a by formal thought disorders and speech characteristics distinguished psychosis of the schizophrenic domain]. *Nervenarzt, 69*, pp. 257-263.

Pfuhlmann, B., Franzek, E., Stober, G., Cetkovich-Bakmas, M. & Beckmann, H. (1997b). On interrater reliability for Leonhard's classification of endogenous psychoses. *Psychopathology, 30*, pp. 100-105.

Pfuhlmann, B., Franzek, E., Stober, G., Strik, W. K. & Beckmann, H. (1999b). [Remarks on the contribution of D. Sigmund. Cycloid psychosis and empirical-statistical research. Nervenarzt (1998) 69:228-37]. *Nervenarzt, 70*, pp. 288-289.

Pfuhlmann, B., Jabs, B., Althaus, G., Schmidtke, A., Bartsch, A., Stober, G., Beckmann, H. & Franzek, E. (2004). Cycloid psychoses are not part of a bipolar affective spectrum: results of a controlled family study. *J Affect Disord, 83*, pp. 11-19.

Pfuhlmann, B., Stober, G., Franzek, E. & Beckmann, H. (1998b). Cycloid psychoses predominate in severe postpartum psychiatric disorders. *J Affect Disord, 50*, pp. 125-134.

Pfuhlmann, B., Stöber, G., Franzek, E. & Beckmann, H. (2000). Differentiated classification, long term course and outcome of post-partum psychoses. In E. Franzek, G. S. Ungvari, E. Rüther & H. Beckmann (Eds.), *Progress in differentiated psychopathology*. : International Wernicke-Kleist-Leonhard Society, Würzburg, Germany. pp. 260-264.

Pfuhlmann, B., Stoeber, G. & Beckmann, H. (2002). Postpartum psychoses: prognosis, risk factors, and treatment. *Curr Psychiatry Rep, 4*, pp. 185-190.

Pillmann, F. & Marneros, A. (2007). The overlapping of the spectra - brief and acute psychoses. In A. Marneros & H. S. Akiskal (Eds.), *The overlap of affective and schizophrenic spectra*. : Cambridge University Press, Cambridge, UK. pp. 182-206.

Pillmann, F., Haring, A., Balzuweit, S., Bloink, R. & Marneros, A. (2001). Concordance of acute and transient psychoses and cycloid psychoses. *Psychopathology, 34*, pp. 305-311.

Pillmann, F., Haring, A., Zänker, S. & Marneros, A. (2000). Concordance of acute and transiant psychotic disorders and cycloid psychosis. In E. Franzek, G. S. Ungvari, E. Rüther & H. Beckmann (Eds.), *Progress in differentiated psychopathology*. : International Wernicke-Kleist-Leonhard Society, Würzburg, Germany. pp. 274-279.

Planansky, K. & Johnston, R. (1977). Homicidal aggression in schizophrenic men.. *Acta Psychiatr Scand, 55*, pp. 65-73.

Pommepuy, N. & Januel, D. (2002). [Catatonia: resurgence of a concept. A review of the international literature]. *Encephale, 28*, pp. 481-492.

Potash, J. B., Willour, V. L., Chiu, Y. F., Simpson, S. G., MacKinnon, D. F., Pearlson, G. D., DePaulo, J. R. J. & McInnis, M.G. (2001). The familial aggregation of psychotic symptoms in bipolar disorder pedigrees.. *Am J Psychiatry, 158*, pp. 1258-1264.

Potash, J. B., Zandi, P. P., Willour, V. L., Lan, T., Huo, Y., Avramopoulos, D., Shugart, Y. Y., MacKinnon, D. F., Simpson, S. G., McMahon, F. J., DePaulo, J. R. J. & McInnis, M.G. (2003). Suggestive linkage to chromosomal regions 13q31 and 22q12 in families with psychotic bipolar disorder.. *Am J Psychiatry, 160*, pp. 680-686.

Prakash, R., Kelwala, S. & Ban, T.A. (1982). Neurotoxicity with combined administration of lithium and a neuroleptic.. *Compr Psychiatry, 23*, pp. 567-571.

Prien, R. F., Caffey, E. M. J. & Klett, C.J. (1972). A comparison of lithium carbonate and chlorpromazine in the treatment of excited schizo-affectives. Report of the Veterans Administration and National Institute of Mental Health collaborative study group.. *Arch Gen Psychiatry, 27*, pp. 182-189.

Pull, C. B., Pull, C. M. & Pichot, P. (1983). Nosological position of schizoaffective psychosis in France. *Psychiatr Clin, 16*, pp. 141-148.

Pull, M. C., Pull, C. B. & Pichot, P. (1987). [Empirical French criteria for psychoses. II. Consensus of French psychiatrists and provisional definitions]. *Encephale, 13*, pp. 53-57.

Reid, A. H. (1989). Schizophrenia in mental retardation: clinical features.. *Res Dev Disabil, 10*, pp. 241-249.

Reinares, M., Vieta, A., Benabarre, A. & Marneros, A. (2007). Clinical course of schizoaffective disorders. In A. Marneros & H. S. Akiskal (Eds.), *The overlap of affective and schizophrenic spectra.* : Cambridge University Press, Cambridge, UK. pp. 145-155.

Romme, M. A. & Escher, A.D. (1989). Hearing voices. *Schizophr Bull, 15*, pp. 209-216.

Rowntree, D. W. & Kay, W.W. (1952). Clinical, biochemical and physiological studies in cases of recurrent schizophrenia. *J Ment Sci, 98*, pp. 100-121.

Sallet, P. C., Elkis, H., Alves, T. M., Oliveira, J. R., Sassi, E., de Castro, C. C., Busatto, G. F. & Gattaz, W.F. (2003). Rightward cerebral asymmetry in subtypes of schizophrenia according to Leonhard's classification and to DSM-IV: a structural MRI study.. *Psychiatry Res, 123*, pp. 65-79.

Sartorius, N., Ustün, T. B., Korten, A., Cooper, J. E. & van Drimmelen, J. (1995). Progress toward achieving a common language in psychiatry, II: Results from the international field trials of the ICD-10 diagnostic criteria for research for mental and behavioral disorders.. *Am J Psychiatry, 152*, pp. 1427-1437.

Schneider, K. (1948 (1rst edition), 2007 (15th edition)). Klinische Psychopathologie. : Thieme Georg Verlag, Stuttgart, Germany.

Schopf, J. & Rust, B. (1994). Follow-up and family study of postpartum psychoses. Part I: Overview. *Eur Arch Psychiatry Clin Neurosci, 244*, pp. 101-111.

Schreiber, W. (1995). Operationalized diagnosis of cycloid psychoses and non-systematic schizophrenias according to Karl Leonhard. In H. Beckmann & K. J. Neumärker (Eds.), *Endogenous psychoses. Leonhard impact on modern psychiatry.* : Ullstein-Mosby, Berlin. pp. 119-125.

Schröder, P. (1920a). Die Spielbreite der Symptome bei Manisch-Depressive Irresein und der Degenrationpsychosen. : Karger, Berlin, Germany.

Schröder, P. (1920b). Degeneratives Irresein und Degenerationpsychosen. *Z ges Neurol Psychiat*, 60, p. 119.

Schulze, H. A. F. & Neumann, J. (1966). Auswirkungen der Psychopharmacotherapie auf die differenzierte Diagnostik der endogenen Psychosen. *Psychiatr Neurol Med Psychol*, 18, pp. 179-182.

Séglas, J. (1895). Leçons cliniques sur les maladies mentales et nerveuses. : Asselin et Houzeau, Paris, France.

Seidel, M. (1995). Risk of puerperal manifestations of cycloid psychoses - Findings from long-term follow-up investigations. In H. Beckmann & K. J. Neumärker (Eds.), *Endogenous psychoses. Leonhard impact on modern psychiatry*. : Ullstein-Mosby, Berlin. pp. 79-83.

Selch, S., Strobel, A., Haderlein, J., Meyer, J., Jacob, C. P., Schmitt, A., Lesch, K. & Reif, A. (2007). MLC1 polymorphisms are specifically associated with periodic catatonia, a subgroup of chronic schizophrenia. *Biol Psychiatry*, 61, pp. 1211-1214.

Sengoku, A. & Takagi, S. (1998). Electroencephalographic findings in functional psychoses: state or trait indicators?. *Psychiatry Clin Neurosci*, 52, pp. 375-381.

Serfling, R., Lössner, A. & Schreier, J. (1995). MR studies into morphological cerebral deficit in patients diagnosed schizophrenic according to Leonhard. In H. Beckmann & K. J. Neumärker (Eds.), *Endogenous psychoses. Leonhard impact on modern psychiatry*. : Ullstein-Mosby, Berlin. pp. 221-229.

Sheldrick, C., Jablensky, A., Sartorius, N. & Shepherd, M. (1977). Schizophrenia succeeded by affective illness; catamnestic study and statistical enquiry.. *Psychol Med*, 7, pp. 619-624.

Shur, E. (1982). Season of birth in high and low genetic risk schizophrenics.. *Br J Psychiatry*, 140, pp. 410-415.

Sigmund, D. (1998). [Phenomenology of cycloid axis syndromes and their delineation from a schizophrenic core group]. *Nervenarzt*, 69, pp. 228-237.

Sigmund, D. & Mundt, C. (1999). The cycloid type and its differentiation from core schizophrenia: a phenomenological approach. *Compr Psychiatry*, 40, pp. 4-18.

Simeon, D. & Abugel J (2006). Feeling unreal. : Oxford University Press, Oxford, UK.

Siris, S. G., Bermanzohn, P. C., Mason, S. E. & Shuwall, M.A. (1994). Maintenance imipramine therapy for secondary depression in schizophrenia. A controlled trial.. *Arch Gen Psychiatry*, 51, pp. 109-115.

Snezhevnsky, A. V. (1972). Schizophrenia: multidisciplinary studies. : Meditsina, Moscow.

Sonntag, R. F. (1995). Evolutionary biology, analytical methodology and interpretation of Leonhard's classification. In H. Beckmann & K. J. Neumärker (Eds.), *Endogenous psychoses. Leonhard impact on modern psychiatry*. : Ullstein-Mosby, Berlin. pp. 43-57.

Sovner, R. D. & McHugh, P.R. (1974). Lithium in the treatment of periodic catatonia: a case report. *J Nerv Ment Dis*, 158, pp. 214-221.

Sperling, W. & Franzek, E. (1995). Evaluation of 'Schizophrenia-like psychosis' in left hemispheric temporal lobe epilepsy. *Eur J Psychiatry*, 9, pp. 143-150.

Srihari, V. H., Lee, T. W., Rohrbaugh, R. M. & D'Souza, D.C. (2006). Revisiting cycloid psychosis: a case of an acute, transient and recurring psychotic disorder. *Schizophr Res*, 82, pp. 261-264.

Stassen, H. H., Scharfetter, C. & Angst, J. (2007). Functional psychoses: molecular-genetic evidence for a continuum. In A. Marneros & H. S. Akiskal (Eds.), *The overlap of affective and schizophrenic spectra.* : Cambridge University Press, Cambridge, UK. pp. 55-78.

Stöber, G. (2001). Genetic predisposition and environmental causes in periodic and systematic catatonia. *Eur Arch Psychiatry Clin Neurosci*, 251 Suppl 1, p. 121-4.

Stöber, G. (1997). Maternal gestational infections and obstetric complications in chronic schizophrenic psychoses. In E. Franzek & G. S. Ungvari (Eds.), *Recent advances in Leonhardian nosology.* : International Wernicke-Kleist-Leonhard Society, Wuertzburg, Germany. pp. 89-113.

Stöber, G. (2000). Different etiological backgrounds in periodic catatonia and systematic catatonia. In E. Franzek, G. S. Ungvari, E. Rüther & H. Beckmann (Eds.), *Progress in differentiated psychopathology.* : International Wernicke-Kleist-Leonhard Society, Würzburg, Germany. pp. 280-291.

Stöber, G., Beckmann, H. & Franzek, E. (1995). Maternal infectious diseases during pregnacy and development of chronic schizophrenia. In H. Beckmann & K. J. Neumärker (Eds.), *Endogenous psychoses. Leonhard impact on modern psychiatry.* : Ullstein-Mosby, Berlin. pp. 146-152.

Stöber, G., Beckmann, H., Jungkunz, G. & Franzek, E. (1993). Die "Proskinetische Katatonie". Ein kasuisticher Beitrag zur Psychopathologie chronisch schizophrener Psychosen. *Krankenhauspsychiatrie*, 4, pp. 70-73.

Stöber, G., Franzek, E. & Beckmann, H. (2000). On the role of the birth order ans sibship size in periodic and systematic catatonia. In E. Franzek, G. S. Ungvari, E. Rüther & H. Beckmann (Eds.), *Progress in differentiated psychopathology.* : International Wernicke-Kleist-Leonhard Society, Würzburg, Germany. pp. 292-297.

Stober, G., Franzek, E., Beckmann, H. & Schmidtke, A. (2002a). Exposure to prenatal infections, genetics and the risk of systematic and periodic catatonia. *J Neural Transm*, 109, pp. 921-929.

Stöber, G., Franzek, E., Beckmann, H. & Schmidtke, A. (2002). Exposure to prenatal infections, genetics and the risk of systematic and periodic catatonia.. *J Neural Transm*, 109, pp. 921-929.

Stöber, G., Franzek, E., Haubitz, I., Pfuhlmann, B. & Beckmann, H. (1998a). Gender differences and age of onset in the catatonic subtypes of schizophrenia. *Psychopathology*, 31, pp. 307-312.

Stöber, G., Franzek, E., Lesch, K. P. & Beckmann, H. (1995). Periodic catatonia: a schizophrenic subtype with major gene effect and anticipation. *Eur Arch Psychiatry Clin Neurosci*, 245, pp. 135-141.

Stöber, G., Haubitz, I., Franzek, E. & Beckmann, H. (1998b). Parent-of-origin effect and evidence for differential transmission in periodic catatonia. *Psychiatr Genet*, 8, pp. 213-219.

Stöber, G., Jabs, B. & Pfuhlmann, B. (2007). *Internationnal Wernicke-Kleist-Leonhard society - Würzburg 20-21 July 2007.*

Stöber, G., Kocher, I., Franzek, E. & Beckmann, H. (1997). First-trimester maternal gestational infection and cycloid psychosis. *Acta Psychiatr Scand, 96*, pp. 319-324.

Stöber, G., Kohlmann, B., Iekiera, M., Rubie, C., Gawlik, M., Moller-Ehrlich, K., Meitinger, T. & Bettecken, T. (2005). Systematic mutation analysis of KIAA0767 and KIAA1646 in chromosome 22q-linked periodic catatonia. *BMC Psychiatry, 5*, p. 36.

Stöber, G., Meyer, J., Nanda, I., Wienker, T. F., Saar, K., Knapp, M., Jatzke, S., Schmid, M., Lesch, K. P. & Beckmann, H. (2000a). Linkage and family-based association study of schizophrenia and the synapsin III locus that maps to chromosome 22q13. *Am J Med Genet, 96*, pp. 392-397.

Stöber, G., Pfuhlmann, B., Nurnberg, G., Schmidtke, A., Reis, A., Franzek, E. & Wienker, T.F. (2001). Towards the genetic basis of periodic catatonia: pedigree sample for genome scan I and II. *Eur Arch Psychiatry Clin Neurosci, 251 Suppl 1*, p. I25-30.

Stöber, G., Saar, K., Ruschendorf, F., Meyer, J., Nurnberg, G., Jatzke, S., Franzek, E., Reis, A., Lesch, K. P., Wienker, T. F. & Beckmann, H. (2000b). Splitting schizophrenia: periodic catatonia-susceptibility locus on chromosome 15q15. *Am J Hum Genet, 67*, pp. 1201-1207.

Stöber, G., Seelow, D., Ruschendorf, F., Ekici, A., Beckmann, H. & Reis, A. (2002b). Periodic catatonia: confirmation of linkage to chromosome 15 and further evidence for genetic heterogeneity. *Hum Genet, 111*, pp. 323-330.

Stompe, T. & Ortwein-Swoboda, G. (2000). Leonhard's classification and affectivity among mentally ill offenders. In E. Franzek, G. S. Ungvari, E. Rüther & H. Beckmann (Eds.), *Progress in differentiated psychopathology.* : International Wernicke-Kleist-Leonhard Society, Würzburg, Germany. pp. 298-306.

Strik, W. K. (1997). [The psychiatric illness of Vincent van Gogh]. *Nervenarzt, 68*, pp. 401-409.

Strik, W. K., Dierks, T., Franzek, E., Maurer, K. & Beckmann, H. (1993). Differences in P300 amplitudes and topography between cycloid psychosis and schizophrenia in Leonhard's classification. *Acta Psychiatr Scand, 87*, pp. 179-183.

Strik, W. K., Fallgatter, A. J., Heidrich, A., Kulke, H., Mueller T J & Dierks, T. (1997a). Auditory P300 features in Leonhard's classification. In E. Franzek & G. S. Ungvari (Eds.), *Recent advances in Leonhardian nosology.* : International Wernicke-Kleist-Leonhard Society, Wuertzburg, Germany. pp. 61-76.

Strik, W. K., Fallgatter, A. J., Stoeber, G., Franzek, E. & Beckmann, H. (1996). Specific P300 features in patients with cycloid psychosis. *Acta Psychiatr Scand, 94*, pp. 471-476.

Strik, W. K., Fallgatter, A. J., Stoeber, G., Franzek, E. & Beckmann, H. (1997b). Specific P300 features in patients with cycloid psychosis. *Acta Psychiatr Scand, 95*, pp. 67-72.

Suga, H., Hayashi, T., Hotta, N. & Ando, T. (2000). Diagnostic delineation of atypical psychoses by brain imaging. In E. Franzek, G. S. Ungvari, E. Rüther & H. Beckmann (Eds.), *Progress in differentiated psychopathology.* : International Wernicke-Kleist-Leonhard Society, Würzburg, Germany. pp. 191-198.

Supprian, T., Rückert, S., Bendszus, M., Hofmann, E. & Franzek, E. (2000). Cranial computed tomography parameters in endogenous psychoses. A prospective study. In E. Franzek, G. S. Ungvari, E. Rüther & H. Beckmann (Eds.), *Progress in differentiated psychopathology.* : International Wernicke-Kleist-Leonhard Society, Würzburg, Germany. pp. 199-205.

Tappe, K. (1995). Synonymy of phasic "atypical" psychoses - cycloid psychoses versus other classifications. In H. Beckmann & K. J. Neumärker (Eds.), *Endogenous psychoses. Leonhard impact on modern psychiatry.* : Ullstein-Mosby, Berlin. pp. 90-112.

Taylor, L., Faraone, S. V. & Tsuang, M.T. (2002). Family, twin, and adoption studies of bipolar disease. *Curr Psychiatry Rep*, 4, pp. 130-133.

Tohen, M., Zhang, F., Keck, P. E., Feldman, P. D., Risser, R. C., Tran, P. V. & Breier, A. (2001). Olanzapine versus haloperidol in schizoaffective disorder, bipolar type.. *J Affect Disord*, 67, pp. 133-140.

Tolna, J., Peth, B., Farkas, M., Vizkeleti, G., Tusnady, G. & Marosi, J. (2001). Validity and reliability of leonhard's classification of endogenous psychoses: preliminary report on a prospective 25- to 30-year follow-up study. *J Neural Transm*, 108, pp. 629-636.

Toyoda, K., Yoneda, H., Asaba, H. & Sakai, T. (1988). Subclassification of atypical psychosis.. *Bull Osaka Med Coll*, 34, pp. 49-60.

Tran, P. V., Hamilton, S. H., Kuntz, A. J., Potvin, J. H., Andersen, S. W., Beasley, C. J. & Tollefson, G.D. (1997). Double-blind comparison of olanzapine versus risperidone in the treatment of schizophrenia and other psychotic disorders.. *J Clin Psychopharmacol*, 17, pp. 407-418.

Tsuang, M. T., Dempsey, G. M., Dvoredsky, A. & Struss, A. (1977). A family history study of schizo-affective disorder.. *Biol Psychiatry*, 12, pp. 331-338.

Tsuang, M. T., Winokur, G. & Crowe, R.R. (1980). Morbidity risks of schizophrenia and affective disorders among first degree relatives of patients with schizophrenia, mania, depression and surgical conditions.. *Br J Psychiatry*, 137, pp. 497-504.

Tsutsumi, S. (1965). [A clinico-statistical study of olfactory hallucinations in endogenous psychoses]. *Seishin Shinkeigaku Zasshi*, 67, pp. 456-479.

Ungvari, G. & Petho, B. (1982). High-dose haloperidol therapy: Its effectiveness and a comarison with electroconvulsive treatement. *J Psychiat Treatement Eval*, 4, pp. 279-283.

Ungvari, G. S. & Tang, W.K. (2000). Coments on the heterogeneity of schizophrenic psychoses. In E. Franzek, G. S. Ungvari, E. Rüther & H. Beckmann (Eds.), *Progress in differentiated psychopathology.* : International Wernicke-Kleist-Leonhard Society, Würzburg, Germany. pp. 78-81.

Ungvari, G. S., Chiu, F. K., Chow, L. Y., Lau, B. S., Pang, A. H. T., Ng F S & Tam, P.B.K. (1997). Psychopharmacological treatment of catatonic schizophrenia. In E. Franzek & G. S. Ungvari (Eds.), *Recent advances in Leonhardian nosology.* : International Wernicke-Kleist-Leonhard Society, Wuertzburg, Germany. pp. 49-60.

Ungvari, G. S., Goggins, W., Leung, S. & Gerevich, J. (2007). Schizophrenia with prominent catatonic features ('catatonic schizophrenia'). II. Factor analysis of the catatonic syndrome. *Prog Neuropsychopharmacol Biol Psychiatry*, 31, pp. 462-468.

Ungvari, G. S., Kau, L. S., Wai-Kwong, T. & Shing, N.F. (2001). The pharmacological treatment of catatonia: an overview. *Eur Arch Psychiatry Clin Neurosci*, 251 Suppl 1, p. I31-4.

Ungvari, G. S., Leung, C. M., Wong, M. K. & Lau, J. (1994). Benzodiazepines in the treatment of catatonic syndrome. *Acta Psychiatr Scand*, 89, pp. 285-288.

Urstein, M. (1909). Die Dementia Praecox und ihr Stellung zum manisch-depressiven Irresein. *Brain*, 32, p. 482.

Vahip, S. (2007). The overlapping of the spectra: suicide. In A. Marneros & H. S. Akiskal (Eds.), *The overlap of affective and schizophrenic spectra.* : Cambridge University Press, Cambridge, UK. pp. 224-247.

Varamballi, S., Velayudhan, L. & Gangadhar, B.N. (2003). Successful use of ECT as the sole modality of treatment in a case of motility psychosis. *J ECT, 19,* p. 45-7; discussion 48-9.

Verhoeven, W. M. A., Tuinier, S. & Curfs, L.M.G. (2000a). Prader-Willi syndrome: A concise review of its genetic, pathophysiological and neuropsychiatric characteristics. In E. Franzek, G. S. Ungvari, E. Rüther & H. Beckmann (Eds.), *Progress in differentiated psychopathology.* : International Wernicke-Kleist-Leonhard Society, Würzburg, Germany. pp. 82-89.

Verhoeven, W. M., Curfs, L. M. & Tuinier, S. (1998). Prader-Willi syndrome and cycloid psychoses. *J Intellect Disabil Res, 42 (Pt 6),* pp. 455-462.

Verhoeven, W. M., Tuinier, S. & Curfs, L.M. (2000b). Prader-Willi psychiatric syndrome and Velo-Cardio-Facial psychiatric syndrome. *Genet Couns, 11,* pp. 205-213.

Vieta, E. & Sanchez-Moreno, J. (2005). The treatment of mixed states. In S. Kasper & R. M. A. Hirschfeld (Eds.), *Handbook of bipolar disorder.* : Taylor & Francis, New York, USA. pp. 191-200.

Vieta, E., Reinares, M. & Bourgeois, M.L. (2005). Bipolar I and bipolar II: a dichotomy?. In A. Marneros & F. Goodwin (Eds.), *Bipolar disorders: mixed states, rapid-cycling and atypical forms.* : Cambridge University Press - Cambridge. pp. 88-108.

von Trostorff, S. (1981). [The dominant inheritance of periodic catatonia]. *Psychiatr Neurol Med Psychol (Leipz), 33,* pp. 158-166.

von Trostorff, S. (1986). [The recessive inheritance of affective paraphrenia (the incidence in consanguineous marriages)]. *Psychiatr Neurol Med Psychol Beih, 33,* pp. 108-115.

Wald, D. & Lerner, J. (1978). Lithium in the treatment of periodic catatonia: a case report. *Am J Psychiatry, 135,* pp. 751-752.

Welner, A., Croughan, J., Fishman, R. & Robins, E. (1977). The group of schizoaffective and related psychoses: a follow-up study. *Compr Psychiat, 18,* pp. 413-422.

Wernicke, C. (1906). Grundriss der psychiatrie, 2nd edition. : Thieme - Leipzig.

Whitty, P., Clarke, M., McTigue, O., Browne, S., Kamali, M., Larkin, C. & O'Callaghan, E. (2005). Diagnostic stability four years after a first episode of psychosis.. *Psychiatr Serv, 56,* pp. 1084-1088.

Wimmer, A. (1916). Psykogene Sindssygdomsformer. In A. Wimmer (Ed.), *St Hans Hospital 1816-1916: Jubileoumsskrift.* : Gad, København, Copenhagen, Danmark. pp. 85-216.

Wing J.K., Babor T., Brugha T., Burke J., Cooper J.E., Giel R., Jablenski A., Regier D., Sartorius N. (1990) SCAN. Schedules for Clinical Assessment in Neuropsychiatry. Arch Gen Psychiatry. 47, pp. 589-93.

Winokur, G. (1969). Manic depressive illness. : Mosby, St Louis.

Yu, Z., Chen, J., Shi, H., Stoeber, G., Tsang, S. & Xue, H. (2006). Analysis of GABRB2 association with schizophrenia in German population with DNA sequencing and one-label extension method for SNP genotyping. *Clin Biochem, 39,* pp. 210-218.

Zaudig, M. (1990). Cycloid psychoses and schizoaffective psychoses--a comparison of different diagnostic classification systems and criteria. *Psychopathology, 23*, pp. 233-242.

Zaudig, M. & Vogl, G. (1983). [Operationalized diagnosis of schizoaffective and cycloid psychoses]. *Arch Psychiatr Nervenkr, 233*, pp. 385-396.

Zendig, E. (1909). Beiträge zur Differentialdiagnostik des manisch-depressiven Irrseins und der Demantia Praecox. *Allgemeine Z Psychiat, 6*, pp. 47-49.

Zipursky, R. B. & Schulz, S.C. (1987). Seasonality of birth and CT findings in schizophrenia.. *Biol Psychiatry, 22*, pp. 1288-1292.

Index lexical

A

Absprigendes Denken......162
Affect......173
Agrammatisme......136
Agrégation familiale......27
Aliénation......46, 62
Amalgames......189
Ambitendance......167
Ambivalence......169
Amentia......75
Anancastique......46, 63
Anstoßautomatie......166
Anticholinesthérasiques......87
Autisme......180, 207

B

Benzodiazépines......87
Bouffée délirante aiguë......74, 77, 199
    Dégénérescence......99

C

Cannabis......96
Cataphasie......134
    Évolution......138
    Hérédité......138
    Phase aiguë......135
    Pôle excité......136
    Pôle inhibé......135
    Traitement......139
Catatonie......116, 140
    Fatale......114
    Maligne......86, 116
    Périodique......139
        Clozapine......125
        Comparatif avec DSM/CIM......144
        EEG......147
        Évolution......142
        Fratrie......146
        Génétique......146
        de Gjessing......83, 140
        Hérédité......145
        Neuropsychologie......147
        Phase aiguë......140
        Phase akinétique......141
        Phase hyperkinétique......142
        Traitement......147
    Systématisées......
        À réponses précipitées......170
        De l'enfant......155, 207
        Formes simples......158
        Hérédité......159
        Hérédité (C. Parakinétique)......163
        Inertielle......171
        Maniérée......163
        Négativiste......168
        Parakinétique......160
        Proskinétique......166
        Traitement......159
    Traitement......117
Changement de personnalité......174
Collectionnisme......164, 177
Comportement de manipulation......166
Compulsions......163, 177
Confabulation......72, 137, 172
......188, 193, 196
Contamination......171, 189
Continuum......33

D

Déficit......29, 149
Dégénérescence......99
Délire de relation des sensitifs......69, 200
Délires chroniques systématisés......199
Dépersonnalisation......62, 67
Dépression......
    Agitée......58
    Hypocondriaque......61
    Indifférente......65
    Mixte......61
    PMD......45
    Post psychotique......206
    Pure......51, 58
    Soupçonneuse......65
    Tourmentée......63
Dévitalisation......62
Discordance......114
Dissociation......201
Distractibilité......109, 172

Dyskinésies tardives........................142

E

Écho de la pensée....................184, 186
Écholalie....................................168, 170
Échopraxie.................................168, 170
Électro-convulsivo-thérapie................87
Épilepsie.........................100, 209, 248
Érotomanie...........................129, 200
Erreurs d'identification des personnes
....110, 115, 192
Erreurs de mémoires................129, 196
État de rêve.......................................78
Euphorie..
    Confabulatoire...........................72
    Exaltée......................................71
    Hypochondriaque........................70
    Improductive..............................70
    Indifférente................................73
    Pure..69

F

Falsifications mnésiques..................193

G

Gegengreifen..................................166
Gegenhalten..................................165
Grasping..167

H

Hallucinations..........105, 115, 129, 172
    Acoustico-verbales....47, 59, 65, 105
    ....109, 183, 185, 190
    Acoustico-verbales........................
        À contenu embarrassant........186
        À contenu neutre....................129
    Auditives élémentaires..........59, 191
    Cénesthésiques............63, 105, 109
    ....129, 183, 188, 190
    Gustatives.................................185
    Olfactives...........................47, 185
    Population normale....................187
    Psychomotrices verbales............188
    Réflexes...................................184
    Visuelles..........................47, 59, 72
    ....78, 105, 109, 186
    Visuelles (scéniques).................190
Haltungsverharren..........................165

Hébéphrénies..................................
    Autistique.................................180
        Agressions...........................180
        Autisme...............................180
    Bizarre.....................................177
    Évolution..................................174
    Niaise......................................176
    Phase processuelle...................174
    Retard mental....................174, 208
    Superficielle.............................179
    Traitement...............................175
Hébéphrénies simples......................173
Hébétude......................................135
Hypermetamorphosis......................113
Hypersuggestibilité.........................167

I

Idées...
    De grandeur......................131, 195
    De grandeurs...........................192
    De persécution.........................196
    De référence.......105, 109, 115, 128
    ....131, 179, 181, 187, 196
    De signification...................109, 196
    Fantastiques.....................172, 191
Illusion................63, 65, 105, 129, 151
Incohérence...................................189
    Cataphasie..............................136
    De choix thématique.................109
Itérations......................................141

K

Klein-Levin....................................112

L

Lithium...89
Logorrhée........................45, 109, 178
Logorrhée..
    Confuse..................................136

M

Manie...
    PMD..45
    Pure....................................51, 55
Maniérisme.............................163, 177
Méfiance.......................................105
Mélancolie......................................53
Mitgehen......................................167

Mixité 78, 141
    Au sens strict 78
Modèle de superposition 204
Monomorphes 31
Mouvements court circuit 113
Mutisme 108

N

Négativisme 142, 169
Néologisme 134
    Technique 183
Nesteln 166
Non systématisé 120
Nosographie 22
    Principe 29
    Principes ....
        Agrégation familiale 31
        Hiérarchie 34
        Holistique 33
        Polarité 32
        Symétrie 34
    Validation 22

O

Obéissance passive 167, 170
Obsession 163
Obstruction 172
Omission maniérée 164
Oppositionnisme 165

P

Parakinésies 140, 142, 160
Paralogismes 134
Paranoïa 131, 133, 199
Paraphrénie ....
    Affective 127, 200
    Erreurs d'identification des
    personnes 130
    Évolution 129
    Forme fantastique 131
    Hérédité 132
    Paranoïa 131
    Phase aiguë 128
    Pôle exalté 129
    Pôle anxieux 128
    Systématisées 181
        Confabulatoire 193
        Expansive 195
        Fantastique 190
        Incohérente 188
        Phase processuelle 182, 194
        Phonémique 185
        Traitement 182
    Tardive 198
Parasomnie du sommeil paradoxal .. 191
Pensée ....
    Concrète 194
    Diffluente 192
    Floue 186
    Grossière 197
    Incohérente 189
    Non concentrée 184
Perplexité 105, 109, 181
Persécuteurs (désignation) 128
Persévération 171
Phasiques (évolution) 30
Phonèmes 183
Polymorphie 31
Prader-Willi 93
Processus 151
Progressives 30
Proskinésie 166
Pseudo-hallucinations 54, 59
.... 105, 179
Psychose(s) ....
    Aiguës polymorphes 101
    Anxiété-félicité 104
    Anxieuse 105
    Confusionnelle 108
        Excitée 109
        Inhibée 108
        Traitement 111
    Cycloïdes 74
        Adynamie 84
        Agressions 83
        Akinétique 113
        Anxiété-félicité 104
        Anxieuse 105
        Cannabis 96
        Confusionnelle 108
    Correspondance avec DSM/CIM
.... 101
    De félicité 106
    Début 81, 103
    Définitions 76

Dégénérescence..................99
EEG..........................98, 100
Épidémiologie...................85
Épilepsie......................100
Étiologies......................89
Événements ontogéniques.......92
Évolution.......................81
Facteurs précipitants...........94
Hallucinations.................105
Handicap........................85
Hérédité........................89
Historique......................75
Hyperkinétique.................113
Imagerie........................97
Infections durant la grossesse. 92
Marqueurs de faiblesse..........97
Motrice........................112
Neuropsychologie................98
P300............................98
Périodicité.....................83
Perris..........................78
Phase prémenstruelle............95
Physiopathologie...............100
Post-partum.....................94
Privation parentale.............93
Pronostic.......................84
Récidives.......................83
Récupération....................82
Retard mental.........93, 99, 208
Saisonnalité des naissances....92
Schreiber.......................80
Sigmund.........................80
Sommeil....................81, 100
Suicide.........................83
Symptômes de base...............84
Taille des ventricules..........97
Tempérament.................82, 99
Traitement.....................104
Traitement de l'épisode.........86
Traitement préventif............87
D'hypersensibilité aux
neuroleptiques..................88
De félicité....................106
Endogènes.......................25
Épilepsie......................209
Hallucinatoire chronique..133, 198
Maniaco-dépressive..............44

Hérédité........................90
Motrice........................112
　Akinétique...................113
　Hyperkinétique...............113
　Traitement...................115
Puerpérale......................94
　Traitement................87, 89
Schizo-affective aiguë de Jacob
Kasanin...................103, 203

R

Réflexion court-circuit.........45
Réponses à côté............142, 176
Reproductibilité................
　Dans le temps............39, 132
　Intercotateurs...............38
Retard mental......93, 99, 174, 208
Révolution hygiénique..........120
Rire immotivé.................176

S

Saisissement de la main tendue.....
..........................166, 170
Saisonnalité des naissances.....92
Schizophasie..................134
Schizophrénies.................30
　À début tardif..............198
　Atypiques...................122
　DSM et CIM..................202
　Non systématisées....25, 77, 119
　　Cataphasie................134
　　Catatonie périodique......139
　　Catatonies................207
　　Clozapine.................125
　　Correspondance avec DSM/CIM
　　..........................126
　　Électro-convulsivo-thérapie....126
　　Étiologies................122
　　Évolution.................119
　　Héréditée.................122
　　Historique................120
　　Lobes frontaux............124
　　Lobes temporaux...........124
　　Marqueurs de vulnérabilité.....124
　　Paraphrénie affective.....127
　　Saisonnalité des naissances..123
　　Schizophasie..............134
　　Suicide...................122

Thymorégulateurs...................125
Traitement......................104, 124
Systématisées.......................25, 149
   Absence de jumeaux monozygote............................154
   Atrophie temporales externes 156
   De l'enfant............................207
   Déficits..................................149
   Épidémiologie........................153
   Étiologies...............................153
   Évolution................................157
   Formes combinées.................150
   Formes simples.....................150
   Hérédité.................................153
   Hypocondriaques...................199
   Marqueurs et facteurs de vulnérabilité...........................156
   P300.....................................157
   Phase processuelle................151
   Phonémiques........................199
   Principe de classification........150
   Saisonnalité des naissances..155
   Stabilité.................................149
   Traitement.............................157
   Typiques................................122
Signe de l'oreiller psychique.............165
Sommeil..........................100, 191, 194
Stéréotypies.........................140, 177
Stupeur......................108, 112, 176
Stupeur..................................
   Epilepsie................................112
   Récurrente idiopathique..............112
Superposition...............................33
Symptômes..................................
   Accessoires..........................151

De premier rang........................102
Élémentaires..............................34
Primaires....................................34
Secondaire.................................34
Syndrome.............................
   D'influence.............................183
   De l'incube.............................191
   De persécution......................134
   De référence..........................131
   De référence irrité..................129
   Déficitaire pur........................121
   Malin................................86, 115
Systématisée............................149

T

Test psychique expérimental....137, 234
Trouble(s)...............................
   Bipolaires..............................205
   Dysmorphophobique..................69
   Hypochondriaque......................69
   Psychotique aigu polymorphe..80, 206
   Psychotique bref..............101, 206
   Schizo-affectif............101, 151, 203
      Aiguë de Jacob Kasanin........103
      Traitement.........................124
   Schizophréniforme...........101, 206

V

Velocardiofacial............................93
Ventricules (élargissement).............97
Verbigérations...........................168
Violences....................................132
Vorbeireden....................142, 171, 176

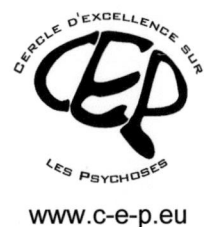

www.c-e-p.eu